ビタミンの科学と最新応用技術

The Newest Scientific Knowledge on Vitamins and Its Related Technology

《普及版／Popular Edition》

監修 糸川嘉則

シーエムシー出版

はじめに

　シーエムシー出版株式会社より『ビタミンの科学と最新応用技術』という本の企画があり，その編集を依頼されたのは，鈴木梅太郎博士がビタミンを発見したことを報告した 1910 年から 100 周年となる 2010 年のことで，日本ビタミン学会等で記念講演会などが盛大に開催された時であった。私はすでにシーエムシー出版から 2008 年に出版された『ミネラルの科学と最新応用技術』という書物を編集していたので，ビタミンとミネラルは共に栄養素の微量成分であり，私が京都大学医学部に在籍していた時代のメインテーマであったことから，お引き受けすることにした。しかし，ビタミンはミネラルに比較して研究の歴史も古く，多くの研究があり莫大な書物が出版されているので，「いかに特徴ある書物にするか」ということを念頭において章建てを考えた。

　第 1 章「ビタミンの基礎知識」では第 2 章以下の問題を理解するために必要な基礎知識のみに絞り執筆していただいた。第 2 章の「新しいビタミン機能」ではこれまで余り学会などで取り上げられなかった新しい機能や従来重要視されていなかったものが，近年になってその重要性が新たに判明してきた問題などにも触れていただいた。疲労，遺伝子など研究の最先端にある問題も取り上げられている。第 3 章は食品について特に項目を設けて，実際に食物を摂取する際に役に立つと考え，この分野における権威に執筆を依頼した。第 4 章は第 3 章の食品と対比して，もう一つのビタミンの補給方法である薬剤，サプリメントに関する諸問題について 7 節に分けて，執筆していただき，極めて多彩で，類書にみられない特徴的な章になっている。第 5 章はビタミンの検査・栄養状態の判定について実際に現在も研究をしており，実績を出している研究者に執筆していただいた。第 6 章の「疾患とビタミン」は多彩であり，執筆者によりバラエティがあるが，それぞれ個性があり，読み物として読者に興味を持たせる章になったのではないかと期待している。

　このような企画で執筆していただき，既刊の「ミネラルの科学と最新応用技術」に比較すればコンパクトになったが，内容は極めて特徴ある良書になったのではないかと自負している。本書により読者諸氏が新しいビタミン科学を理解され，実際に活用していただければ編者として大きな喜びとなる。要求に応えていただいた執筆者各位に対し，深甚の謝意を表する次第である。

　最後に本書の出版に際し，多大のご協力をいただいた和多田史朗氏に感謝する。

　2011 年 8 月

糸川嘉則

普及版の刊行にあたって

　本書は2011年に『ビタミンの科学と最新応用技術』として刊行されました。普及版の刊行にあたり，内容は当時のままであり加筆・訂正などの手は加えておりませんので，ご了承ください。

　2018年1月

シーエムシー出版　編集部

執筆者一覧（執筆順）

早 川 亨 志　岐阜大学　応用生物科学部　教授

糸 川 嘉 則　仁愛大学　学長

渡 邊 敏 明　兵庫県立大学　環境人間学部　学部長・大学院研究科長

澤 村 弘 美　兵庫県立大学　環境人間学部　助手

渡 辺 恭 良　㈱理化学研究所　分子イメージング科学研究センター　センター長；大阪
　　　　　　市立大学　大学院医学研究科　システム神経科学　教授

犬 塚 　 學　仁愛大学　人間生活学部　健康栄養学科　教授

榎 原 周 平　兵庫県立大学　環境人間学部　助教

翠 川 　 裕　鈴鹿医療科学大学　保健衛生学部　医療栄養学科　准教授

柴 田 克 己　滋賀県立大学　人間文化学部　生活栄養学科　教授

森 脇 久 隆　岐阜大学　大学院医学研究科　消化器病態学　教授

中 西 憲 幸　HMN 赤坂クリニック

石 神 昭 人　東京都健康長寿医療センター研究所　老化制御研究チーム　分子老化制御
　　　　　　研究副部長

久保寺 　 登　活性型ビタミン D 誘導体研究所；㈱中外製薬㈱

阿 部 皓 一　エーザイ㈱エーザイジャパン　CJ 部ビタミン E 情報室　担当部長；芝浦
　　　　　　工業大学　システム工学部　生命科学科　非常勤講師

中 川 公 恵　神戸薬科大学　衛生化学　講師

青 山 勝 彦　オルト㈱　代表取締役

木 村 忠 明　㈱ヘルスビジネスマガジン社　代表取締役会長

渭 原 　 博　東邦大学　医療センター大橋病院　臨床検査部　技師長

橋 詰 直 孝　和洋女子大学　家政学群　生活科学系　教授

鳴 瀬 　 碧　仁愛大学　人間生活学部　健康栄養学科　講師

平 池 秀 和　帝京短期大学　生活科学科　生活科学専攻　教授

西 野 輔 翼　立命館大学　立命館グローバルイノベーション研究機構　教授；京都府立
　　　　　　医科大学　特任教授

瀧 谷 公 隆　大阪医科大学　小児科　講師

玉 井 　 浩　大阪医科大学　小児科　教授

池 田 涼 子　仁愛大学　人間生活学部　健康栄養学科　講師

浦 野 四 郎　芝浦工業大学　生命科学科　生化学研究室　教授

高 津 博 勝　Industrial University of Selangor　Japanese Associate Degree

執筆者の所属表記は，2011年当時のものを使用しております。

目　　次

第1章　ビタミンの基礎知識

1　ビタミン発見の歴史 ………**早川享志**…1

  1.1　はじめに ……………………………… 1

  1.2　東洋における脚気の蔓延とビタミン
B_1の発見 ………………………… 1

  1.3　西洋におけるペラグラの蔓延とナイ
アシンの発見 ……………………… 3

  1.4　ビタミンCの発見とビタミンのA,
B, C …………………………………… 4

  1.5　その他のB群ビタミンの発見 …5

  1.6　脂溶性ビタミンの発見 ………… 7

  1.7　脚気とビタミンの発見 ………… 8

2　ビタミンの定義と必要量・摂取量
……………………**糸川嘉則**…11

  2.1　ビタミンの定義 ……………… 11

  2.2　ビタミンの必要量 …………… 12

  2.3　ビタミンの摂取量 …………… 13

3　ビタミン様作用物質
………………**渡邊敏明，澤村弘美**…14

  3.1　ユビキノン ……………………… 14

  3.2　リポ酸 …………………………… 14

  3.3　コリン …………………………… 15

  3.4　イノシトール …………………… 15

  3.5　カルニチン ……………………… 16

  3.6　オロト酸 ………………………… 17

  3.7　p-アミノ安息香酸 ……………… 17

  3.8　ビタミンP ……………………… 18

  3.9　ビタミンU ……………………… 18

  3.10　ピロロキノリンキノン ………… 19

  3.11　パンガミン酸 …………………… 19

  3.12　ビオプテリン …………………… 20

第2章　新しいビタミンの機能

1　ビタミンと疲労 …………**渡辺恭良**…22

  1.1　疲労とは？　疲労の研究進展と解明
されてきたメカニズム概説 …… 22

  1.2　疲労の計測とバイオマーカー … 24

  1.3　疲労動物モデルを用いた研究 … 25

  1.4　抗疲労食品素材の開発 ………… 26

  1.5　ビタミンと疲労 ………………… 27

  1.6　まとめ …………………………… 29

2　遺伝子に働く脂溶性ビタミン：先天性代
謝異常症の遺伝子診断への応用
………………………**犬塚　學**…31

  2.1　はじめに ………………………… 31

  2.2　ビタミンDの働きとしくみ …… 31

  2.3　活性型ビタミンD_3の先天性代謝異
常症の遺伝子診断への応用 …… 32

    2.3.1　フルクトース　1,6-ビスフォス
ファターゼ（FBPase）欠損症
（OMIN #229700）………… 33

    2.3.2　活性型ビタミンD_3によるフル
クトース　1,6-ビスフォスファ
ターゼ（FBPase）遺伝子の発
現誘導 ……………………… 34

    2.3.3　FBPase欠損症の遺伝子診断法
の確立と臨床応用 ………… 34

    2.3.4　脂溶性ビタミンによるヒト
*FBPase*遺伝子の転写誘導メカ

I

　　　　ニズムの解明 ……………… 35
　2.4　おわりに ………………… 36
3　葉酸の機能 ……**榎原周平，渡邊敏明**…39
　3.1　はじめに ………………… 39
　3.2　葉酸の吸収，輸送，排泄 …… 40
　3.3　葉酸の生化学的機能 ………… 41
　3.4　葉酸の生理機能と欠乏症 …… 43
　3.5　葉酸の分析法 ……………… 44
4　ビタミンC（アスコルビン酸）による食
　中毒原因菌検出への応用 ‥**翠川　裕**…47
　4.1　はじめに ………………… 47
　4.2　アスコルビン酸の抗菌活性 …… 47
　4.3　アスコルビン酸のサルモネラ硫化水

　　　　素産生に及ぼす影響 …………… 48
　4.3.1　通常のサルモネラ分離 ……… 48
　4.3.2　MY現象および，ミドリングの
　　　　発見 ……………………… 49
　4.3.3　MY現象におけるサルモネラの
　　　　特異性 …………………… 51
　4.3.4　ラオスにおけるアスコルビン酸
　　　　を用いたサルモネラの検出調査
　　　　………………………… 52
　4.3.5　ラオス市場における食品衛生の
　　　　現状 ……………………… 55
　4.4　まとめ …………………… 56

第3章　食品とビタミン　　柴田克己

1　食品中のビタミンの形態とヒトにおける
　消化・吸収・貯蔵ならびに食品中のビタ
　ミン測定方法 ………………… 57
　1.1　脂溶性ビタミン …………… 57
　1.1.1　ビタミンA …………… 57
　1.1.2　ビタミンD …………… 58
　1.1.3　ビタミンE …………… 58
　1.1.4　ビタミンK …………… 59
　1.2　水溶性ビタミン（B群ビタミン）
　　　　………………………… 59
　1.2.1　ビタミンB$_1$ …………… 59
　1.2.2　ビタミンB$_2$ …………… 60
　1.2.3　ビタミンB$_6$ …………… 60
　1.2.4　ビタミンB$_{12}$ ………… 60
　1.2.5　ナイアシン ……………… 61
　1.2.6　パントテン酸 …………… 61
　1.2.7　葉酸 …………………… 62
　1.2.8　ビオチン ……………… 62
　1.3　水溶性ビタミン（ビタミンC）… 63

2　食品の貯蔵・加工・調理過程におけるビ
　タミンの損失 ………………… 63
　2.1　脂溶性ビタミン …………… 63
　2.1.1　ビタミンA …………… 63
　2.1.2　ビタミンD …………… 63
　2.1.3　ビタミンE …………… 64
　2.1.4　ビタミンK …………… 64
　2.2　水溶性ビタミン（B群ビタミン）
　　　　………………………… 64
　2.2.1　ビタミンB$_1$ …………… 64
　2.2.2　ビタミンB$_2$ …………… 65
　2.2.3　ビタミンB$_6$ …………… 66
　2.2.4　ビタミンB$_{12}$ ………… 66
　2.2.5　ナイアシン ……………… 66
　2.2.6　パントテン酸 …………… 67
　2.2.7　葉酸 …………………… 67
　2.2.8　ビオチン ……………… 67
　2.3　水溶性ビタミン（ビタミンC）… 67
3　ビタミンの良好な供給源 ………… 68

3.1　脂溶性ビタミン ·················· 68	3.2.7　葉酸 ······················· 70
3.1.1　ビタミン A ·············· 68	3.2.8　ビオチン ················ 70
3.1.2　ビタミン D ·············· 69	3.3　水溶性ビタミン（ビタミン C）··· 70
3.1.3　ビタミン E ·············· 69	4　食事中のビタミンの生体利用率 ······ 70
3.1.4　ビタミン K ·············· 69	4.1　脂溶性ビタミン ·················· 70
3.2　水溶性ビタミン（B 群ビタミン）	4.1.1　ビタミン A ·············· 70
······························ 69	4.1.2　ビタミン D ·············· 71
3.2.1　ビタミン B$_1$ ············ 69	4.1.3　ビタミン E ·············· 71
3.2.2　ビタミン B$_2$ ············ 69	4.1.4　ビタミン K ·············· 71
3.2.3　ビタミン B$_6$ ············ 69	4.2　水溶性ビタミン（B 群ビタミン）
3.2.4　ビタミン B$_{12}$ ············ 69	······························ 71
3.2.5　ナイアシン ·············· 69	4.3　水溶性ビタミン（ビタミン C）··· 71
3.2.6　パントテン酸 ·········· 70	

第4章　薬剤・サプリメントとビタミン

1　ビタミン A 誘導体の開発	······························ 82
············ **森脇久隆**···74	2.5　メチル B$_{12}$ は末梢性神経障害治療剤
1.1　はじめに ····················· 74	······························ 83
1.2　ビタミン A 誘導体開発の歴史 ··· 75	2.6　メチル B$_{12}$ の臨床応用 ··········· 86
1.3　実地臨床におけるビタミン A 誘導	2.6.1　乏精子症の精子数を改善···· 86
体の効果 ····················· 76	2.6.2　睡眠覚醒リズム障害のリズムを
1.4　ポリエン骨格を持つレチノイド·· 78	同調 ······················ 87
1.5　芳香族レチノイド ············· 78	2.6.3　認知症の知的機能を改善···· 87
1.6　レキシノイド ················· 78	2.7　最近のトピックス ············· 88
1.7　アンタゴニスト ··············· 79	2.7.1　ALS に対するメチル B$_{12}$ の研
1.8　おわりに ····················· 79	究 ······················ 88
2　ビタミン B$_{12}$ 誘導体の開発	2.7.2　動脈硬化のリスクファクター──
············ **中西憲幸**···81	ホモシステイン─ ········· 89
2.1　はじめに ····················· 81	2.8　おわりに ····················· 90
2.2　生体内に存在する4種類のビタミ	3　ビタミン C 誘導体の開発
ン B$_{12}$ ······················ 81	············ **石神昭人**···92
2.3　4種類のビタミン B$_{12}$ の開発と臨床	3.1　ビタミン C の化学構造 ·········· 92
応用 ························· 82	3.2　ビタミン C の立体異性体，エリソ
2.4　メチル B$_{12}$ の開発とメチル水銀問題	ルビン酸 ····················· 93

3.3	水溶液中でのビタミンCの解離 ………………………… 93	5.6.4	モノグルコシド ………… 113
		5.6.5	その他の誘導体 ………… 113
3.4	ビタミンCの還元力 ……… 94	5.7	おわりに ………………… 113
3.5	ビタミンCの再生 ………… 95	6	ビタミンK₂誘導体の開発
3.6	ビタミンC誘導体 ………… 95		…………………中川公恵…115
3.7	ビタミンC誘導体の皮膚への浸透性 ………………………… 97	6.1	はじめに ………………… 115
		6.2	ビタミンKの化学構造 …… 115
3.8	ビタミンC誘導体のコラーゲン遺伝子発現促進効果 ……… 98	6.3	ビタミンKの体内分布 …… 116
		6.4	ビタミンKサイクル ……… 117
3.9	食品添加物としてのビタミンCおよびビタミンC誘導体 ……… 98	6.5	ビタミンKの生理作用 …… 118
		6.5.1	血液凝固に対する作用 …… 118
3.10	今後のビタミンC誘導体の開発 ………………………… 99	6.5.2	血管石灰化に対する作用 … 118
		6.5.3	骨に対する作用 ………… 118
4	ビタミンD誘導体の開発	6.6	メナキノン-4の生合成 …… 119
	…………………久保寺 登…100	6.7	メナキノン-4生合成の生物学的意義 ………………………… 120
4.1	はじめに ………………… 100		
4.2	第一の節目におけるビタミンDの生理的意義の発見 ……… 100	6.8	ビタミンK製剤・ビタミンKサプリメント・保健機能食品 ……… 121
4.3	第二の節目における活性型ビタミンDの発見と臨床応用 ……… 101	6.9	おわりに ………………… 121
		7	マーケティングとビタミン ……… 124
4.4	第三の節目における活性型ビタミンD誘導体の創薬研究 ……… 103	7.1	ビタミンサプリメントの黎明
			…………………青山勝彦…124
4.5	おわりに ………………… 105	7.1.1	マーケティングとビタミンという表題 ………………… 124
5	ビタミンE誘導体の開発		
	…………………阿部皓一…107	7.1.2	ビタミンサプリメントとは何か ………………………… 124
5.1	ビタミンEの概要 ……… 107		
5.2	ビタミンE誘導体の種類 … 108	7.1.3	ビタミンサプリメント―わが国では ……………………… 124
5.3	ビタミンE誘導体の生物活性・国際単位 ………………… 111		
		7.1.4	ビタミンサプリメントの黎明―渡辺正雄らの功績を中心に
5.4	ビタミンE誘導体の物性 … 111		………………………… 125
5.5	ビタミンE誘導体の吸収 … 112	7.1.5	サプリメントが何故必要とされるのか ………………… 125
5.6	注目される誘導体 ……… 112		
5.6.1	コハク酸エステル ……… 112	7.1.6	ノーベル賞受賞者，ポーリング博士のVC大量投与 ……… 127
5.6.2	リン酸エステル ………… 112		
5.6.3	ジメチルグリシン誘導体…112		

7.1.7 ウィリアムズ教授の「完全栄養」……127	7.2.9 健康食品の規格基準づくり……133
7.1.8 ウィリアムズ博士の「保健量」……128	7.2.10 アメリカで制度化の動き…134
7.1.9 渡辺正雄とビタミンB群サプリメントの開発 ………129	7.2.11 日本で機能性食品からトクホへ……134
7.2 サプリメントマーケットの展開と未来 ………**木村忠明**…131	7.2.12 抗酸化・抗炎症機能の時代へ……134
7.2.1 再び伸びに転じた健康食品市場……131	7.2.13 栄養補助食品企業に新たな時代が……134
7.2.2 通販の伸びが市場の伸び支える……131	7.2.14 テレビ発の健康食品ブームとドラッグストア ………135
7.2.3 ベーシックなビタミンサプリ……132	7.2.15 ネットワークビジネスが拡大……135
7.2.4 ビタミンサプリが市場形成された理由 ………132	7.2.16 通販の価格破壊と健康食品の大衆化……135
7.2.5 日米の産業形成にも大きな影響……132	7.2.17 栄養補助食品にも効果表示が……136
7.2.6 "栄養補助食品"の登場 ……133	7.2.18 医療への健康食品の利用へ……136
7.2.7 ビタミンEに製粉企業など大手が参入 ………133	7.2.19 注目されるビタミンの効果……137
7.2.8 西武のバイタミンショップ……133	7.2.20 2030年には6000億円市場にも……137

第5章　ビタミンの検査・栄養状態の判定　　渭原　博，橋詰直孝

1 はじめに ………139	3.3 尿の検査………142
2 ビタミンB_1………140	3.4 関連する検査………142
2.1 血液の検査………140	4 ビタミンB_6………142
2.2 血清の検査………141	4.1 血液の検査………142
2.3 尿の検査………141	4.2 血清の検査………143
2.4 関連する検査………141	4.3 尿の検査………143
3 ビタミンB_2………141	4.4 関連する検査………143
3.1 血液の検査………141	5 ビタミンB_{12}………143
3.2 血清の検査………142	5.1 血液の検査………143

5.2	血清の検査 …………………… 143		10.1	血液の検査 …………………… 148
5.3	尿の検査 ……………………… 144		10.2	血清の検査 …………………… 149
5.4	関連する検査 ………………… 144		10.3	尿の検査 ……………………… 149
6	葉酸 ……………………………… 145		11	ビタミンA …………………… 149
6.1	血液の検査 …………………… 145		11.1	血液の検査 …………………… 149
6.2	血清の検査 …………………… 145		11.2	血清の検査 …………………… 149
6.3	尿の検査 ……………………… 145		11.3	尿の検査 ……………………… 149
6.4	関連する検査 ………………… 145		11.4	関連する検査 ………………… 149
7	ナイアシン ……………………… 146		12	ビタミンD …………………… 150
7.1	血液の検査 …………………… 146		12.1	血液の検査 …………………… 151
7.2	血清の検査 …………………… 146		12.2	血清の検査 …………………… 151
7.3	尿の検査 ……………………… 147		12.3	尿の検査 ……………………… 151
7.4	関連する検査 ………………… 147		12.4	関連する検査 ………………… 151
8	パントテン酸 …………………… 147		13	ビタミンE …………………… 152
8.1	血液の検査 …………………… 147		13.1	血液の検査 …………………… 152
8.2	血清の検査 …………………… 147		13.2	血清の検査 …………………… 152
8.3	尿の検査 ……………………… 147		13.3	尿の検査 ……………………… 152
9	ビオチン ………………………… 148		13.4	関連する検査 ………………… 153
9.1	血液の検査 …………………… 148		14	ビタミンK …………………… 153
9.2	血清の検査 …………………… 148		14.1	血液の検査 …………………… 153
9.3	尿の検査 ……………………… 148		14.2	血清の検査 …………………… 153
9.4	関連する検査 ………………… 148		14.3	尿の検査 ……………………… 153
10	ビタミンC ……………………… 148		14.4	関連する検査 ………………… 153

第6章　疾患とビタミン

1	ビタミン欠乏症 ……… **糸川嘉則**… 157		2.2.1	ビタミンA …………… 169
1.1	ビタミン欠乏症とは ………… 157		2.2.2	ビタミンD …………… 170
1.2	ビタミン欠乏症 ……………… 159		2.2.3	ビタミンE …………… 171
1.2.1	水溶性ビタミン欠乏症 …… 159		2.2.4	ビタミンK …………… 171
1.2.2	脂溶性ビタミン欠乏症 …… 165		2.3	水溶性ビタミン ……………… 172
2	ビタミン過剰症		2.3.1	ビタミンB$_1$ ………… 172
	…………… **鳴瀬　碧，平池秀和**… 169		2.3.2	ビタミンB$_2$ ………… 172
2.1	はじめに ……………………… 169		2.3.3	ナイアシン …………… 172
2.2	脂溶性ビタミン ……………… 169		2.3.4	パントテン酸 ………… 173

2.3.5	ビタミン B_6 ………………	173
2.3.6	葉酸 …………………………	173
2.3.7	ビタミン B_{12} ……………	174
2.3.8	ビオチン …………………	174
2.3.9	ビタミン C ………………	175

3　癌とビタミン……………**西野輔翼**…177

3.1　はじめに ……………………177

3.2　ビタミン A, レチノイド, カロテノ
　　　イド ………………………177

3.3　ビタミン D ………………182

3.4　ビタミン E ………………183

3.5　ビタミン K ………………184

3.6　ビタミン C ………………185

3.7　ビタミン B_2 ………………185

3.8　ビタミン B_6 ………………185

3.9　ビタミン B_{12} ……………185

3.10　葉酸 …………………………186

3.11　ナイアシン …………………186

3.12　ビタミン様物質 ……………186

3.13　おわりに ……………………187

4　循環器疾患とビタミン

……………**瀧谷公隆, 玉井　浩**…192

4.1　ビタミン A と循環器疾患 ……192

　　4.1.1　ビタミン A の機能・代謝 ‥192

　　4.1.2　ビタミン A と先天性心疾患
　　　　　………………………192

4.2　ビタミン B 群および葉酸と循環器
　　　疾患 ………………………193

　　4.2.1　ビタミン B 群, 葉酸とホモシ
　　　　　ステイン ………………193

　　4.2.2　ホモシステインと循環器疾患
　　　　　………………………194

4.3　ビタミン E と循環器疾患 ……195

　　4.3.1　ビタミン E の機能・代謝 ‥195

　　4.3.2　ビタミン E と循環器疾患の発
　　　　　症予防 …………………195

4.4　ビタミン K と循環器疾患 ……196

　　4.4.1　ビタミン K の機能・代謝 ‥196

　　4.4.2　ビタミン K と循環器疾患 ‥197

**5　ビタミン A と糖尿病―インスリン抵抗
　　性と脂肪細胞分化抑制―**

　　………………**池田涼子**…200

5.1　背景 …………………………200

5.2　RBP のインスリン抵抗性促進作用
　　　………………………………201

5.3　ビタミン A によるエネルギー代謝
　　　調節 ………………………204

6　老化とビタミン

　　…………**浦野四郎, 高津博勝**…209

6.1　はじめに ……………………209

6.2　老化の要因を説明する学説 ……209

6.3　老化をもたらす生体の酸化損傷とビ
　　　タミン E による防御 …………210

6.4　老化と酸化ストレスによる認識機能
　　　障害とビタミン E による防御 ‥213

6.5　老化にともなう認識機能低下をビタ
　　　ミンで改善させる研究状況……215

　　6.5.1　食物摂取による認識機能改善
　　　　　………………………215

　　6.5.2　脂溶性ビタミンによる認識機能
　　　　　改善 …………………216

　　6.5.3　水溶性ビタミンによる認識機能
　　　　　改善 …………………218

6.6　おわりに ……………………219

第1章　ビタミンの基礎知識

1　ビタミン発見の歴史

早川享志[*]

1.1　はじめに

　私たちの体は一種の内燃機関である。主要なエネルギー源は，糖質であり，脂質であり，タンパク質である。こうした3大栄養素については，英国の医師であり科学者であるプラウトが，1827年に糖，油状物質，卵白様物質の3つを食品分析により分離したことを報じている[1]。各成分を高純度に取り出すことが可能になると，新しい問題が提起された。食事成分として純粋な糖質，脂質，タンパク質のみでは，不十分であることが種々の実験により明らかになってきたのである。無機質の重要性については，古くから調べられてきた。骨がカルシウムから成り，リンを含むことは，1748年スウェーデンのガーンが発見した。食塩については1805年に米国コロンビア大学のミッチェルが食物に必須であると主張した[2]。カルシウムやリンなどの多量無機質に続いて，微量ではあるものの高等動物に必須な微量無機質の存在が次々に発見された。1800年代にはヨウ素の必要性が，1900年代に入ると，銅，マンガン，亜鉛，コバルト，モリブデンといったミネラルの必要性が明らかにされた[3]。こうした中で，これら無機物とは異なり，微量で生体にはなくてはならない有機物の存在が明らかになってきた。これがビタミンであるが，最初からビタミンとして世に出てきたわけではない。現在多くのビタミンの名前にアルファベットが使われているが何故であろうか？　これはビタミン発見の歴史とも関係している。日本では，鈴木梅太郎博士が抗脚気因子として米ぬかからアベリ酸（後にオリザニンと命名）を分離したことを世界で始めて報告した。しかし，現在では，ポーランドのフンクがビタミンの発見者となっている。それは何故であろうか？　一方，ヨーロッパやアメリカで大流行したペラグラも日本の脚気と同様に伝染病と信じられ，多くの人々が亡くなった。しかし，日本における脚気とは異なり，米国でペラグラは実は栄養の問題ではないかという疫学者の思いがビタミンとしてのナイアシンの発見とペラグラの克服につながった。このように，ビタミンの発見は抗脚気因子の探索を契機として9種の水溶性ビタミンと4種の脂溶性ビタミンの発見とその生理作用の解明につながった。

1.2　東洋における脚気の蔓延とビタミン B_1 の発見

　脚気は米を主食とする国に多く見られた病気である。中国の医書には7世紀隋や唐の時代に脚気の記載があり，日本においては9世紀初頭の「日本書紀」に脚気の病名の記載がある[4]。脚

---

[*]　Takashi Hayakawa　岐阜大学　応用生物科学部　教授

気は古くから日本人に多く見られるビタミン B_1 欠乏症であり，糖質を多く摂取する食事と関係している。日本人が精白した米を食べるのが一般化した江戸時代になると江戸を中心として脚気は蔓延した。当時は「江戸患い」と言われ，江戸にやってきた地方の武士や奉公人が好んで白米食を食し，その結果として脚気となり，江戸を離れると快方に向かうことが多く見られた。その原因が単に米の加工が近代化したことに起因したのは皮肉なことであるが，現在の食事摂取基準からみると次のように考えられる。食事摂取基準（2010 年版）[5] ではビタミン B_1 の推奨量は，1,000 kcal 当たり 0.54 mg となっている。五訂増補食品成分表（2010 年版）[6] によると，玄米では 0.97 mg/1,000 kcal であるのに対し，精白米では 0.12 mg/1,000 kcal にまで低減している。精白米を食べる食習慣への変化は米食に依存した時代においては，白米食＝脚気食を意味したのである。白米が主食として全国的に広まった明治時代に入ると，脚気はますます蔓延し，結核と同じく国民病となった。英国に留学した高木兼寛（東京慈恵医大の創始者）は，脚気の原因は食事にあるとし，兵食改革により海軍の脚気撲滅に貢献した。しかし，世界では細菌学の勃興により細菌病因説に関心が集まり，日本においてもなかなか脚気の原因究明が進まなかった。

　一方，オランダ領ジャカルタで本国には見られない脚気の研究を進めていたエイクマンは 1897 年，白米で飼われたニワトリに多発性神経炎が発生し，これに米ぬかを与えると治癒することを見出した。そして，米ぬか中に脚気の原因となる未知の成分が存在することを示唆した（白米中に何らかの有害物質があり，玄米中にその作用を抑える有効物質があると考えていた）。後継者のフレインスは，「脚気の原因は，精白米には中枢神経組織において重要な役割を示す物質が欠如しているために起こる」と結論づけた。この一連の成果は，無機質以外の微量成分の重要性を示唆する重要な発見である。1906 年，高木は，留学先の母校セント・トーマス医学校で「食物改良による脚気の撲滅」についての医学講演を行った。その講演は，欧米の医学・栄養学者に大きな衝撃を与え，後のビタミンの発見への貢献は大きかったと考えられる。一方，英国のホプキンスは同年，ラットを精製した糖質，脂質，たんぱく質，無機質の混合飼料で飼育しても順調な成長が見られないこと，牛乳を添加すると急速な成長がみられることから，牛乳の中に欠くことのできない未知の微量栄養素（副栄養素）があることを提唱した[7]。この提唱は，その後のビタミンの発見に大きな影響を与えた。

　日本においては相変わらず脚気問題に悩まされている現状を打破しようと，東京帝国大学農芸化学者の鈴木梅太郎教授は米ぬか中の抗脚気成分の単離を目指し，米ぬかからアベリ酸（抗脚気作用を有する酸という意味）を得て 1910 年 12 月 13 日に日本化学会に報告した（ゆえにこの日は「ビタミンの日」とされている）。翌 1911 年には，米の学名に因んでオリザニンと命名し，脚気に有効であるだけではなく，ヒトと動物の生存に不可欠な栄養素であることを提示した。また，1912 年にはドイツ「生物化学雑誌」に結晶化に成功したことを報告した。一方，ポーランドのフンクは 1911 年米ぬか抗脚気因子の単離を報告し，アミン物質であることから Vitamine と名づけた。しかし残念なことに両者が結晶と信じた標品は純品ではなく混合物であった（純粋な結晶の単離は，1926 年エイクマンの後継者であるオランダのヤンセンとドナトがジャワの研

第1章　ビタミンの基礎知識

究所で成し遂げるまでお預けとなった）。こうした中，1915年，米国のマッカラムは牛乳中の未
同定因子には，油に溶ける因子と，水に溶ける因子の二つの区分があることに注目し，それぞれ
脂溶性A，水溶性Bと命名した[8]。これがその後のビタミン名称へのアルファベット使用の礎と
なった（その後，抗脚気因子はビタミンB1と命名された）。

　戦後になっても日本では相変わらず脚気患者は多かった。京都大学衛生学教室の藤原元典は，
1952年ニンニク成分とビタミンB1からできる新物質を「アリチアミン」と名づけた。この物
質は極めて吸収性に富み，血中濃度を長く維持する特性があった。各種アリチアミン誘導体が合
成されたが，中でも「アリナミン錠」の普及が日本人の脚気の撲滅に貢献した。

1.3　西洋におけるペラグラの蔓延とナイアシンの発見

　ペラグラは日光の当たる部分に見られる特徴的な皮膚炎で，胃腸障害，精神障害を経て死に至
る独立した疾患であり，1735年に医師カザルによってバラ病としてライ病とは異なる疾患とし
て報告された。この疾患は18世紀にスペイン，イタリアで多発し，1771年にイタリアのフラッ
ポリによってペラグラ（イタリア語の皮膚pelleと荒いagraから）と名づけられた[9]。19世紀
には南ヨーロッパ全域に広がり，20世紀初頭にはアメリカ南部で爆発的に発生した。一般にト
ウモロコシ多食地帯，貧乏な地域，夏に向かう頃に多くみられた。そのため，原因に関してはト
ウモロコシの病原性カビによる中毒説とハエを介した衛生上の感染による伝染説が考えられてい
た。このような状況下で，ゴールドバーガーは疫学および感染症についての専門家として米国
公衆衛生局長からペラグラの病因を研究するように命ぜられた。1914年の最初の発表において
は，ペラグラ患者の多い施設の看護婦や世話人に症例がないことからペラグラに伝染性はないこ
と，原因は食事であり，動物性食品の欠乏と関係することを指摘した。次に，刑務所のボラン
ティア囚人に対して6ヶ月間定めた献立を与えるとペラグラ様の症状をおこすこと，この献立を
酵母，牛乳，牛肉で補強すると症状は治癒することを観察し，ペラグラの病因が栄養障害である
と確信した。しかし，彼の実験は臨床家の十分な支持を得なかった。彼は次の手段として，自
分，妻を含むボランティアによる決定的研究を1916年に実施した。それは，ペラグラ患者の分
泌物，排泄物，皮膚の落屑などを自らの鼻やのどに塗布したり，服用したり，血液を注射するな
どするものであった。こうしてペラグラの感染がないことを確認し，ペラグラは食事性のもので
あり感染性のものではないという結論に自信を持った[4]。また，疫学調査から，衛生状態よりも
食事が悪い場合に病気が多いことを調べた。次の問題は，動物性食品の何がペラグラを予防で
きるかであった。動物モデルが必要となったが，サルやラットではうまくいかなかった。そし
てゴールドバーガーらは，1925年，イヌにコーンミールからなる肉も粉乳も含まない食餌を与
え，黒舌病という病状を引き起こすことに成功した。この病状はペラグラ患者に有効な酵母で改
善することからペラグラモデルとして研究を進めた。1929年のゴールドバーガーの死後，エル
ビエムは1937年イヌにニコチン酸を投与して黒舌病を治癒させた。また，肝臓中の有効成分と
してニコチンアミドを単離した。スパイスらはペラグラ患者にニコチン酸が有効であることを

3

ビタミンの科学と最新応用技術

1938年確かめた。ニコチン酸は，鈴木梅太郎とフンクがともにビタミン B_1 と信じた粗結晶に含まれた成分であり，エルビエムは鈴木梅太郎のオリザニンにニコチン酸が混入していたことを意識していたようである[9]。また，ニコチン酸自体は，1867年にタバコに含まれるアルカロイドであるニコチンの酸化生成物であることが報告されていたので，既知の物質がビタミンとなった最初で最後の例である。

　ペラグラ研究から派生したもう一つ重要な発見がある。トリプトファンからのナイアシンの生合成経路の発見である。米食ではとうもろこし中心食に比べて食餌中のナイアシン量が少ないにもかかわらずペラグラ問題が発生していなかった。エルビエム一門のクレールはナイアシンを含まない15％カゼイン含有精製飼料でラットを飼育しても問題なく成長し，尿中にナイアシン代謝物の排泄が認められるが，40％コーンミール（欧州における代表的なペラグラ食）で飼料を薄めるとナイアシン欠乏になること，そして，とうもろこしに少ないトリプトファンを飼料に添加すると成長は戻ることなどを見出した（1945年）。トリプトファン投与はペラグラ患者に対しても有効であった。トリプトファンが何故有効かは，放射性同位元素標識のトリプトファンからナイアシンの生成が見られたことで決定的となった。その後，トリプトファン代謝の過程で生成するキノリン酸がニコチン酸モノヌクレオチドに変換する反応が早石門下の中村らおよびエルビエム門下のヘンダーソンらによって1963年同時期に発表され，トリプトファンからのNAD生合成経路の全貌が解明された。このようにナイアシンはトリプトファンから生合成されるが，必要量を満たすにはビタミンとして食事からの摂取が必要であることからビタミンの一つとして認められるに至った。

1.4　ビタミンCの発見とビタミンのA，B，C

　壊血病も古くから人類を悩ませた疾患であり，特に15世紀の大航海時代に多くの死者を出す原因となった。当初は，空気などヒトを取巻く環境の悪化や，航海に持参する保蔵肉中に有害物質が生成することによると考えられ，新鮮な柑橘類，野菜，植物の葉などが有効であることが知られつつも，共有知識として展開することはなかった。こうした中，イギリスの海軍軍医リントは，1747年に柑橘類が壊血病に有効であることを明らかにした[10]。しかし，壊血病の動物モデルがなかなか作成できず，研究が進まない中，1907年オスロー・クリスチャニア大学のホルストとフレーリッヒは，ジャカルタの研究所での脚気の研究に刺激され，鳥の代わりにモルモットに白米を与えたところ，脚気ではなく壊血病を発症すること，穀類に野菜を加えることにより発症を抑制できることを発見した[11]。今でこそ，ラットはアスコルビン酸を合成できることがわかっているので実験動物としては不適切であり，実験動物としてモルモットの使用が正解であったことは理解できる。では，この偶然はどうしてめぐり合わせであろうか。当時ラットはペストの媒介者として忌み嫌われて，気が荒く使いづらい動物であった。一方モルモットは，ヨーロッパでは子供用のペットとして飼われてきた。こうした背景が実験動物としてのモルモットの使用と実験的壊血病の成功を招いたと考えられている[11]。これを契機としてビタミ

4

ンC研究は進展したが，物質としての不安定性ゆえに活性を持った当該物質を取り出すことができなかった。英国のドラモンドは，1919年野菜の中の抗壊血病因子はマッカラムが未知の微量因子に対して名づけた脂溶性A，水溶性Bとは異なるものと考えて水溶性Cと呼んだ[4]。さらに，今後現れるであろう微量因子に共通する用語として，ビタミンという名称を提案した。ただし，ビタミンAとビタミンCはアミンではないので，フンクの名づけたvitamineではなく，vitaminとした。これが普遍的な名称としてビタミンの普及に拍車をかけた（その後，基本的に発見順にアルファベットが用いられたが，ビタミン以外の物質であったなどで欠番が生じ，現在に至っている）[12]。その後もビタミンCの物質本体の追求は続いたが，モルモットを使った欠乏実験で生理活性を調べる方式では遅々とした歩みしか許されなかった。しかし，ビタミンCの発見はひょんなところから進展した。ハンガリーのジェルジーは，ケンブリッジ大学ホプキンスの下で栄養素の酸化によってエネルギーが放出される生化学反応に関心を持っていた。還元活性物質を測定する方法として，ヨウ素が還元されてヨウ素イオンになると色が消失する反応を応用して，酸化が進まないように工夫をしつつ副腎から還元性物質の結晶を取り出すことに成功した（1927年）[8]。同様にオレンジジュースやキャベツからもこうした物質を取り出した。分析の結果$C_6H_8O_6$の六炭糖と予測され，ヘキスウロン酸と命名した。当時この分野で著名なジルヴァ博士にビタミンCとの関連を調べてもらったところ，ビタミンC本体ではないという回答を得た。次に大量のウシの副腎からヘキスロン酸結晶25gを得た（1927年）。今度は，半量をバーミンガム大のハワース教授に送り構造解析を進める一方，自身も機能研究を続けた。こうした中で1932年ピッツバーグ大のキング博士は，レモンジュースのビタミンCについて「サイエンス」誌に報告した。その中で，レモンジュースからの結晶はジェルジーのヘキスウロン酸と同一の性質であり，モルモットの壊血病を予防できたことを示した。同年ジェルジーは，「ネイチャー」誌にヘキスウロン酸がモルモット壊血病に有効であることを報告した。そして，1933年ハワースらは，ビタミンCの構造決定を完了した[11]。これでやっと長きに亘る抗壊血病因子の解明が終わりを迎えた。

1.5 その他のB群ビタミンの発見

前述のマッカラムが示した水溶性Bには，熱に不安定な抗神経炎因子のほかに，熱に安定な成長因子が含まれることがわかり，シャーマンは1926年成長因子をビタミンGと呼んだ。しかし，英国医学研究会議の副栄養素委員会は，1927年それぞれに対してビタミンB_1およびB_2の名称を与えることを決した[4]。一方，当時のビタミンB_2（注：複合体）欠乏では，成長障害に加え，皮膚炎が認められた。また，当時のビタミンB_2（注：複合体）にはペラグラ予防効果が認められた。ビタミンB_2の純粋化合物として1933年クーン等が得たものには，ペラグラ予防効果がなかった。ビタミンB_2はラットのビタミンB_2欠乏症を治癒する黄色色素を指標として研究が進み，クーンとジェルジーが卵白から得たものはオボフラビン，エリンガーらが乳漿から得たものはラクトフラビン，カーラーが1934年に肝臓から得たものはヘパトフラビンと呼ばれた

が，すべて同一の生物学的効果を持つリボフラビンであることが証明された[13]。一方，ネズミの
ペラグラとは異なる特徴的皮膚炎予防因子に対してジェルジーは 1934 年ビタミン B_6 と名づけ
た。その後，世界の5ヶ所の研究室から米ぬかや酵母から精製されピリドキシンとして結晶化さ
れた[14]。しかし，この物質にもペラグラ予防効果がなかった。ビタミン B_1 の精製研究当初，鈴
木梅太郎やフンクの分離した抗脚気成分にはニコチン酸を含む混合物であったこと，島薗が脚気
の研究に用いたビタミン B はビタミン B_1 に加えてビタミン B_2 を含むものであったことは前述
のとおりである。このようにビタミン B_2 と思われたものには，まだ複数の成分からなると予測
され，ビタミン B_2 複合体と呼ばれることとなった[4]。なお，ビタミン C を除く8種のビタミン
は，今日 B 群ビタミンと呼ばれている。

　動物の欠乏症以外の観点から解明が進んだビタミンもある。1901 年ウィルダースは，酵母の
発育実験の過程で酵母に含まれる増殖因子をビオス（Bios）と呼んだ。ビオスもビタミン B の
場合と同様に単一のものではなく，ビオス I と II に，さらにビオス II はビオス II a とビオス II b
を含むことが明らかとなった[15]。ビオス II a は酸性物質を含み，「至るところにある」の意でパ
ントテン酸と名づけられた。1938 年ウィリアムスによりパントテン酸カルシウムの単離が行わ
れ，1947 年リップマンらによって CoA などに含まれるなどパントテン酸誘導体の生理機能が明
らかとなった。一方，ビオス II b は 1936 年ケーグルとテニスによってアヒル乾燥卵黄から結晶
として得られ，ビオチンと名づけられた[16]。これとは別に 1898 年イヌに生卵白による障害が報
告され，1916 年にはラット，ウサギ，ヒトにおいても同様に生卵白の多量摂取による下痢が報
告された。ボアスは，1927 年，ラットでの卵白障害の緩和には，馬鈴薯デンプン，乾燥酵母，
キャベツ，バナナ，ほうれんそうが有効であり，これらは保護因子 X を含むと考えた。ジェル
ジーは，1931 年肝臓にも卵白障害を防ぐ因子があることを見出し，ビタミン H と命名した（H
は，ドイツ語で皮膚を意味する Haut の頭文字である）。この物質は，1940 年ケーグルが卵黄か
ら単離したビオチンと同一であることが証明された。また，卵白障害の原因として，生卵白に含
まれ，ビオチンと強固に結合する原因物質が特定され，アビジンと名づけられた[16]。その後，ビ
オチンは，各種のカルボキシラーゼの補酵素として重要な役割を演ずることが解明された。

　英国のウィルスは 1931 年にインドにおいて大赤血球性貧血に有効な因子が酵母に含まれるこ
とを見出した。この因子は肝臓に含まれる悪性貧血に有効な成分とは異なっており，ウィルス
因子と呼ばれた[17]。一方，ほうれんそうの葉には *Lactobacillus casei* の生育因子が含まれてお
り，ミッチェルらは 1941 年この因子にラテン語の「葉」を意味する folium と「酸」を意味す
る acid から葉酸と命名した[18]。バイオアッセイにより葉酸を測定することは可能になったが，
その構造がプテロイル γ-グルタミン酸として決められるには，さらに 15 年の歳月を要した[18]。
その後，一炭素代謝系に重要な役割を演じていることが明らかとなった[19]。

　通常貧血は鉄不足によるものが多いが，貧血の中には鉄分を補給しても回復しないものがあ
り悪性貧血と呼ばれた。貧血状態にしたイヌにウシの肝臓を与えると赤血球の増加が促進され
るというウィッペルの報告（1922 年）は，ヒト悪性貧血療法に応用された（1926 年）。こうし

第 1 章　ビタミンの基礎知識

た経緯で肝臓には悪性貧血に対して有効な治癒因子があるに違いないと研究が盛んになった[20]。1930 年キャッスルらは，赤血球の増加には牛肉とともに胃液が必要であることを見出し，牛肉の有効成分を外因子，胃液中の成分を内因子と呼んだ。この外因子をフォルカーらおよびスミスらが赤色結晶として取り出したのは 1948 年であった。構造については，ホジキンらの X 線結晶解析により 1956 年になって明らかにされた[21]。ビタミン B_{12} は，植物が必要としないので，野菜や果物には含まれず，発酵食品や動物の肝臓に多いという点で他のビタミンとは異なっている。

1.6　脂溶性ビタミンの発見

　未同定因子には，脂溶性のものと水溶性のものがあることをマッカラムが指摘したのは 1913 年であるが，同年アメリカのオズボーンとメンデルは脂溶性 A 欠乏では，成長停止だけでなく眼球感染症が起こることを認めた。また，マッカラムは脂溶性 A 欠乏と目の感染症との関係を認めた（1917 年）[4]。

　クル病予防には日光が有効であることは古くから知られており，ターバンにより日光のあたらないペルシア人では，エジプト人に比べ，頭蓋骨が弱いことが記録されている[4]。英国のメランビーは，イヌを用いて実験的クル病の作成に成功し（1917 年）[4]，クル病にはタラ肝油の成分が有効であることを報告した（1919 年）[22]。一方，マッカラムは 1922 年タラ肝油を通気しながら加熱することによりビタミン A を破壊しても，抗クル病作用を持つ物質が存在することを発見し[22]，ビタミン A とは異なるものであること，ビタミン C の次に見出されたという理由でビタミン D と命名した。米国ウィスコンシン大学のスティーンボックは 1924 年食品や動物飼料に紫外線（UV）を照射すると抗クル病成分が増加することを発見した。米国コロンビア大学のヘスはドイツの有機化学者ウィンダウスと共同し，UV によって抗クル病成分となる物質がエルゴステロールであることをつきとめ，エルゴステロールの UV 照射物から得た結晶をビタミン D と名づけた。しかしこの物質は混合物であったことから，精製しなおした抗クル病成分をビタミン D_2 と命名した。同時に，ビタミン D_1 は欠番としたので，ビタミン D_1 の名称はそれ以後用いられていない[22]。ビタミン D には，$D_2 \sim D_7$ の種類があるが，生理的意義としては D_2 と D_3 の二種に限って考えられている。前者は，エルゴステロールをプロビタミン D_2 とし，後者は，コレステロールから誘導される 7-デヒドロコレステロールをプロビタミン D_3 としている。ビタミン D については，クル病などの予防因子として明らかにされたが，カルシウム栄養を支配する物質であること，肝臓と腎臓における水酸化が活性型ビタミン D の合成に必須であることに加え，マクロファージの分化誘導能，受容体の発見など新たな機能物質として脚光を浴び，現在につながっている。

　ビタミン E に関しては，1820 年にラットを脱脂粉乳で飼育すると繁殖できなくなるというマティルらが見出した現象が最初である[23]。その後，エバンスとビショップはラードと精製飼料でラットを飼育すると生殖できないことを見出し，レタスで回復することを発見した。レタスに含

7

まれる物質は"X"と名づけられたが，脂溶性物質であったことから，1924年にシュアーにより（ビタミンDについで）ビタミンEと名づけられた。エバンスは，ギリシア語の「子供を生む」(tocos)と「力を与える」(phero)および「水酸基」(ol)を持つ特徴をあわせてトコフェロールと名づけた。トコフェロールにはいくつかの類縁体があるが，生物学的に有効なのは，α-トコフェロールであることが明らかにされている[24]。

ビタミンKの場合は，アルファベット順とは無関係に名称がつけられた。1929年デンマークのダムは，ニワトリに無脂肪食を与えて出血を観察した。その後，この症状が肝臓や植物に含まれる脂溶性抽出物を投与することで改善することを見出した。ダムはこの物質が血液凝固（ドイツ語系 Koagulation）にかかわることから1935年にビタミンKと命名した[25]。ビタミンKには，野菜由来のビタミンK_1と微生物由来のビタミンK_2とがある。生理的効果として血液凝固因子のグルタミン酸がγ-カルボキシル化を受けることによりカルシウムイオンの結合性を獲得することに関わっていることがわかったのは1974年と比較的最近である。

1.7 脚気とビタミンの発見

脚気が白米摂取と関係があることに端を発し，ビタミンB_1研究が進むなかで，ビタミンの概念がエイクマンによって提出され，副栄養素としての概念がホプキンスにより提唱されるなど，西洋におけるビタミン研究の一つの潮流となった。しかし，江戸時代における漢方医学者の遠田澄庵が脚気の米食原因説をとなえており，その情報をエイクマンも把握していたこと，高木兼寛の食事による脚気予防も先行していたことから，研究の根源は日本にあったと考えられる。一方，エイクマンの影響は，ホプキンス，鈴木梅太郎，フンクに及び，オリザニン，Vitamineの

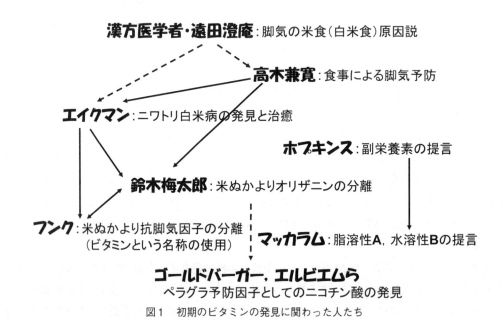

図1　初期のビタミンの発見に関わった人たち

第1章　ビタミンの基礎知識

発見へと続く。さらには，マッカラムの提唱した脂溶性 A，水溶性 B の呼び名は，今日のビタミンのアルファベットのもととなった。また，ニコチン酸のビタミンとしての発見には，鈴木梅太郎のオリザニン研究がヒントとなっている。このように，初期におけるビタミンの発見の過程は図1に示したようにそれぞれのビタミンの発見が単独に進んだというよりは，複雑に絡み合って進んだ[26]。表1に，それぞれのビタミンの発見に関わる事項をまとめた。

表1　各ビタミンの発見に関わる歴史的事項

区分	ビタミン名	発見への関与，分離・単離，合成・構造決定など
脂溶性ビタミン	ビタミン A	オズボーン＆メンデル（1913年脂溶性 A 欠乏による成長停止，眼球感染症を確認），カラーら（1931年構造決定）
	ビタミン D	メランビー（1919年クル病へのタラ肝油の有効性発見），マッカラム（1922年タラ肝油中の抗クル病因子をビタミン D と命名），ウィンダウスら（1931年エルゴステロールの紫外線照射生成物中の抗クル病因子を結晶化）
	ビタミン E	ミッチェル（1820年脱脂粉乳飼育でラット繁殖不能現象報告），エバンス＆ビショップ（1922年ラット不妊にレタスの有効性確認），シュアー（1924年抗不妊物質をビタミン E と命名）
	ビタミン K	ダム（1929年無脂肪食によるニワトリ出血を観察，1935年抗出血性因子をビタミン K と命名，その後ビタミン K_1 とビタミン K_2 の2種を単離）
水溶性ビタミン	ビタミン B_1	エイクマン（1897年ニワトリ白米病の発見），鈴木梅太郎（1910年アベリ酸の分離），エイクマン（1911年抗脚気を分離し vitamine と命名），ヤンセン＆ドナト（1926年純粋な結晶の単離），藤原元典（1952年アリチアミンの発見と応用）
	ビタミン B_2	英国医学研究会議（1927年水溶性 B 中の耐熱性成長因子をビタミン B_2 と命名），クーンら（1933年卵白由来オボフラビンの分離），エリンガーら（1933年乳漿由来ラクトフラビンの分離），ワールブルグ（1932年～酵母中の酸化還元反応の触媒としてフラビン化合物を確認），クリスチー（1952年 FAD の化学構造決定，合成完了）
	ナイアシン	フラッポリ（1771年ペラグラの命名），ゴールドバーガー（1914年伝染性でなく食事との関係を提唱，1925年犬の黒舌病作成と酵母による治癒を確認），エルビエム（1937年犬黒舌病へのニコチン酸の有効性確認，肝臓中有効成分としてニコチンアミドを単離），スパイスら（1938年ヒトのペラグラへのニコチン酸の有効性確認）
	ビタミン B_6	ジェルジー（1934年未知の抗皮膚炎因子をビタミン B_6 と命名），レプコフスキー，ジェルジー，市場と道ほか2グループ（1938年ビタミン B_6 塩酸塩の結晶化），ガンザラスら（1944年～ビタミン B_6 リン酸エステルの補酵素作用を確認）
	ビタミン B_{12}	ウィッペル（1922年犬貧血への肝臓の有効性確認），キャッスル（1930年赤血球増加に対して肝臓の外因子，胃液の内因子を提唱），フォルカーラ，スミスら（1948年外因子を赤色結晶として単離），ホジキンスら（1956年構造解明）
	葉酸	ウィルス（1931年酵母中に大赤血球性貧血有効因子を発見），ミッチェル（1941年ほうれんそう中の特定乳酸菌生育因子を葉酸と命名），アンジー（1946年構造決定）
	パントテン酸	ウィリアムスら（1930年代酵母の増殖因子のうちビオスⅡaをパントテン酸と命名），スティラーら（1940年構造式決定，化学合成），リップマン（1947年 CoA を発見しパントテン酸を確認）
	ビオチン	ボアス（ラットの卵白障害の緩和に有効な保護因子 X を提唱），ジェルジー（1931年肝臓の卵白障害予防因子をビタミン H と命名），ケーグル＆テニス（1936年アヒル乾燥卵黄由来ビオスⅡbを結晶化しビオチンと命名），ジェルジー（1940年ビオスⅡb＝ビタミン H であることを証明）
	ビタミン C	英国海軍医師リント（1747年壊血病に柑橘類の有効性を確認），ホルスト＆フレーリッヒ（1907年モルモットが白米でニワトリ白米病になり，野菜で抑制されることを発見），ドラモンド（1919年壊血病予防因子をビタミン C と命名），ジェルジー（1927年副腎から未知の還元性物質の結晶を得る），キング（1932年レモン果汁から得た結晶がジェルジーの結晶と同一で抗壊血病作用を確認），ハワース（1933年構造決定），ライヒシュタイン（1933年化学合成）

9

ビタミンの科学と最新応用技術

文　　献

1)　島薗順雄，栄養学史，p24，朝倉書店（1978）
2)　島薗順雄，栄養学史，p67，朝倉書店（1978）
3)　木村修一著，明治製菓㈱広報部編，医食同源選書6 食の新視点，p53，牧羊社
4)　島薗順雄，栄養学史，p83，朝倉書店（1978）
5)　厚生労働省「日本人の食事摂取基準」（2010 年版）
　　URL：http://www.mhlw.go.jp/shingi/2009/05/s0529-4.html
6)　香川芳子監修，五訂増補 食品成分表 2010，本表編 p16，女子栄養大学出版部（2009）
7)　山下政三，脚気の歴史 ビタミンの発見，p295，思文閣出版（1995）
8)　島薗順雄，栄養学史，p92，朝倉書店（1978）
9)　日本ビタミン学会編，ビタミンの事典，p228，朝倉書店（1996）
10)　日本ビタミン学会編，ビタミンの事典，p354，朝倉書店（1996）
11)　ケニス J. カーペンター著，北村二朗，川上倫子訳，壊血病とビタミン C の歴史「権威主義」と「思い込み」の科学史，p242，北海道大学図書刊行会（1998）
12)　日本ビタミン学会編，ビタミン総合事典，p1，朝倉書店（2010）
13)　日本ビタミン学会編，ビタミンの事典，p168，朝倉書店（1996）
14)　日本ビタミン学会編，ビタミン総合事典，p212，朝倉書店（2010）
15)　日本ビタミン学会編，ビタミン総合事典，p268，朝倉書店（2010）
16)　日本ビタミン学会編，ビタミン総合事典，p355，朝倉書店（2010）
17)　木村修一，小林修平翻訳監修，最新栄養学 第 7 版，p203，建帛社（1997）
18)　小橋昌裕，ビタミン，**73**（1），23（1999）
19)　日本ビタミン学会編，ビタミンの事典，p283，朝倉書店（1996）
20)　日本ビタミン学会編，ビタミンの事典，p324，朝倉書店（1996）
21)　日本ビタミン学会編，ビタミン総合事典，p320，朝倉書店（2010）
22)　尾形悦郎ほか編，ビタミン D のすべて，p1，講談社（1993）
23)　日本ビタミン学会編，ビタミンの事典，p91，朝倉書店（1996）
24)　日本ビタミン学会編，ビタミン総合事典，p82，朝倉書店（2010）
25)　日本ビタミン学会編，ビタミン総合事典，p115，朝倉書店（2010）
26)　山下政三，脚気の歴史 ビタミンの発見，p422，思文閣出版（1995）
※いずれの資料も本原稿を書くにあたり全般的に利用した。

2 ビタミンの定義と必要量・摂取量

糸川嘉則[*]

2.1 ビタミンの定義[1]

ビタミンと呼ばれる物質は次の4つの条件を充たすものである。

（1） 必須栄養素である。

必須栄養素とは生命を維持するために食事から摂らなければならない物質をいう。したがって生命を維持するといっても，薬剤など食事以外から摂取するものは栄養素とは言わない。そしてビタミン類はほとんど毎日食事から摂取する必要がある栄養素ばかりである。

第1節に述べられているように，元来ビタミンは人類が長期間にわたって悩まされてきた原因不明の病気を予防したり治療したりする物質として発見された歴史がある。

（2） 必要量は微量である。

タンパク質，脂肪，炭水化物，アミノ酸などの栄養素に比較して必要量は微量であるが，微量で十分に健康維持効果を有する。しかし，微量と言っても各ビタミンによって必要量は異なり，ビタミンCのように成人で1日に85 mg摂取する必要があるビタミンやビタミンB_{12}のように2 μg（0.002 mg）で良いものもある。

（3） 有機化合物である。

炭素をその構造の中に有しており，これが無機物であるミネラル類と区別される点である。

（4） ヒトの体内で合成することができない。

これがホルモンと異なる点である。しかし，これには例外がありビタミンDやニコチン酸は一部体内で合成される。ビタミンDは皮膚にビタミンDの前駆物質であるエルゴステロール（プロビタミンD）が存在し，日光の紫外線によってビタミンDに変換する。その量は晴天の日では夏季に18 μg/日，冬季は10 μg/日，曇天の日には夏季6.5 μg/日，冬季3.7 μg/日と推定されている[2]。

一方，ニコチン酸はアミノ酸であるトリプトファンから一部合成される。食品中のトリプトファン量はタンパク質の約1%であり，その60分の1がニコチン酸になると推定されている（食事摂取基準）。

このような数値をみるとビタミンDもニコチン酸も合成された量のみでは必要量を充足することはできないと考えられる。「ヒトの体内で必要量は合成することはできない」と定義すれば例外は必要でなくなるであろう。

なお，ビタミンCの作用を助ける物質としてビタミンP，抗胃潰瘍因子として発見されたビタミンU（潰瘍：Ulcus）などビタミンと名付けられている物質でもビタミンの定義には合わないので，ビタミンとは認められていないので注意を要する。

＊ Yoshinori Itokawa 仁愛大学 学長

ビタミンの科学と最新応用技術

2.2 ビタミンの必要量[3]

本項は紙面の都合で表1のみを載せ詳細な説明は省略した。

表1は4種類の脂溶性ビタミンと9種類の水溶性ビタミンについて，主な欠乏症と主な生理作用を示した。さらに薬理作用（生理作用以外の薬剤としての作用）が確認されているビタミンついてはその作用を記載した。通常この量は生理作用を示す量（推定平均必要量）より，はるか大量に必要とする事から，この表の必要量では十分ではない。必要量と記載している数値は日本人の食事摂取基準［2010版］に記載されている推定平均必要量の事で，対象集団の必要量の平均値を示す。この表では30〜49歳の男女の数値を示しており，これを摂取量と比較すると過不足の状態をみることができる。次いで＊印を付した数値は目安量であり，推定平均必要量が策定できない場合に必要量に代わる数値であり，信頼性がやや劣ると考えてよいと思われる。脂溶性ビタミンではビタミンD，E，K，水溶性ビタミンではパントテン酸がこれに入り，研究の精度

表1　ビタミンの概要

分類	ビタミン類	主な欠乏症	主な生理作用	主な薬理作用	成人必要量・目安量＊（／日）		成人摂取量（／日）	
					男性	女性	男性	女性
脂溶性	ビタミンA	夜盲症，角膜乾燥症	視物質生成，粘膜・皮膚の維持	抗癌作用	600 μg	500 μg	611 μg	524 μg
	ビタミンD	くる病，骨軟化症	カルシウム腸管吸収促進		5.5 μg＊	5.5 μg＊	6.8 μg	6.3 μg
	ビタミンE	溶血性貧血	抗酸化作用	循環器疾患抑制作用	7.0 mg＊	6.5 mg＊	7.0 mg	6.4 mg
	ビタミンK	頭蓋内出血	血液凝固作用	骨粗鬆症治療	75 μg＊	65 μg＊	224 μg	207 μg
水溶性	ビタミンB_1	脚気，ウエルニッケ・コルサコフ症候群	糖代謝酵素の補酵素，神経機能維持	神経障害治療	1.2 mg	0.9 mg	0.92 mg	0.79 mg
	ビタミンB_2	口角炎，口唇炎	不ラビン酵素の補酵素，抗酸化作用		1.3 mg	1.0 mg	1.17 mg	1.06 mg
	ビタミンB_6	皮膚炎，痙攣	アミノ酸代謝，GABA産生		1.1 mg	1.0 mg	1.19 mg	0.098 mg
	ビタミンB_{12}	悪性貧血	プロピオン酸代謝，メチル転移反応	神経障害治療	2.0 μg	2.0 μg	7.4 μg	5.4 μg
	ニコチン酸	ペラグラ	脱水素酵素の補酵素，酸化還元		13 mg	10 mg	17.5 mg	13.6 mg
	パントテン酸	血圧低下，副腎機能低下	CoAの構成成分，エネルギー代謝		5 mg＊	5 mg＊	5.65 mg	4.85 mg
	葉酸	大球成貧血，先天異常児出産	核酸合成に関与，細胞増殖	循環器疾患予防	200 μg	200 μg	286 μg	257 μg
	ビオチン	皮膚炎	炭酸固定反応		50 μg	50 μg		
	ビタミンC	壊血病	酸化還元反応，コラーゲン生成	循環器疾患抑制	85 mg	85 mg	74 mg	77 mg

成人必要量：日本人の食事摂取基準［2010版］，必要量：推定平均必要量，成人30〜49歳，目安量（＊）：
　　　　　　推定平均必要量が策定できない場合に策定する。

成人摂取量：国民健康・栄養調査（平成19年），成人：30〜49歳，通常の食品からの摂取量。

第1章 ビタミンの基礎知識

からみてもうなずける。ビオチンについては目安量も策定できないので必要量については全くわからない状態である。

2.3 ビタミンの摂取量

　図1は平成19年度の国民健康・栄養調査結果をまとめた「国民健康・栄養の現状」[4]に記載してある各種ビタミン摂取量の分布である（性・年齢階級別という表があり，パーセントの数値が記載されているので，それを利用して30〜49歳の男女について推定平均必要量に達しない者の比率を推定した比率（％）を示す）。ビタミンB_1の不足者が最も多いが，ビタミンB_2，ビタミンB_6，ビタミンC，ビタミンAが必要量の達しない者が50％を超えており，我が国食生活では食事のみからビタミンの必要量を充足するのは困難であることを示している。

　目安量に達しないビタミン類については省略したが，ビタミンD，E，パントテン酸で50％以上の者が目安量に達していないという結果が出されている。

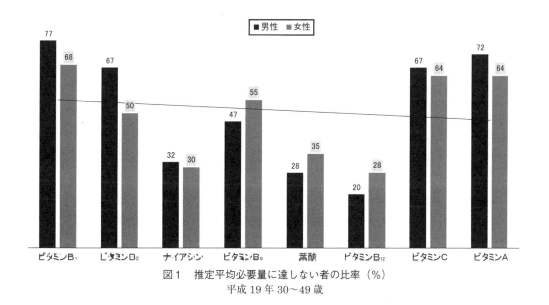

図1　推定平均必要量に達しない者の比率（％）
平成19年 30〜49歳

文　　献

1) 糸川嘉則, ビタミンの話, 金原出版 (1982)
2) 小林正, 日光照射とビタミンDの栄養について, 衛生化学, 310, 156-170 (1985)
3) 糸川嘉則, 栄養補助食品, 金芳堂 (2006)
4) 健康・栄養情報研究会編, 国民健康・栄養の現状（平成19年）, 第一出版 (2010)

3 ビタミン様作用物質

渡邊敏明[*1], 澤村弘美[*2]

3.1 ユビキノン

ユビキノン（Ubiquionone）は1956年にウシ心筋のミトコンドリアから単離された脂溶性の物質である。英語でUbiquitousといえば「いたるところにある」という意味であり，ユビキノンは生体膜に広く分布している。また，ミトコンドリアでの電子伝達に必須であることから，コエンザイムQ（CoQ）とも呼ばれる。ユビキノンには多くの同族体があるが，ヒトに含まれるのはユビキノン-10（コエンザイムQ10）である。

ヒトをはじめとする哺乳動物では，ユビキノンは主にミクロソーム（小胞体）-ゴルジ系で生合成され[1]，また，通常の食事で十分摂取できるため，ユビキノン欠乏症はこれまでに報告されていない。

ユビキノンはミトコンドリアの酸化的リン酸化における電子伝達因子であり[2]，抗酸化物質として重要な働きをしているほか，膜構造やリン脂質の安定化にも関与している[3]。

臨床作用としては，1970年代初頭に日本で心疾患改善に有効であることが認められ，1974年には心筋代謝改善剤として日本での製造承認が下り，臨床使用されるようになった。ユビキノンは，虚血による心室筋活動電位持続時間の短縮，発生張力の減少などに拮抗し，さらに，動脈硬化の予防や脳障害の改善・予防[4]に期待が寄せられている。

3.2 リポ酸

リポ酸は1951年に微生物の成長促進因子としてウシ肝臓から発見された[5]。自然界に存在するのはα-リポ酸で，チオクト酸とも呼ばれる。

α-リポ酸は，糖質からエネルギーをつくる過程で，ビタミンB_1とともにピルビン酸脱水素酵素やα-ケトグルタル酸脱水素酵素の補酵素として働く[6]。また，分子の化学的性質から，抗酸化

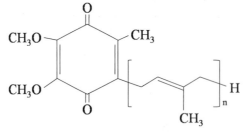

図1 ユビキノンの構造式

[*1] Toshiaki Watanabe 兵庫県立大学 環境人間学部 学部長・大学院研究科長
[*2] Hiromi Sawamura 兵庫県立大学 環境人間学部 助手

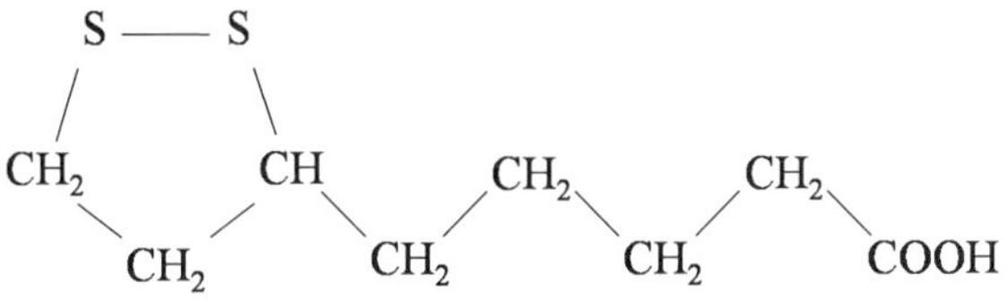

第1章　ビタミンの基礎知識

$$S \longrightarrow S$$

図2　リポ酸の構造式

作用物質として生体内で働いている可能性も示唆されている[7]。ヒトでは肝臓などの組織で生合成されるため，欠乏症は認められていない。α-リポ酸は水溶性・脂溶性の両方の性質を合わせもっているため，細胞膜や細胞質に幅広く存在している[8]。

　食事由来のα-リポ酸は容易に吸収され，一過性に血中濃度が上昇し，24時間以内に50％が尿中に排泄される。組織にはほとんど移行しないため，食事由来のα-リポ酸は補酵素としては利用されず，病理学的発作の宿主に対する薬物治療としての生化学的活性を誘発する。そのため，リポ酸は，解毒薬，糖尿病薬として，加齢に伴う心血管疾患，認知症，神経筋疾患の改善に使用されている[9]。また，肝臓病になると血液中や肝臓のリポ酸が減少することから，肝炎や肝硬変の治療にリポ酸の投与が試みられている。

3.3　コリン

　1989年にブタ胆汁（ギリシャ語でchole）から抗脂肪肝因子として単離された水溶性の物質である。遊離もしくは結合型として広く動植物組織に分布し，多くはホスファチジルコリン，アセチルコリンといった生体に重要な物質を形成している。しかし，通常の食品に幅広く含まれており，ヒトでは欠乏症が確認されていないためビタミンとは認められていない。さらに，哺乳動物の体内では，肝臓のメチル転移酵素により de novo 合成される[10]。

　ホスファチジルコリンは生体膜の構成成分となるほか，脂質の輸送を促進しており[11]，アセチルコリンは神経伝達物質として生体内の情報伝達に重要な役割を果たしている。また，コリンはメチル供与体としてのメチル基の代謝への関与や，血小板活性化因子の構成成分として機能している。臨床的には，神経伝達物質・記憶物質との関連から，老人性痴呆症やアルツハイマー病の治療薬としての検討や[12]，さらに，発がん性の抑制に関して多くの研究が行われている[13]。

3.4　イノシトール

　イノシトールは1850年に心臓の筋肉で初めて発見され[14]，1941年にはネズミの脂肪肝予防因子として重要性が認められるようになった[15]。さらに，ヒト培養細胞においてイノシトール欠乏による増殖阻害が見られたため[16]，一時はビタミンの一種と考えられたが，多くの哺乳動物が体内で合成できることが判明したため[17]ビタミンとは認められなくなった。

　イノシトールはシクロヘキサン六価アルコールの総称で，9つの立体異性体があるが，生物活性を持っているのはミオイノシトールのみである。したがって，一般にイノシトールという場合

ビタミンの科学と最新応用技術

$$OH-CH_2-CH_2-N^+(CH_3)_3$$

コリン

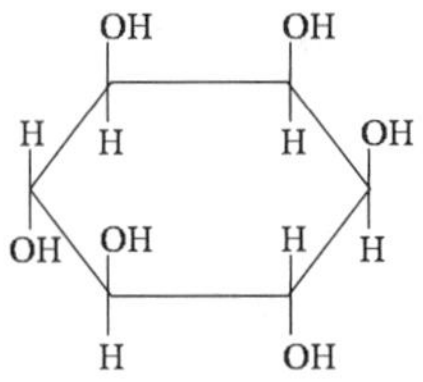

イノシトール

図3　コリンとイノシトールの構造式

にはミオイノシトールのことを意味する。ミオイノシトールは哺乳類の中枢神経系に多く，大部分の哺乳動物は，グルコースからイノシトールを合成することができる[17]。

　動植物，あるいは食品中のイノシトールは，遊離イノシトール，リン酸エステル体（主にフィチン酸），イノシトールリン脂質の3つの形態で存在している。

　イノシトールは生体膜の成分の一つであり，シグナル伝達に関与しているほか，発育因子や抗脂肪肝因子としての作用がある[18]。また，イノシトールのリン酸エステル体の一つであるフィチン酸は動物細胞において抗腫瘍活性が認められている[19]。

3.5　カルニチン

　1905年に筋肉抽出物中から発見された水溶性の物質で，茶色コメノゴミムシダマシの発育に必須の物質であったことから，当初はビタミンBtと呼ばれていた。しかし，後にヒトの体内では，肝臓，腎臓，および脳においてリジンとメチオニンから生合成されることが判明した。

　生体内ではカルニチンまたはアシルカルニチンの形で存在し，生体内のカルニチンの大部分は骨格筋および心筋に存在する。カルニチンは組織細胞内では分解されないため，腎から尿中へ排泄される。

　カルニチンはミトコンドリアへの長鎖脂肪酸の輸送に必須の因子であり，脂肪酸が酸化されてエネルギーとなるのに役立っている。中鎖および短鎖脂肪酸の輸送にはカルニチンは関与しない[20]。

　カルニチンには中枢神経系での代謝の制御，細胞骨格の維持，細胞のがん化抑制，抗がん剤による腎および消化管損傷の抑制などの保護作用がある[21, 22]。また，動物ではテストステロン投与で血漿中カルニチン濃度が上昇するなど生殖との関係も重要視されている。さらに，カルニチ

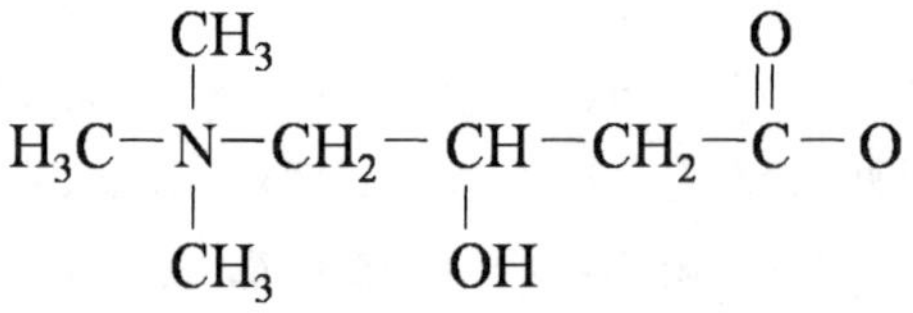

$$H_3C-\underset{\underset{CH_3}{|}}{\overset{\overset{CH_3}{|}}{N}}-CH_2-\underset{\underset{OH}{|}}{CH}-CH_2-\overset{\overset{O}{||}}{C}-O$$

図4　L-カルニチンの構造式

ンとアセチル CoA の反応物であるアセチルカルニチンは，脳内においてグルタミン代謝の調節に関与している可能性があるほか[23]，高齢者や老齢動物へのカルニチンまたはアセチルカルニチンの投与効果が報告されている[24]。

3.6　オロト酸

1904 年に乳清（ギリシャ語で opoo）から分離された脂溶性の物質であり[25]，牛乳中の核酸の 70％を占める。微生物およびネズミの実験で生物の発育因子であることが確認され，ビタミン B_{13} と名付けられたが[26]，ピリミジンヌクレオチド生合成の中間体であることが判明し，ヒトは体内で合成できるためビタミンから除外された。

オロト酸は尿素回路の調節をしており，尿素回路に障害が生じると尿中のオロト酸排泄量が増加する[27]。

臨床的には慢性肝炎など様々な肝臓疾患の治療に有効であり[28]，中毒性の肝障害の回復を早める反面，多量に与えると，プリンヌクレオチドとのアンバランスにより，かえって脂肪肝を誘発するという副作用も認められている[29]。

3.7　p-アミノ安息香酸

1863 年に Fischer により化学合成された化合物である。その後，ネズミの白髪予防因子[30]であることが報告され，さらに，大腸菌などによる腸炎，膀胱炎，腎盂腎炎などの感染症治療に用

図5　オロト酸の構造式

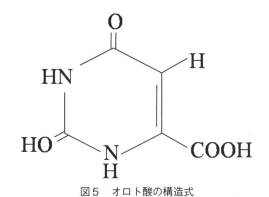

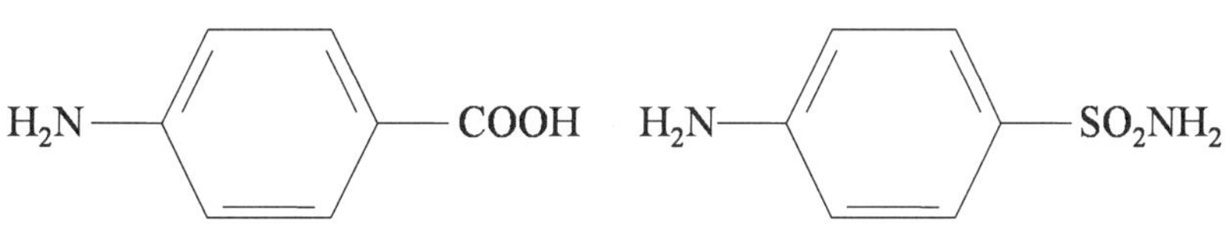

p-アミノ安息香酸　　　スルファルアミド
　　　　　　　　　　（サルファ剤の一種）

図6　p-アミノ安息香酸とサルファ剤の構造式

いるサルファ剤がp-アミノ安息香酸（PABA）の拮抗物質であることが判明した[31]。細菌では，プテリジン，PABA，グルタン酸から葉酸が合成されるが，サルファ剤の構造がPABAに類似しているため，葉酸合成の際にPABAと拮抗して葉酸合成が阻害されることにより細菌の増殖が抑制される。微生物の発育因子であることから，ビタミンBxとも呼ばれていた。

エステル誘導体やアミド誘導体は局所麻酔剤に用いられている。

3.8　ビタミンP

1936年にレモンや唐辛子から分離され，毛細血管の抵抗力低下や血漿タンパク質に対する透過性（Permeability）を抑える作用があることから，ビタミンPと命名された[32]。その後，ビタミンPは単一の物質でなく，ルチン，ヘスペリジンなどのヘスペリジン骨格を有するフラボン誘導体のいくつかの混合物であることが明らかとなった。しかし，欠乏症が見られなかったため，現在はビタミンから除外されている。

ビタミンPの代表的なものはルチン，メチルヘスペリジンであり，高血圧患者の毛細血管脆弱性予防に用いられている[33]。また，ビタミンCとともにヒトの出血性疾患に有効であるという多数の報告[34]があるが，この作用は薬理的であると考えられる。

3.9　ビタミンU

1950年にキャベツから遊離アミノ酸の一種の塩化メチルメチオニンスルホニムが発見され，ネズミの胃潰瘍（Ulcer）予防因子であることからビタミンUと名付けられた[35]。

胃粘膜保護作用を有するため[36]，胃潰瘍や十二指腸潰瘍の治療や予防に用いられている。しかし，その作用は生命活動を維持する生理作用というより薬理効果であり，生体に必須ではないため，現在はビタミンから除外されている。

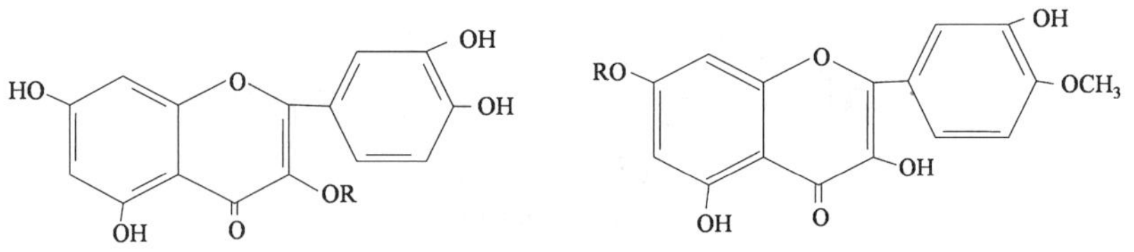

ルチン　　　　　　　　**ヘスペリジン**

図7　ビタミンPの構造式

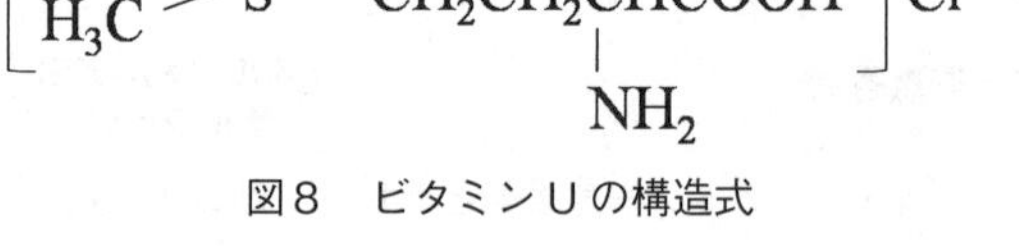

図8　ビタミンUの構造式

第1章　ビタミンの基礎知識

3.10　ピロロキノリンキノン

　1979年にニコチンアミドとフラビンに次ぐ第3の酸化還元補酵素として新たに発見された[37, 38]。ピロロキノリンキノン（PQQ）は多くの動植物の酵素の補酵素となる可能性が示唆され，さらに，PQQ欠乏飼料での飼育により欠乏症状が報告されたためビタミンの有力候補として注目された。しかし，その後の研究で動物の組織中にはそう多く含まれないことが判明し，厳密に行われた実験ではネズミに欠乏症状が認められなかったため，現在では，高等生物にとってはビタミンといえるほど重要な物質ではないという結論に至っている。

　PQQは活性酸素種（ROS）を効率的に消去し，ラジカルスカベンジャーとしての機能が報告されている[39]。

3.11　パンガミン酸

　1943年，細胞呼吸を促進する物質が杏核および米胚芽から抽出され，広く種実中に分布されているという意味を含めてパンガミン酸と命名された[40]。その後，物理的および化学的性質がB群ビタミンに類するため，ビタミンB_{15}と呼ばれるようになったが，ヒトでの欠乏症は発見され

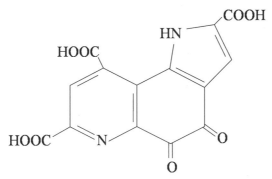

図9　ピロロキノリンキノンの構造式

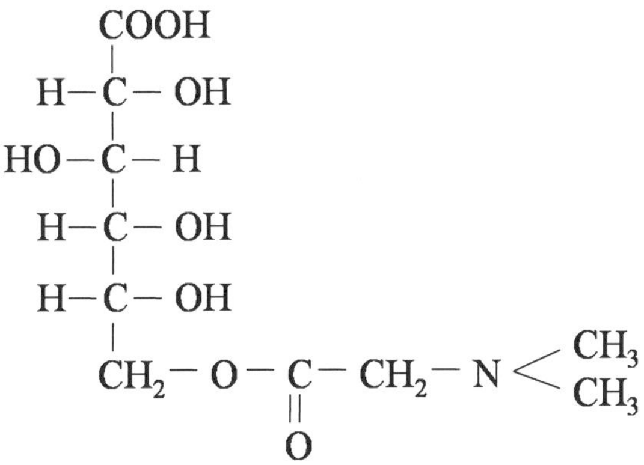

図10　パンガミン酸の構造式

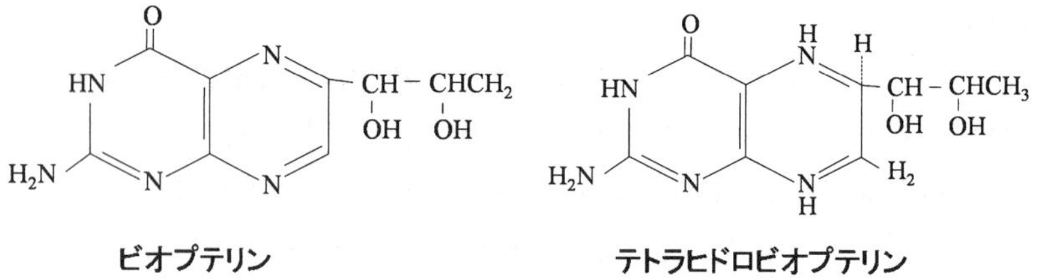

ビタミンの科学と最新応用技術

ビオプテリン　　　　　　　　　テトラヒドロビオプテリン

図11　ビオプテリンの構造式

なかった。

　パンガミン酸は，生体内メチル基転移機構への関与や，酸素吸収率の向上による心疾患・肝疾患の改善，副腎・脳下垂体への刺激作用によるリウマチ性心臓病などの機能改善，解毒作用などの機能がある[41]。

3.12　ビオプテリン

　1955年に人尿より分離された。ビオプテリンのテトラヒドロ体であるテトラヒドロビオプテリン（BH_4）は，フェニルアラニン，チロシン，トリプトファンの水酸化酵素の補酵素として働き[42]，細胞内の BH_4 量が欠乏すると，抗フェニルアラニン血症やドーパミンなどの神経伝達物質の低下を引き起こす。

　内因性 BH_4 が不足するとスーパーオキシドが産生され，動脈硬化や血管リモデリングなどの血管構築の異常が起こる[43]。今後は，内皮機能異常に基づく様々な血管病に対する治療法への BH_4 の利用が期待される。

文　　　　献

1) A. Kalen *et al.*, *Biochim. Biophys. Acta.*, **926**, 70-8 （1987）
2) K. Overvad *et al.*, *Eur. J. Clin. Nutr.*, **53**, 764-70 （1999）
3) G. Lenaz *et al.*, *Biofactors.*, **9**, 87-93 （1999）
4) R. T. Matthews *et al.*, *Proc. Natl. Acad. Sci. USA.*, **95**, 8892-7 （1998）
5) L. J. Reed *et al.*, *Science.*, **114**, 93-4 （1951）
6) L. J. Reed *et al.*, *J. Biol. Chem.*, **265**, 8971-4 （1990）
7) L. Packer *et al.*, *Free. Radic. Biol. Med.*, **19**, 227-50 （1995）
8) A. M. Schmidt *et al.*, *Arterioscler. Thromb.*, **14**, 1521-8 （1994）
9) A. R. Smith *et al.*, *Curr. Med. Chem.*, **11**, 1135-46 （2004）
10) Z. Li *et al.*, *J. Lipid. Res.*, **49**, 1187-94 （2008）
11) M. T. Childs *et al.*, *Atherosclerosis.*, **38**, 217-28 （1981）
12) A. Kuksis *et al.*, *Nutr. Rev.*, **36**, 201-7 （1978）

13) D. J. Canty *et al.*, *Nutr. Rev.*, **52**, 327-39（1994）

14) J. Scherer, *Ann. Chim.*, **73**, 322-8（1850）

15) J. Gavin *et al.*, *J. Biol. Chem.*, **139**, 485（1941）

16) H. Eagle *et al.*, *J. Biol. Chem.*, **226**, 191-205（1957）

17) J. W. Halliday *et al.*, *J. Biol. Chem.*, **217**, 797-802（1955）

18) B. J. Gerloff *et al.*, *J. Anim. Sci.*, **62**, 1682-92（1986）

19) I. Vucenik *et al.*, *Anticancer. Res.*, **18**, 1377-84（1998）

20) T. Nakajima *et al.*, *Pediatr. Res.*, **42**, 108-13（1997）

21) K. Hino *et al.*, *Brain. Res.*, **1053**, 77-87（2005）

22) B. Chang *et al.*, *Int. J. Cancer.*, **113**, 719-29（2005）

23) A. Gorini *et al.*, *Neurochem. Res.*, **23**, 1485-91（1998）

24) K. Demirdag *et al.*, *J. Gastroenterol. Hepatol.*, **19**, 333-8（2004）

25) G. Biscaro *et al.*, *Ann. Soc. Chim. Milano.*, **11**, 19（1904）

26) E. J. Vandamme, *J. Chem. Technol. Biotechnol.*, **53**, 313-27（1992）

27) C. Salerno *et al.*, *J. Chromatogr. B. Analyt. Technol. Biomed. Life. Sci.*, **781**, 57-71（2002）

28) E. D. Regno *et al.*, *Acta. Vitaminol.*, **13**, 257（1959）

29) W. A. Creasey *et al.*, *J. Biol. Chem.*, **236**, 2064-70（1961）

30) S. Ansbacher, *Science.*, **93**, 164-5（1941）

31) B. D. Davis *et al.*, *Proc. Natl. Acad. Sci. USA.*, **38**, 775-85（1952）

32) S. Rusznayak *et al.*, *Nature*, **138**, 24（1936）

33) W. G. Clark *et al.*, *J. Pharmacol. Exp. Ther.*, **95**, 363-81（1949）

34) H. G. Rapaport *et al.*, *Exp. Sta. Record.*, **87**, 156（1942）

35) G. Cheney, *J. Am. Diet. Assoc.*, **26**, 668-72（1950）

36) T. Watanabe *et al.*, *Dig. Dis. Sci.*, **41**, 49-54（1996）

37) S. A. Salisbury *et al.*, *Nature*, **280**, 843-4（1979）

38) J. A. Duine *et al.*, *FEBS. Lett.*, **108**, 443-6（1979）

39) 柘植治人，栄養学レビュー，**46**，67-73（2004）

40) E. T. Krebs *et al.*, *Int. Rec. Med. Gen. Pract. Clin.*, **164**, 18-23（1951）

41) A. Bertelli *et al.*, *Minerva. Med.*, **48**, 3425-7（1957）

42) S. Nakamura *et al.*, *Fed. Proc.*, **24**, 604（1965）

43) N. Sasaki *et al.*, *Arterioscler. Thromb. Vasc. Biol.*, **28**, 1068-76（2008）

第2章　新しいビタミンの機能

1　ビタミンと疲労

渡辺恭良*

1.1　疲労とは？　疲労の研究進展と解明されてきたメカニズム概説

　疲労は，私たちに休息の必要性を知らしめ，過剰活動により疲弊してしまうのを防御するための重要な生体警報（アラーム）の一つである。痛み，発熱，疲労といった三大生体アラーム機構であるが，痛み，発熱の分子神経メカニズムがかなり解明されているのに対し，疲労の分子神経メカニズムに関しては，筆者らが本格的な研究に取り組む以前は，ほとんど断片的な研究しかなかった。疲労について，研究の上では，「作業能率や作業効率が統計的有意に低下した状態」を疲労と定義している。これは，このように定義すれば，疲労が客観的に計測できることになるからである。実際の「疲労」の定義については，日本疲労学会のホームページに掲載予定である。疲労は，ストレスが重なって起こる作業能率低下状態であり，ストレスが起因で疲労はその結果の一つの状態である。また，医療の世界では，疲労は未病の最たるものと考えられ，回復しない疲労は，様々な疾病へと移行する予知因子と捉えられる。また一方，多数の病気による全身倦怠感は，症候学では大きな要素で，プライマリーケアを来訪する患者の2番目に多い主訴（1番は痛み）であるので，これを医学的に解明し何らかの医療的措置を施すことは非常に重要なことである。ただ，疲労の研究は，簡単に理解されるように，精神的・肉体的な複合原因で起こっており，この解明には，様々なモデルシステムを統合的に研究する必要があり，我々は，これまで，動物モデルにしても，運動性疲労，感染性（免疫性）疲労，精神性（パニック）疲労，日焼け・暑熱疲労，断眠過労死など複数のモデルにおける「自発活動量低下」指標を中心に疲労を評価し，その中で，変化する多数の共通因子を見出す戦略で研究を行ってきた。

　共同研究者の倉恒・木谷らにより，1990年に日本で初めての慢性疲労症候群（Chronic Fatigue Syndrome，以下，CFSと記載）患者が大阪大学医学部微生物病研究所附属病院で発見，診断を受けた。その後，1992年から，筆者らは，CFS患者たちの脳内異常を検討するために，当時，スウェーデンと国際共同研究を進めることに決定していたポジトロンエミッショントモグラフィー（PET）研究の枠組みの中で疲労の脳科学研究を開始した。ここからの研究経過の詳細は後段に記すが，CFSのような病的疲労の研究を進めていくと，私たちの生理的疲労のメカニズムについても，当時は何もわかっていないことに気づいた。そこで，疲労の研究，とくに，疲労の脳科学，神経－免疫－内分泌相関研究に歩を進め，1999年から6年間の文部科学省

---

*　Yasuyoshi Watanabe　㈱理化学研究所　分子イメージング科学研究センター　センター長；
　　　　　　　　　　　　大阪市立大学　大学院医学研究科　システム神経科学　教授

第2章　新しいビタミンの機能

　科学技術振興調整費による生活者ニーズ対応研究「疲労および疲労感の分子・神経メカニズムとその防御に関する研究」（平成11-16年度），日本学術振興会21世紀COEプログラム「疲労克服研究教育拠点の形成」（平成16-20年度），科学技術振興機構・社会技術研究『脳科学と教育』公募研究「非侵襲的脳機能計測を用いた意欲の脳内機序と学習効率に関するコホート研究」（平成16-21年度）において，筆者を研究代表者として，脳機能・形態・分子イメージング・バイオマーカー・コホート研究より疲労倦怠・意欲低下の分子・脳病態解明につながる多くの成果を挙げてきた。これらの研究では，国内外の30にも及ぶ大学・研究機関との共同研究を推進し，3回にわたる国際疲労学会の主催や日本疲労学会の設立などを行い，①疲労の分子神経メカニズムの統合的解明に道筋を与えてきたこと，②様々な要因による疲労のバイオマーカーを抽出し疲労の客観的計測を進めてきたこと，③慢性疲労症候群，人工透析患者などの疲労倦怠の臨床研究を進める疲労クリニカルセンターや疲労計測ラボを設けて疲労臨床の推進に努めてきたこと，④これらの環境を最大限に利用し，抗疲労・癒し医薬品・食品・生活用品・生活空間環境開発プロジェクトを立ち上げ推進してきたこと，⑤子供の慢性疲労と学習意欲のコホート研究により学習意欲低下児の生活改善・教育向上の糸口を見いだしたこと，が大きな成果として反響を呼び，国内外で大きな社会的・経済的影響を与えている。

　疲労は，運動性疲労であれ精神作業性疲労であれ，筋肉細胞，神経細胞の過活動による生体酸化，すなわち，必要な酸素供給 – 呼吸に付随して過剰産生される酸素ラジカルを生体還元系の処理速度が間に合わず，重要なタンパクや脂質などが酸化される。それによって，細胞そのものや重要な細胞内オルガネラや部品が傷み，その傷害を感知した免疫系細胞が免疫サイトカインというシグナルを脳神経系・内分泌系などに送り，修復を試みる。この際に，修復エネルギーが十分でないと，疲労が遷延する。このようなメカニズム（図1）は多分，かなり認知されやすいものであるが，それでは，詳細なシグナルが脳のどの部位にどのように伝わっているか，それについてもかなりわかってきた。ヒト疲労の脳科学については，fMRI，PET，脳磁図などの脳機能イメージングや分子イメージング等，非〜低侵襲的研究手法を用いた我々の研究が世界をリードしている[1]。とくに，CFSと診断される6ヶ月以上継続的・断続的に日常生活に支障をきたすような激疲労（全身倦怠感）を訴える症候群では，前頭葉の可逆性萎縮，易疲労性の神経基盤，脳局所血流量・脳局所アセチルカルニチン代謝異常，セロトニン神経系異常などが明らかになっている。また，健常者の疲労感の脳担当部位についても，眼窩前頭野という前頭葉下部の部位が判明している。

　疲労のバイオマーカーとして，次項に記述するように，様々な生理学的・生化学的・免疫学的因子があるが，とくに，これまで言われてきた乳酸は，疲労原因物質でなく，疲労回復に役立つ重要な分子であるし，セロトニン過剰仮説もむしろ，セロトニン系疲弊仮説が相応しいことが最近わかってきた[1]。

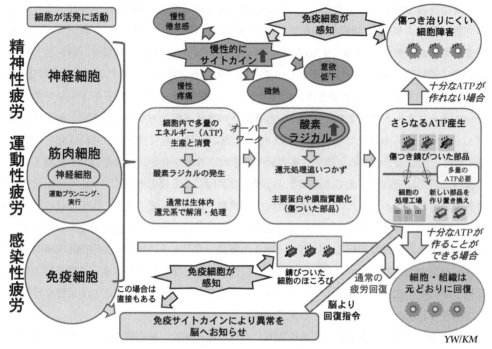

図1 疲労の分子メカニズム概説図（渡辺仮説）

1.2 疲労の計測とバイオマーカー

疲労および疲労感の計測には，主観的指標のスケールとバイオマーカーを用いた客観的指標が開発されてきた。

疲労の主観的程度を表す指標は，簡易には，Visual Analogue Scale（VAS）や Face Scale を用いることが多く，また，臨床の場では，国際的には Chalder の質問票，我が国ではこの和文訳も含め大阪大学・大阪市立大学で開発されてきた 64 項目や 101 項目の質問票，これらの改訂新質問票[2,3] が用いられる。

客観的指標としてのバイオマーカーに関する研究が鋭意行われてきた。これは大別すると，生理学的バイオマーカーと生化学・免疫学的バイオマーカーに分けられる。

（1）生理学的バイオマーカー

生理的バイオマーカーは3つに大別できる。脳機能，循環動態・自律神経機能，行動量・睡眠態様を指標とするものである。

脳機能

疲労に従い，注意力・集中力の低下が起こり，脳タスクにおいてエラーが増加する。これらの前頭葉機能は，ATMT（Advanced Trail Making Test）法やクレッペリン試験とその PC 版，n-back test など，主に，コンピューター上で5～数十分の作業での反応時間の遅延やエラー回数の増加を測定することによって値を得ることができる。また，自覚する疲労感があっても，意

第2章　新しいビタミンの機能

欲を上昇させて，パフォーマンスの低下を乗り越えることができるが，その際も，多重注意課題や注意転換課題（Dual task test やかな拾い試験）を与えると，より鋭敏に疲労を検出することができる。これらは，脳機能計測機器である機能的磁気共鳴イメージング（fMRI）や脳磁図（MEG）で実際に脳のどの部位やどの神経回路の機能低下であるかが測定できている。

循環動態・自律神経機能

特に，副交感神経系の機能低下，交感神経優位が，心電図を用いた心拍変動解析や指尖加速度脈波の周波数解析で判明した。現在，これが一番計測されている信頼性の高い指標の一つである。心拍変動解析の R-R 間隔，加速度脈波の a-a 間隔は，ほぼ同じ傾向を示すことが明らかになり，疲労度を表すものとして，低周波成分（主に交感神経系の活動を表す）と高周波成分（主に副交感神経系の活動を表す）の比（LF/HF）を取り，その値を年齢・性別のデータベースと比較するものである。

行動量・睡眠態様

アクティグラフなどを用いて数日〜週単位の終日活動量を記録し，覚醒時の活動量を把握するほか，睡眠時間，睡眠パターン，中途覚醒状況などを把握できる。慢性疲労時には，覚醒時の活動量も低下し，慢性疲労症候群患者では，様々な形の睡眠障害，小児慢性疲労症候群患者では，とくに日内リズム障害が顕著である。

（2）　生化学的・免疫学的バイオマーカー

血液，唾液，尿などの採取により，疲労・慢性疲労・慢性疲労症候群において様々な生化学的・免疫学的物質の変動を検知できる。疲労に特異的な生化学的・免疫学的バイオマーカーがあるかどうかの検証は様々行われているが，現時点では，パフォーマンスの低下と平行して動く物質をパターン認識していく戦略がとられている。疲労の原因の上流から探っていくと，酸化ストレスマーカー（血液中：d-ROM，抗酸化能 BAP，尿中：8-isoprostane，8-hydroxy-deoxy-guanosine など），細胞障害マーカー（LDH，CPK など），免疫系因子（TGF-β，IFN-α，TNF-α，IL-1β，IL-6，抗核抗体など，主に慢性疲労症候群），修復系エネルギー獲得・修復必要因子（血液中・臓器中アミノ酸，TCA サイクル中間代謝物質）などが良いバイオマーカーとなる。大阪大学の作道博士らは，近赤外分光法を用いて，健常者と慢性疲労症候群患者を特異度高く判定する方法を開発した[4]。東京慈恵会医科大学の近藤教授らは，唾液中のヒトヘルペスウイルス 6 型，7 型のコピー数が厳しい疲労や慢性疲労症候群のバイオマーカーとして利用できることを示した。また，最近では，その再活性化に関与する Fatigue factor，また，回復をもたらす抵抗因子が同定されて，これらが疲労度の計測に応用できると思われる結果が出ている。

1.3　疲労動物モデルを用いた研究

疲労の分子神経メカニズムの解明には，動物とヒトの研究どちらも必須であり有用である。双方の研究から得た知見を照合し，動物モデルは，ヒト疲労の側面を反映しているかどうか，また，動物モデルで得た成果が実際にヒト疲労に通用するかどうか判定しつつ研究を行ってきた。

25

ビタミンの科学と最新応用技術

動物モデルでも可逆的な過労モデルを作成することに成功[5]し，α-MSH が過労死の一つのバイオマーカーになる可能性を示唆した[6~8]。前述図１のように，疲労は，細胞の過活動による生体酸化，残存酸化ストレスに起因する細胞・細胞内オルガネラ・部品の傷害，その傷害を感知した免疫系細胞が免疫サイトカインシグナルを脳神経系・内分泌系などに送り，修復を試みる。この修復過程において，修復エネルギーが十分でないと，疲労が遷延する。我々が開発した疲労動物モデル[2]の実験では，micro positron emission tomography（マイクロ PET）による分子イメージングにより，脳全体，特に前頭葉，前帯状回のグルコース利用能の低下が認められた。加えて，脳活動を調整する神経機構も過労により変調することがわかっている。セロトニンは，疲労動物モデルにおいて，前頭部をはじめとした多くの部位で，急性期ではセロトニン神経系の活性が上昇するにもかかわらず，過労状態になると，セロトニン神経系の活性が全くストレスの無い環境下で飼育されているコントロール群と同じレベルにまで低下した。これは，急性の疲労やストレスから過労・慢性疲労の状態になると，脳幹部からのセロトニンの投射系の活動が亢進からやがて低下に向かうものと解釈できる。この過労の際には，セロトニンやカテコールアミン産生に重要な補酵素であるテトラヒドロバイオプテリンの含量も低下する。以下に述べるように，こういった前頭部や神経調節系の問題はヒトの慢性疲労状態においても認められる[1~3]。

1.4　抗疲労食品素材の開発

　1.2 項に挙げた様々な原因による疲労の度合いを計測するバイオマーカーの開発，1.3 項に挙げた疲労動物モデルを用いた効能試験の実施とともに，抗疲労医薬品・食品，生活環境製品の開発が可能になってきた。我々は，これら開発されたバイオマーカーを用いて，とくに，抗疲労特定保健用食品の開発を目指す産官学連携プロジェクト「疲労定量化および抗疲労医薬・食品開発プロジェクト」（梶本修身教授を責任者）として，大阪市，18 企業，大阪市立大学，関西福祉科学大学，東京慈恵会医科大学，大阪大学と進め，食品素材の効果を評価論文化してきた。中では，アップルフェノン（青りんごポリフェノール）[9]，アスコルビン酸（ビタミン C）[9]，コエンザイム Q10[10]，D-リボース[11]，クエン酸[12]，L-カルニチン[12]，茶カテキン[13]，L-オルニチン[14]，クロセチン[15]，ビタミン B_1 誘導体[16, 17]，イミダゾールジペプチド（カルノシン，アンセリン）[18]の抗疲労効果を明らかにした。このうち，イミダゾールジペプチドは，酸化バイオマーカーを減らし，運動性疲労で増加するサイトカインの上昇を抑え，疲労感と疲労パフォーマンス双方に効果がある理想的な抗疲労素材であることが判明し，イミダゾールジペプチド含有飲料などが新しく開発されている。逆に，カフェインは，摂取時の覚醒は認めるものの，その後の疲労総体には悪影響を与えることも明らかになった[11]。また，日本疲労学会では，まず，「病的疲労を伴わない健常者を対象とする肉体疲労に対する特定保健用食品の臨床評価ガイドライン」を作成し，現在，「日常生活により問題となる疲労に対する抗疲労製品の効果に関する臨床評価ガイドライン」もまとめている。

　また，上掲の多くの抗疲労素材を多く含む料理のレシピを開発し，これをまとめていく仕事も

第 2 章　新しいビタミンの機能

行われ，その一端は，最近すでに，「抗疲労食」として成書になった[19]。

1.5　ビタミンと疲労

　上掲のように，様々な素材，化合物・物質に抗疲労効果が実証されている。また，多くのもの
は，運動や疲労困憊が予想される作業の前などに摂取して効果があることが確かめられている。
ここでは，ビタミン類に的を絞って，もう少し詳しく説明したい。そのためには，図 1 に説明
したように，我々が考えている疲労の分子メカニズムを頭に入れて考えるようにしたい。主に
は，通常活動のエネルギー供給体制以上に，疲労回復には，すなわち，さび付いた細胞部品の修
復，新品との入れ替えには，より多くのエネルギーが必要である，という観点である。また，こ
こに記載されていないビタミン類，ビタミン B_{12} やビタミン E にも当然抗疲労効果が期待され
るが，これらについて，まだ，本格的な研究はできていない。

（1）　ビタミン B_1

　ビタミン B_1（チアミン）は，チアミン-2 リン酸として，ピルビン酸脱水素酵素コンプレック
スの補酵素として，糖からのエネルギー代謝の根幹を成す酵素の働きを調節している。欠乏症と
して脚気やウエルニッケ脳症が知られるだけに食物等からの摂取量が少ないとエネルギー産生に
支障を来す。また，最近の食生活からは，日本人の多くはビタミン B_1 の潜在的欠乏状態と言わ
れている。我々は，5 日間一定の水高のケージで動物を飼育する過労動物モデル[5]において，塩
酸チアミンとフルスルチアミン（TTFD，チアミンの誘導体で塩酸チアミンより数十倍腸管吸収
および組織への移行性が高い）の投与効果を検討した。図 2 のように，通常過労状態で生じる
重り負荷水泳試験で評価するパフォーマンスの低下が，5 日間毎日一回の TTFD の投与で抑制
される（抗疲労効果がある）。塩酸チアミンには有意な効果が見られない。また，腸管吸収およ
び組織への移行性が高い他のビタミン B_1 誘導体ジセチアミンでも同様の効果があることが判明
した[17]。

　さらに，驚異的なことであるが，TTFD には蓄積効果があり，過労負荷がなくても，5 日間毎
日一回の TTFD の投与で重り負荷強制水泳試験で評価するパフォーマンスがコントロールの生
理食塩水投与に比較し，1.7 倍にも上昇することがわかった[16]（図 3）。この際，主要骨格筋中の
チアミン-2 リン酸の量はコントロールの 2.3 倍に達しており，強制水泳による主要骨格筋中の
ATP の減少もかなり抑制されることが判明した。TTFD 一回投与や塩酸チアミン 5 日間毎日一
回投与では，有意な効果が見られない。スポーツ選手や肉体労働などには欠かせない朗報であ
る。

（2）　ビタミン C

　アスコルビン酸も同様に抗疲労効果が認められており，図 2 に示したように，前述の 5 日間
一定の水高のケージで動物を飼育する過労動物モデル[5]において，アスコルビン酸の投与効果を
検討した。図 2 のように，通常過労状態で生じる重り負荷水泳試験で評価するパフォーマンス
の低下が，5 日間毎日一回のアスコルビン酸の投与で抑制される（抗疲労効果がある）。

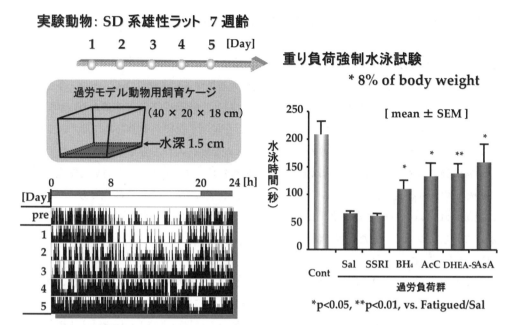

図2 過労動物モデルのパフォーマンス低下について様々な物質が防御効果を発揮する
過労動物に毎日一回5日間投与；Sal, 生理食塩水；SSRI, セロトニン選択的再取り込み阻害剤；BH$_4$, テトラハイドロバイオプテリン；AcC, アセチル-L-カルニチン；DHEA-S, デヒドロエピアンドロステロン硫化体；AsA, アスコルビン酸。Cont は，過労負荷前のパフォーマンスを示す。過労負荷群では，統計的有意に，Sal 群との比較で，BH$_4$, AcC, DHEA-S, AsA が抗疲労効果がある。この研究でのビタミンB$_1$誘導体の効果は，AcC, DHEA-S レベルであった。

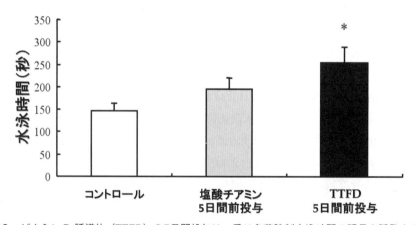

図3 ビタミンB$_1$誘導体（TTFD）の5日間投与は，重り負荷強制水泳時間の延長を誘発する[16]

(3) コエンザイムQ10

コエンザイムQ10（CoQ10）には，抗疲労効果が認められる[10]。4時間のエルゴメーター負荷による運動性疲労試験日前の8日間，毎日100 mg投与，300 mg投与，プラシーボ投与の3試験区クロスオーバー試験を一定の期間を空けて17名の健常被験者に行い，疲労負荷初期と終

第 2 章　新しいビタミンの機能

期にそのままエルゴメーター上で瞬発力試験・持久力試験を行い，抗疲労効果を検討した。300 mg 投与により，プラシーボ投与と比較して有意に瞬発力が保たれ，また，Visual Analogue Scale（VAS）による主観的疲労感も和らぐ効果があることが判明した。還元型 CoQ10 であれば，さらに少量での効果が期待される。

1.6　まとめ

　以上にように，疲労の分子神経メカニズムの解明と歩調を合わせて，様々なバイオマーカーを用いて，抗疲労効果を実証できるビタミン類や食品素材を抽出することができる。ここからの作業は，一方では，まだ十分に研究できていないビタミン類や素材にも研究を進め，よりよい QOL やパフォーマンスによる成果を求めてバランスの良いコンビネーションを探っていくことである。疲労という現象と老化という現象は，同様の分子変化で時間軸が異なるものと考えられるので，抗疲労をしっかりと対策していくと，明らかに抗老化（アンチエージング）にもつながる。世界に先駆けて，我が国のビタミン学，栄養学が大いに貢献し，世界を席巻する有用な製品を開発していかなくてはならない。

謝辞

　本稿で紹介した研究は，倉恒弘彦教授，梶本修身教授，山口浩二先生，田中雅彰講師，福田早苗講師，片岡洋祐チームリーダー，野崎聡博士，水野敬博士，安宅鈴香博士ほか多くの共同研究者とともに行ったものであり，謝意を表します。

文　　献

1) 大村裕，渡辺恭良，「脳と疲労〜慢性疲労とそのメカニズム〜」，共立出版株式会社ブレインサイエンスシリーズ 25（2009）
2) 渡辺恭良編，「最新・疲労の科学〜日本発：抗疲労・抗過労への提言」，別冊「医学のあゆみ」，医歯薬出版株式会社（2010）
3) Fatigue Science for Human Health（Watanabe Y. *et al.*, eds.），Springer（2008）
4) Sakudo A, *et al.*, Spectroscopic diagnosis of chronic fatigue syndrome by visible and near-infrared spectroscopy in serum samples, *Biophys. Biochem. Res. Commun.*, **345**（4），1513-1516（2006）
5) Tanaka M, *et al.*, Establishment and assessment of a rat model of fatigue, *Neurosci Lett.*, **352**（3），159-62（2003）
6) Ogawa T, *et al.*, Altered expression of neprilysin family members in pituitary gland of sleep-disturbed rat, an animal model of severe fatigue, *J. Neurochem.*, **95**（4），1156-1166（2005）
7) Ogawa T, *et al.*, Chronic stress elicits prolonged activation of α-MSH secretion and

ビタミンの科学と最新応用技術

subsequent degeneration of melanotroph, *J. Neurochem.*, **109** (5), 1389-1399 (2009)

8) Shishioh-Ikejima N, *et al.*, The increase of alpha-melanocyte-stimulating hormone in the plasma of chronic fatigue syndrome patients, BMC Neurol., 10: 73 (2010)

9) Ataka S, *et al.*, Effects of Applephenon ((R)) and ascorbic acid on physical fatigue, *Nutrition*, **23** (5), 419-423 (2007)

10) Mizuno K, *et al.*, Antifatigue effects of coenzyme Q10 during physical fatigue, *Nutrition*, **24** (4), 293-299 (2008)

11) Ataka S, *et al.*, Effects of oral administration of caffeine and D-ribose on mental fatigue, *Nutrition*, **24** (3), 233-238 (2008)

12) Sugino T, *et al.*, Effect of citric acid and L-carnitine on physical fatigue, *J. Clin. Biochem. Nutr.*, **41** (3), 224-230 (2007)

13) Tanaka M, *et al.*, Effects of (-)-epigallocatechin gallate in liver of an animal model of combined (physical and mental) fatigue, *Nutrition*, **24** (6), 599-603 (2008)

14) Sugino T, *et al.*, L-Ornithine supplementation attenuates physical fatigue in healthy volunteers by modulating lipid and amino acid metabolism, *Nutr. Res.*, **28** (11), 738-743 (2008)

15) Mizuma H, *et al.*, Daily oral administration of crocetin attenuates physical fatigue in human subjects, *Nutr. Res.*, **29** (3), 145-150 (2009)

16) Nozaki S, *et al.*, Thiamine tetrahydrofurfuryl disulfide improves energy metabolism and physical performance during physical-fatigue loading in rats, *Nutr. Res.*, **29** (12), 867-872 (2009)

17) Shimizu T, *et al.*, Anti-fatigue effect of dicethiamine hydrochloride is likely associated with excellent absorbability and highly transformability in tissues as a vitamin B (1), *Eur. J. Pharmacol.*, **635** (1-3), 117-123 (2010)

18) 田中雅彰ほか，CBEX-Dr 配合飲料の健常者における抗疲労効果，薬理と治療，36, 199-212 (2008)

19) 渡辺恭良，福田早苗，西澤良記，浦上　寛，「抗疲労食」，丸善出版 (2011)

30

2 遺伝子に働く脂溶性ビタミン：先天性代謝異常症の遺伝子診断への応用

犬塚　學*

2.1 はじめに

ビタミンは生体機能の維持に潤滑油的に作用する栄養素であるが，この従来の概念に加えて，「遺伝子の発現制御」に働く重要な外来性因子として重要である。特に，脂溶性ビタミンのビタミンD，ビタミンA，ビタミンKは，ステロイドホルモン類と同様に，特定の遺伝子の発現や調節を介して，健康の維持・増進，疾病リスクの低減などに関与する。

2.2 ビタミンDの働きとしくみ[1, 2)]

多くの病気の予防に貢献する「千両役者のビタミンD」を中心にして，先ず，その働きとしくみを考える。ビタミンDは，紅鮭や干し椎茸などの動・植物性の食材から摂取する必要があるが，日光（紫外線）に当たると私たちの皮膚でも生合成される。ビタミンDは，さらに肝臓と腎臓で代謝され，活性型のビタミンDになり，多様な働きをする（図1）。現在，全世界で約10億人がこの欠乏（不足）症であり，高齢者では半数が不足しているといわれる。日本でも，日常生活活動の低下した高齢者を中心に，ビタミンDの潜在的不足状態の人が多い。また，10

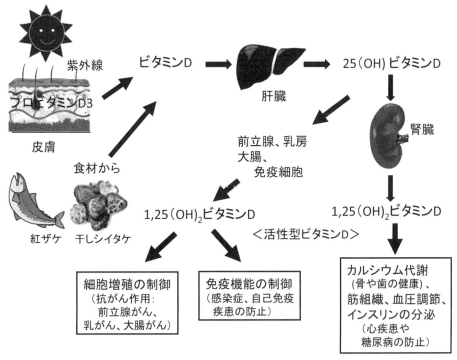

図1　活性型ビタミンDの多様なはたらき

---

*　Manabu Inuzuka　仁愛大学　人間生活学部　健康栄養学科　教授

ビタミンの科学と最新応用技術

代や成人でも食習慣に加えて生活習慣の乱れや夜間勤務などで，屋外で紫外線があたる機会が減ると，十分量のビタミンを作れない場合がある。さらに，急増している慢性腎臓病などでは，活性型ビタミンＤが生成されにくいので不足することもある。そこで，生活習慣病の予防の観点から，ライフステージ，ライフスタイルや健康状態を考慮して，ビタミンＤの栄養状態を良好に維持することが必要である。

ビタミンＤの働きは[3]，

① 食事でとったカルシウムが小腸で吸収されるのを促進し，そのカルシウムが骨に沈着するのを助け，丈夫な骨を作り，骨量の維持に役立つ。

② 体内のカルシウムイオン濃度を一定に保つ重要な働きもしている。それ故，欠乏／不足すると，小児のくる病や成人における骨軟化症／骨粗鬆症が起こったりする。

③ ビタミンＤは筋力の強化やその維持に働き，骨粗鬆症患者などの骨折や転倒予防に総合的に役立っていることがわかった。さらに，ビタミンＤは次のような生活習慣病の予防を含む多種多様な生理機能をもつことが明らかになってきた。

④ 膵臓でグルコース濃度に依存したインスリンの分泌などに働き，糖尿病を防止。

⑤ 血圧の調節や心臓発作などの循環器疾患の防止。

⑥ 細胞の増殖や分化を制御する遺伝子群に作用し，前立腺がん，乳がん，大腸がんなどの予防に働く。

⑦ 免疫系細胞（単球）の遺伝子にも働き，自然免疫の亢進により感染症の予防に寄与する。

　　そこで，生活習慣病の予防などには，ビタミンＤを含む食材の摂取だけでなく，晴れた日なら10～15分，曇りならば30分程度屋外で過ごすことが重要である。

この多様な機能をもつビタミンＤ（VD）は，「ビタミンＤの特異的結合タンパク質」である核内受容体：ビタミンＤ受容体（VDR）を発現している細胞内で，VD-VDR複合体を作り，ついでRXRとのヘテロダイマーを形成する。これが核に入って，VDの特異的結合配列（VD応答配列：VDRE）をもつDNAに結合し，その下流の標的遺伝子の転写スイッチをオン／オフにして，そのタンパク質の合成を制御する。VDは，このホルモン様の作用機序により，多くの特異的な遺伝子の発現を調節し，前述の多機能性を発揮している[4]（図2）。

2.3 活性型ビタミンＤ₃の先天性代謝異常症の遺伝子診断への応用

私たちは，ビタミンＤが多くの遺伝子に働くことに着目して，糖代謝異常症の新しい遺伝子診断法を確立し，臨床への応用を図ると共に，その標的遺伝子の発現制御の分子メカニズムも解明した。

全身を循環する血液のグルコース濃度（血糖値）は一定に保たれ，全組織にグルコースを定常的に供給している。特に，脳は通常状態では，グルコースのみをエネルギー源とするので，その定常的供給が生命の維持に必要である。ところが病気や食欲不振などで食事や母乳などが取れない時には，グルコースの貯蔵体の肝臓グリコーゲンを使い果たし，さらに血糖値が下がると，ア

第2章 新しいビタミンの機能

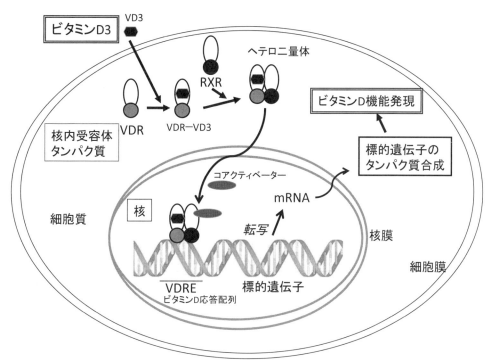

図2 活性型ビタミンDの核内受容体を介した作用メカニズム

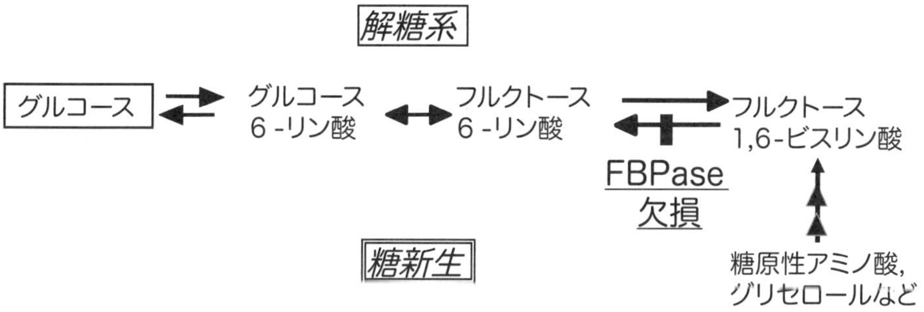

図3 糖新生過程とフルクトース 1,6-ビスフォスファターゼ（FBPase）欠損症

ミノ酸，グリセロールなどからグルコースを自前で作る，糖新生が必須になる[5, 6]（図3）。

2.3.1 フルクトース 1,6-ビスフォスファターゼ（FBPase）欠損症（OMIN #229700）[7]

　FBPaseは，糖新生の重要な律速酵素で，主に肝臓や腎臓で作られる。FBPase欠損症は，FBPase活性の先天的欠損により，飢餓状態や感染症罹患時などに，低血糖，代謝性アシドーシスで急性発症し，乳幼児突然死症候群の一因とされる。早期発見して，グルコースの投与により低血糖を予防すれば，この疾病の予後は良好である。即ち，治療できる先天性代謝異常症である。しかし，本疾患の確定診断には，赤ちゃんを含め被験者の肝臓に針を刺し，採取した肝臓組織の酵素活性を測る必要があり，患者に高い侵襲性と危険性を与える。そこで，肝臓検体の代

33

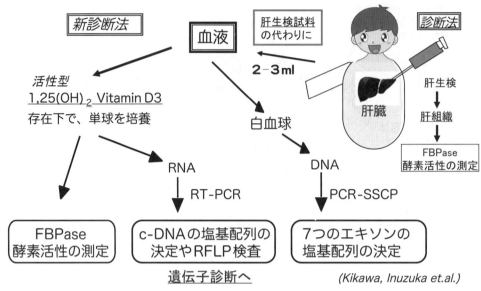

図4　活性型ビタミンD₃を用いてのFBPase-欠損症のDNA診断法の確立

替として血液検体でFBPase酵素活性が測定できないかと考えた。先ず、正常人の血液の単球を活性型ビタミンD₃存在下で培養したところ、酵素活性が測定できた。一方、小児患者の血液では、活性が全く検出できない症例や著しく低下した例など、症状に対応した結果を得た。さらに、次に示すように、ビタミンD₃存在下で新たに作られた*FBPase*-mRNAを用いての容易な遺伝子診断法を確立し、その変異部位を同定した（図4）。

この新診断法は患者に与える侵襲性と危険性を軽減でき、容易に確定診断ができるとともに、保因者診断も行なえるので、前もって発症の可能性を予測できる利点もある。

2.3.2　活性型ビタミンD₃によるフルクトース 1,6-ビスフォスファターゼ（FBPase）遺伝子の発現誘導[8, 9]

ヘパリン採血液から単球画分を分離し、1 μM活性型ビタミンD₃（カルシトリオール）含有の培養液（10% FBS-RPMI-1640）中で4日間培養する。FBPase酵素活性の測定、*FBPase*-mRNAおよびジェノミックDNA解析のための試料とする。

2.3.3　FBPase欠損症の遺伝子診断法の確立と臨床応用[10〜12, 14]

FBPase欠損症患者の抹消血のVD3処理より得られた*FBPase*-mRNAからRT-PCR法によりcDNAを作り、その塩基配列を決定した。正常人の塩基配列との比較により、突然変異部位を同定した。変異部位での制限酵素による切断の有無を利用して、制限酵素鎖長多型（RFLP）検査により容易に遺伝子診断できることを見いだした。図5に解析症例を示す。*FBPase*遺伝子で、N末から164番目のコドンのグアニンがアデニンに変異し、グリシンがセリンにかわったことがわかる。この突然変異により、新たに、制限酵素*Alu*Iの切断部位が生じた。その結

第2章 新しいビタミンの機能

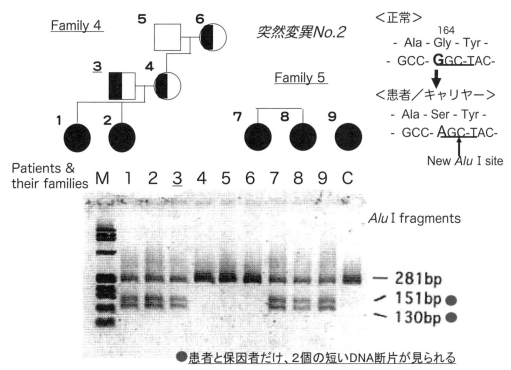

図5 Fructose 1,6-Bisphosphatase 欠損症の遺伝子診断例（RFLP による解析）

果，この変異を持つ患者および保因者のみから，2個の短い DNA 断片が検出されるので，変異遺伝子の家系における継承も容易に調べることができる．また，白血球から直接分離したジェノミック DNA を検体にして，これら変異を検出できる．さらに，見いだされた突然変異をもつ FBPase タンパク質を作り，酵素活性の消失を確認し，RNA，DNA レベルだけでなく，タンパク質レベルでも FBPase 欠損症を証明した．

2.3.4 脂溶性ビタミンによるヒト FBPase 遺伝子の転写誘導メカニズムの解明[13]

遺伝子診断に用いた活性型ビタミン D_3 がなぜ FBPase を新たに生合成するようになったかを明らかにする．先ず，ヒト単球において，他の脂溶性ビタミンであるビタミン A 誘導体の9-シス レチノイン酸（9cRA）およびオールトランス レチノイン酸（atRA）も，転写レベルで FBPase 遺伝子を発現誘導することを発見した（ともに 1 μM の濃度で）．本遺伝子の転写制御領域の構造が不明であったので，次いで，ヒトゲノミック DNA から7つのエキソンからなる FBPase 遺伝子のプロモーター上流領域をクローニングし，2.2 kb の塩基配列を決定した．ルシフェラーゼ遺伝子をもつレポータージーンアッセイにより，転写開始部位の上流に，これら脂溶性ビタミンへの応答配列部位を特定した．さらに，図6に示すように，電気泳動移動度シフトアッセイ（EMSA）法により，この応答配列 DNA は VD3 および核内受容体タンパク質（VDR と RXR）が存在した時のみ，4者の複合体を形成できることを明らかにした．この結合は，

35

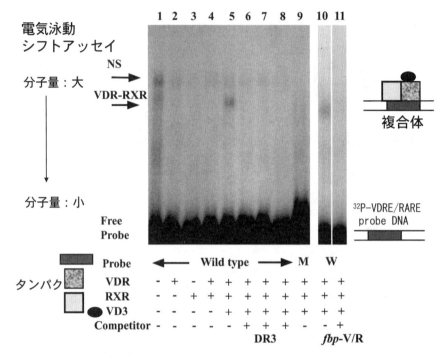

<VDR/RXRのヘテロダイマーが *fbp*-VDRE/RARE配列に、VD3存在下でのみ、特異的に結合する>
図6　ゲル電気泳動シフトアッセイ法による核内レセプターの特異的結合の検出

DNA配列に特異的であることも証明できた。

　さらに，ビタミンA誘導体のatRAと9cRAは，核内受容体のRARおよびRXRが存在した時のみ，VDと同一のダイレクトリピートDNA配列に結合することを明らかにした。なお，これら3種の複合体の形成は，細胞内での遺伝子発現系でも証明できた。

　このように，ヒト*FBPase*遺伝子の上流にビタミンD応答配列／レチノイン酸応答配列（VDRE/RARE）を見出した。脂溶性ビタミンのVDおよびatRAと9cRAがそれぞれの核内受容体タンパク質を介して特異的に結合した。これは，糖代謝系遺伝子で初めて，*FBPase*遺伝子がビタミンDおよびビタミンA誘導体をリガンドにして，同一の応答配列に働くという発見にもなった（図7）。

　ここに，ホルモン様活性を持つ脂溶性ビタミンによるヒト*FBPase*遺伝子の転写活性化メカニズムを解明することができ，FBPase欠損症の遺伝子診断法の分子生物学的裏付けも確立できた。

2.4　おわりに

　これまで示してきたように，脂溶性ビタミンは，遺伝子に働く機能を駆使して，図1にまとめた生活習慣病などの予防から，本編の遺伝子診断までと千両役者の働きをする重要なビタミン

第 2 章　新しいビタミンの機能

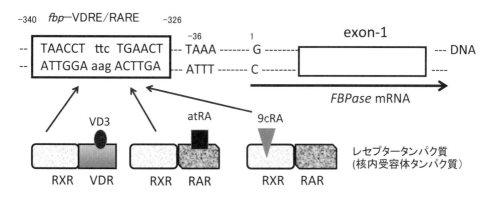

図7　脂溶性ビタミンによるヒト *FBPase* 遺伝子の転写活性化の分子メカニズム

であることがわかる。加齢黄斑変性は成人の視力喪失の第1原因であるが，最近，血清中のビタミンD濃度が本疾患の早期発症リスクの低下に関連するという研究が発表された[15]。ビタミンDの精神疾患の「うつ」への効果[16]や生命予後改善作用[17]など，続々と報告されており，遺伝子に働く脂溶性ビタミンの研究が，核内受容体の遺伝子多型を含む作用機構の解明とともに，ますます進展することが期待される。

文　　　献

1) 香川靖雄ほか，ゲノムビタミン学―遺伝子対応栄養教育の基礎―，p.79，建帛社（2008）
2) R. Bouillon *et al.*, Vitamin D, Elsevier（2004）
3) M. F. Holick, *Am. J. Clin. Nutr.*, **79**, 362（2004）
4) 加藤茂明，医学のあゆみ，**235**，1057（2010）
5) 上代淑人ほか，イラストレーティッド　ハーパー生化学，28版，p.194，丸善（2011）
6) 田宮信雄ほか，ヴォート基礎生化学 第3版，p.332，東京化学同人（2009）
7) V. A. McKursick *et al.*, OMIM - Online Mendelian Inheritance in Man, 229600, National Center for Biotechnology Information（2011）
8) Y. Kikawa *et al.*, *J. Inherit. Matab. Dis.*, **16**, 913（1993）
9) Y. Kikawa *et al.*, *Clinica Chimica Acta*, **215**, 81（1993）
10) Y. Kikawa *et al.*, *Biochem. Biophys. Res. Comm.*, **199**, 687（1994）
11) Y. Kikawa *et al.*, *Biochem. Biophys. Res. Comm.*, **210**, 797（1995）
12) Y. Kikawa *et al.*, *Amer. J. Human Genetics*, **61**, 852（1997）
13) K. Fujisawa *et al.*, *J. Biochem.*, **127**, 373（2000）

ビタミンの科学と最新応用技術

14) Y. Kikawa *et al.*, *J. Inherit. Matab. Dis.*, **25**, 41（2002）
15) A. E. Millen *et al.*, *Arch. Ophthalmol.*, **129**, 481（2011）
16) E. R. Bentone-Johnson, *Nutr. Rev.*, **67**, 481（2008）
17) 稲葉雅章, ビタミン, **83**, 7（2009）

3 葉酸の機能

榎原周平[*1]，渡邊敏明[*2]

3.1 はじめに

　水溶性ビタミンの一つである葉酸は，肝臓や酵母，ほうれん草に多く含まれ，巨赤芽球性貧血を予防する因子として発見された。葉酸という名称は，ほうれん草の葉（ラテン語の folium）を意味する言葉から名づけられた[1]。

　葉酸の化学名はプテロイルグルタミン酸（pteroylmonoglutamate：PteGlu）である。葉酸の構造を図1に示す。葉酸は，プテリジンにp-アミノ安息香酸が結合し，さらにグルタミン酸が数個結合した構造をしている。天然に存在している葉酸は，プテリジン環が還元されたテトラヒドロ葉酸（tetrahydropteroylmonoglutamate：H4PteGlu）であり，この還元型葉酸にメチル，メチレン，メテニル，ホルミルのような一炭素単位が結合している。葉酸とは，狭義にはプテロイルグルタミン酸（PteGlu）を指すが，還元型葉酸やそれらのポリグルタミン酸誘導体を指す場合も多い。

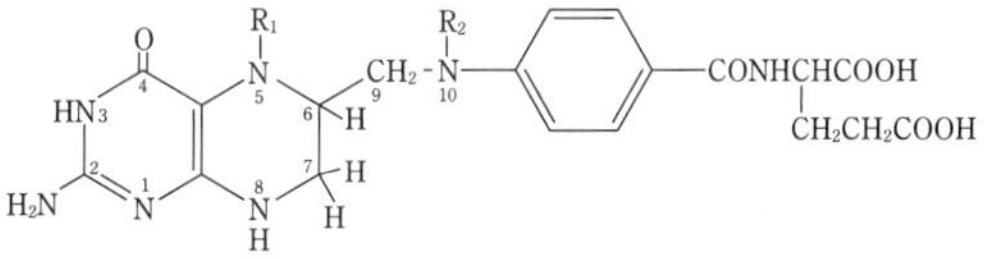

5, 6, 7, 8-テトラヒドロ葉酸（H4PteGlu）

葉酸補酵素	1炭素単位の結合位置			性質，特徴[*]
	R_1	R_2	$R_1 R_2$	
H4PteGlu	H	H	——	水溶液は酸化されやすい
5-ホルミル-H4PteGlu	−HCO	II		室温で安定，酸性で5,10-メテニルH4PteGluとなる
10-ホルミル-H4PteGlu	H	−HCO	——	不安定，0.1N NaOH中でPteGluとなる
5-ホルムイミノ-H4PteGlu	−CH=NH	H		
5,10-メテニル-H4PteGlu	——	——	CH	酸性溶液は安定，pH7以上で10-ホルミル-H4PteGluとなる
5,10-メチレン-H4PteGlu	——	——	−CH2−	アルカリ溶液中で比較的安定
5-メチル-H4PteGlu	−CH3	H	——	水溶液は酸化されやすい

＊5-ホルミル-H4PteGlu 以外はすべて還元剤共存下に -20℃以下で保存する

図1　テトラヒドロ葉酸誘導体

　＊1　Shuhei Ebara　兵庫県立大学　環境人間学部　助教

　＊2　Toshiaki Watanabe　兵庫県立大学　環境人間学部　学部長・大学院研究科長

ビタミンの科学と最新応用技術

3.2 葉酸の吸収, 輸送, 排泄

プテロイルグルタミン酸（PteGlu, folic acid）は, 葉酸強化食品に含まれる。また, 食品中の葉酸（folates）が酸化されたときに含まれる。還元型葉酸は PteGlu（Folic acid）に比べて不安定で, 加熱調理により損失しやすい。また調理中の液層への流出もある。

食品中に存在する葉酸はグルタミン酸鎖が数個結合したポリグルタミン酸型である。経口摂取したモノグルタミン酸型葉酸とポリグルタミン酸型葉酸の吸収について, 腸管膜静脈あるいは尿中に出現した葉酸量を測定することにより検討されている[2, 3]。食事性葉酸の利用率が, PteGlu の 30～80％と見積もられている。これは酵母やキャベツに含まれる葉酸について調べられた[4]。また, 強化食品中の合成 PteGlu は, 水に溶かした PteGlu よりも吸収が低いかもしれない[5]。

食品中の葉酸は主にポリグルタミン酸型葉酸の誘導体である。これらは小腸粘膜で吸収される前に, γグルタミルヒドロラーゼ（コンジュガーゼとも呼ばれる）によりモノグルタミン酸型葉酸に加水分解される[6]。小腸の吸収は主に空腸で行われる。モノグルタミン酸型葉酸は飽和型キャリアー依存性プロセスにより吸収されるが, 高濃度の葉酸は拡散により吸収される。pH 依存性で, pH5～6 の時, 最大である。小腸輸送体（intestinal transporter）は, 還元型葉酸キャリアー遺伝子（RFC1）によりコードされており, これは膜貫通型タンパク質でほとんどの組織で発現している[7]。葉酸に対する特異性が組織や, 細胞の表層側と基底膜側で異なる。この特異性の違いは, 翻訳後修飾によるものかもしれない。葉酸結合タンパク質（ときに folate receptor と呼ばれる）が小腸で発現している。このタンパク質は, 腎臓や他の組織において, 葉酸に対して高い親和性をもつ[7]。

ほとんどの食事性葉酸は小腸粘膜を通過する際に, 5-メチル-H_4PteGlu に代謝されるが, この代謝は輸送に必須でない[8]。小腸粘膜における代謝は, 葉酸投与量に依存する。薬理学的な量の folic acid もしくは folates を投与された場合, そのほとんどは代謝されることなく血流に入る。肝臓を通過すると, 即座に PteGlu は 5-メチル-H_4PteGlu に変換される[9]。

血液中の葉酸は主に 5-メチル-H_4PteGlu として存在しているが, 哺乳動物の組織は, グルタミン酸鎖が 3 つ以上のポリグルタミル型葉酸を輸送することができない[10]。血流に入った葉酸のほとんどは, 肝臓で葉酸輸送体により取りこまれ, ポリグルタミル誘導体に代謝され保持されるか, 血中に放出される。ヒトの血漿中葉酸レベルは通常 10～30 nM である。一方, 肝臓中の葉酸量は, おおよそ 20 μM である。葉酸の一部は胆汁中に分泌されるが, 小腸で再吸収される（腸肝循環）[11]。短鎖のグルタミン酸が結合した葉酸の組織からの流出の程度はよく分かっていない。血漿には可溶性の γ グルタミルヒドロラーゼ活性がある。いくつかのポリグルタミン酸型葉酸は, 血漿中でモノグルタミン酸型葉酸に加水分解されているのであろう。

血漿中葉酸の一部は, 低親和性のアルブミンと結合している。また, 血漿中には高親和性の葉酸結合タンパク質が低いレベルだが含まれている。このレベルは妊婦や白血病患者の一部で増加している[12]。赤血球には血漿中より高い濃度の葉酸が含まれている（通常 0.5～1 μM）。成熟赤血球は葉酸を取りこむことはできないので, それらの葉酸は赤血球の生成過程で保持され, おそ

40

第 2 章　新しいビタミンの機能

らくヘモグロビンに結合していると考えられる。

　葉酸は一炭素単位代謝の補酵素として働くために，細胞内で代謝を受ける。すなわち還元，グルタミン酸鎖の伸長，N-5，N-10 位への一炭素単位の付加がある。細胞内や臓器中における葉酸の主な化学形態は還元型のオリゴ γ グルタミン酸型である。組織中のほとんどの葉酸はミトコンドリアとサイトゾルに存在している。ミトコンドリアには還元型葉酸に特異的なトランスポーターがあり，これは細胞膜に存在するトランスポーターとは異なる。肝ミトコンドリアに含まれる主な葉酸は 10-ホルミル-$H_4PteGlu$ と $H_4PteGlu$ であり，これらは dimethylglycine dehydrogenase と sarcosine dehydrogenase に結合している。サイトゾルでは，主に 5-メチル-$H_4PteGlu$ で存在しており，肝臓中では glycine N-methyl transferase に結合している。一方，$H_4PteGlu$ は 10-formyltetrahydrofolate dehydrogenase に結合している[13]。

　一日の尿中の葉酸排泄量は 1〜12 μg であり，これは葉酸摂取量に比べて少ない。糞便中の葉酸レベルは高く，時に摂取量よりも高いこともある。すなわち，これは腸内細菌によって葉酸が産生されていることを示している。葉酸の尿中排泄の主要な化学形態は N-acetyl-p-aminobenzoylglutamate と少量の p-aminobenzoylglutamate であり，これは不安定な C9-C10 の分解により p-aminobenzoylpolyglutamate とプテリン誘導体が生じ，その後，γ グルタミルヒドロラーゼによりグルタミン酸鎖が加水分解され，N アセチル化を受けることにより生じる[14]。

3.3　葉酸の生化学的機能

　葉酸は補酵素として，アミノ酸代謝やヌクレオチド代謝に関係する種々の反応に関与し，一炭素単位の受容体や供与体として働いている（図 2）。メチオニン，チミジル酸，プリン合成に関与する主な代謝経路はサイトゾルに存在するが，葉酸の代謝はミトコンドリアでも行われており，グリシンの代謝やサイトゾルに一炭素単位を供給している[15]。

　セリンヒドロキシメチルトランスフェラーゼは，セリンとグリシンおよび $H_4PteGlu$ と 5,10-メチレン $H_4PteGlu$ の相互変換を行う。チミジル酸合成酵素は，dUMP から dTMP を生成し DNA 合成に関与している。この反応は 5,10-メチレン $H_4PteGlu$ の利用性に依存している。反応生成物はジヒドロ葉酸（$H_2PteGlu$）であり，ジヒドロ葉酸レダクターゼにより $H_4PteGlu$ に再生される。

　ヌクレオチド合成においては，10-ホルミル-$H_4PteGlu$ がアデニンとグアニンの *de novo* 合成に関与している。10-ホルミル-$H_4PteGlu$ はプリン環合成において，C8，C2 炭素位にホルミル基を供与し，$H_4PteGlu$ に再生される。

　5,10-メチレン-$H_4PteGlu$ はメチレンテトラヒドロ葉酸レダクターゼ（methylenetetrahydrofolate reductase：MTHFR）により 5-メチル-$H_4PteGlu$ となる。5-メチル-$H_4PteGlu$ はホモシステインからメチオニンにメチル基を供給する。この反応を触媒する酵素はメチオニン合成酵素であり，ビタミン B_{12} を補酵素として必要とする。生成されたメチオニンは S-アデノシルメチ

41

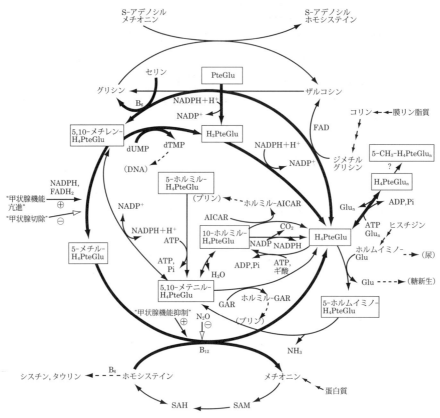

図2　葉酸補酵素の相互転換系と1炭素単位代謝系

オニン（S-adenosyl methionine：SAM）となる。SAM は DNA, RNA, リン脂質のメチル化を含む100種以上に及ぶ反応のメチル基供与体として働く。SAM はメチル基を供与後，S-アデノシルホモシステイン（S-adenosyl homocysteine：SAH）となり，加水分解酵素によりホモシステインに再生される[16]。

　SAM はメチル基を供与するだけでなく葉酸代謝を調節する。SAM は MTHFR 活性を阻害し，5,10-メチレン H_4PteGlu から 5-メチル-H_4PteGlu の流れを抑制し，葉酸補酵素をヌクレオチド合成系へ流れるように方向づける。葉酸が欠乏すると，メチオニンの合成が低下し SAM も減少するので，5,10-メチレン H_4PteGlu からの核酸合成系への供給が減少すると考えられる[17]。

　ホモシステインはシスタチオニン β シンターゼによりシスタチオニンに代謝され，さらに，システインと α ケト酸になる経路もある。シスタチオニン β シンターゼはビタミン B_6 依存性酵素である。この反応は SAM により活性化され，ホモシステインの分解を促進する[18]。

第 2 章　新しいビタミンの機能

3.4　葉酸の生理機能と欠乏症

　ヒトにおける葉酸欠乏症には，巨赤芽球性貧血があり，かつてビタミン B_{12} によって引き起こされる症状と区別がつかなかった。葉酸欠乏は通常食事からの摂取不足が原因である。しかし，吸収不良障害や薬剤により欠乏症を呈する場合もある。葉酸は補酵素として DNA 合成やメチル基転移反応に関与している。従って，葉酸が欠乏すると，成長の著しい細胞に異常が発現しやすい。胎児の先天性欠損症のリスク低減のため，妊娠初期に葉酸を摂取した方がよい[19]。近年，葉酸の摂取不足とガン[20]，血管疾患[21]，神経学的疾患[22] との関連も報告されている。

　葉酸欠乏は葉酸欠乏飼料を与えることにより実験動物でも誘発することができる。欠乏症状は成熟動物より若齢動物の方が現れやすい。ラットのようなげっ歯類では，食餌中に抗生物質を添加する必要がある。これは腸内細菌による葉酸の合成を阻害するためである[23]。欠乏症状として，食欲不振，下痢，成長遅延，白血球減少，赤血球数低下がみられる。

　巨赤芽球性貧血は血球細胞における DNA 合成の異常に起因している。赤血球の肥大化と多形核白血球の核の過分葉が特徴的である。巨大化は小腸のような組織の細胞でもみられる。細胞内の DNA 含量は増加しているが，DNA 鎖の断片を含んでおり，DNA の合成あるいは修復に異常が起こっている[24]。細胞増殖は有糸分裂直前の G2 期で停止している。これらの異常は，5,10-メチレン H_4PteGlu の低下によって dUMP から dTMP の生成が低下し，DNA に間違ってウラシルが取り込まれること（uracil misincorporation）に起因すると考えられる[25]。

　ビタミン B_{12} により引き起こされる悪性貧血は，葉酸欠乏により観察される症状と同じである。ビタミン B_{12} の欠乏は葉酸欠乏と同様に，一炭素代謝に異常をきたす。この 2 つのビタミンはメチオニン合成酵素の補酵素と基質として働いている。この酵素が阻害されると，5-メチル-H_4PteGlu が蓄積すると考えられる。5-メチル-H_4PteGlu は他のどの酵素によっても代謝されないので，結果としてこれがトラップされ，他の葉酸が関与する代謝が機能不全に陥ると考えられる（メチルトラップ説）[26]。5-メチル-H_4PteGlu は葉酸ポリグルタミン酸合成酵素の基質として十分でなく，ポリグルタミン酸型葉酸を組織に維持することが困難となり，さらに葉酸欠乏が進むこととなる[27]。悪性貧血患者の骨髄でメチオニン合成酵素の活性は 85 ％以上減少し，ほとんどのアポ酵素として存在している[28]。メチオニン合成酵素もしくはメチオニン合成酵素レダクターゼに遺伝的欠損を持つ患者では早い時期に巨赤芽球性貧血を呈する[29]。

　疫学的な研究により，葉酸欠乏が大腸がんなどのある種のガンの発症リスクの増加と関連があることが報告されている[30]。この発症メカニズムは十分に分かっていないが，ウラシルの取り込み異常も原因の一つと考えられる[31]。多くの遺伝子の転写はプロモーター部位のメチル化によりスイッチがオフの状態になっている。このメチル化の異常がガン細胞で認められている。葉酸欠乏ではホモシステインからメチオニンへの再メチル化が低下し，SAM/SAH 比が低下する。それに伴い，DNA の低メチル化が起き，ガンのリスクが増加すると考えられている[32, 33]。C677T MTHFR の変異体を持つ者と，大腸がんの発症リスクを調べたところ，驚くべきことに逆相関であり，この変異がいくらか有益な効果があることが示されている。MTHFR 活性の低下によ

43

り，5,10-メチレン $H_4PteGlu$ から5-メチル-$H_4PteGlu$ への変換が阻害されるが，ヌクレオチド合成サイクルにおける5,10-メチレン $H_4PteGlu$ の利用が増えるために正の影響がでていると推定されている[30]。

　ホモシステインの再メチル化とイオウ転移経路の酵素群に遺伝的異常を持つ患者はホモシスチン尿症やホモシステイン血症を呈し，閉塞性の心血管疾患や脳血管疾患を含む様々な疾患に罹患する[34]。ビタミン B_6 無反応性シスタチオニン β シンターゼ欠損の患者において，葉酸とベタインの投与効果が認められているので，ホモシステインあるいはホモシステイン代謝物が原因物質であると考えられている[34]。ホモシステインは平滑筋細胞の増殖を亢進し，一方，内皮細胞の増殖を低下するという報告もあり，細胞増殖を調節する因子として働いているかもしれない[35]。慢性的な高ホモシステイン血症もまた閉塞性血管疾患のリスクファクターとなりうる。

　神経管障害（Neural tube defects：NTDs）とは，頭部および尾部神経管の閉鎖不全による中枢神経系の異常を総称したもので，重篤な外表奇形のひとつである[36]。発生頻度は地域により異なるが，出生数のおおよそ0.1％である[37]。先進国においては妊婦の3〜5％に葉酸欠乏による巨赤芽球性貧血を呈している。胎児では，血液中に母体の5倍量の葉酸が存在しており，胎児における葉酸の要求量は高いと考えられる。受精前後において母体への葉酸の補給がNTDsの発症を予防することがよく知られている。米国では1998年，妊娠可能な年齢に達した全ての女性は，食事からの葉酸の摂取に加えて，補助食品や強化食品から合成葉酸を400 μg 摂取すべきであると勧告している。また日本でも2000年に当時の厚生省が「神経管閉鎖障害の発症リスク低減のための妊娠可能な年齢の女性等に対する葉酸摂取に係る適切な情報提供の推進について」という通知を出している。現在の食事摂取基準では，成人女性の推奨量は240 μg/日であり，妊婦においてはさらに付加量として240 μg/日を摂取することが推奨されている。NTDsの発症リスク因子として，MTHFRのC677T多型性が報告されている[38]。NTDsを罹患した妊婦では，葉酸の吸収が低下していることが示唆されている[39]。その他のNTDsの病因として，胎児への葉酸の輸送障害[40]，ホモシステインによる神経毒性[41, 42]が考えられる。

3.5　葉酸の分析法

　葉酸を定量する方法にはいくつかあるが，還元型葉酸誘導体を各々定量したいのか，葉酸のグルタミン酸鎖の長さも知りたいのかによって選択する方法が異なる。ポリグルタミン酸鎖の同定には葉酸をC9-N10結合で分解し，p-aminobenzoylpolyglutamate 誘導体としHPLCにより分離同定する方法がある。もし，一炭素単位についての同定が必要であるならば，葉酸は γ グルタミルヒドロラーゼで処理することによりモノグルタミン酸型に変換し，逆相HPLCにより分離定量する。固定化したミルク葉酸結合タンパク質で葉酸化合物を抽出し，その後，逆相HPLCで分離する方法もある。この方法で組織，特に比較的高いレベルの葉酸を含む肝臓で定量できる。溶出した葉酸化合物を微生物学的定量法や蛍光検出器と組み合わせて定量する方法もある[43]。

第 2 章　新しいビタミンの機能

　葉酸を測定する方法には，HPLC 法以外に，微生物学的定量法がある。定量菌には，一般に *Lactobacillus rhamnosus* ATCC7469 が用いられる。食品サンプルは，プロテアーゼとコンジュガーゼの 2 つの酵素により葉酸を遊離させ測定サンプルとする。近年，これらの酵素処理にアミラーゼを加えた Trienzyme 法が報告されている[44]。その他，リガンド結合法が簡便で標準化されており，主に臨床現場で用いられている。しかし，葉酸補酵素型に対する結合タンパク質の特異性が異なるので，食品などの試料には適していない。

文　　　献

1)　小橋昌裕，ビタミン，**73**，23（1999）
2)　C. M. Baugh *et al.*, *J. Clin. Invest.*, **50**, 2009（1971）
3)　C. J. Chandler *et al.*, *J. Biol. Chem.*, **261**, 928（1986）
4)　T. Tamura *et al.*, *Br. J. Haematol.*, **25**, 513（1973）
5)　N. Colman *et al.*, *Am. J. Clin. Nutr.*, **28**, 459（1975）
6)　T. T. Wang *et al.*, *J. Nutr.*, **115**, 814（1985）
7)　H. M. Said *et al.*, *Biochem. Biophys. Acta.*, **1281**, 164（1996）
8)　R. F. Pratt *et al.*, *J. Clin. Invest.*, **50**, 455（1971）
9)　J. Kiil *et al.*, *Int. J. Vitam. Nutr. Res.*, **49**, 296（1979）
10)　L. L. Samuels *et al.*, *Cancer Res.*, **45**, 1488（1985）
11)　S. E. Steinberg *et al.*, *J. Clin. Invest.*, **64**, 83（1979）
12)　A. C. Antony, *Annu. Rev. Nutr.*, **16**, 501（1996）
13)　D. W. Horne *et al.*, *J. Nutr.*, **122**, 2204（1992）
14)　M. Murphy *et al.*, *Biochem. Biophys. Res. Commun*, **71**, 1017（1976）
15)　W. Pfendner *et al.*, *Arch. Biochem. Biophys.*, **200**, 503（1980）
16)　S. Melnyk *et al.*, *Clin. Chem.*, **46**, 265（2000）
17)　V. Herbert *et al.*, *J. Clin. Invest.*, **41**, 1263（1962）
18)　J. D. Finkelstein *et al.*, *Biochem. Biophys. Res. Commun*, **66**, 81（1975）
19)　R. M. Pitkin, *Am. J. Clin. Nutr.*, **85**, 285S（2007）
20)　P. Sanderson *et al.*, *Br. J. Nutr.*, **98**, 1299（2007）
21)　S. J. Moat *et al.*, *J. Nutr. Biochem.*, **15**, 64（2004）
22)　T. Tolmunen *et al.*, *J. Nutr.*, **133**, 3233（2003）
23)　A. J. Clifford *et al.*, *J. Nutr.*, **119**, 1956（1989）
24)　M. J. Koury *et al.*, *Proc. Natl. Acad. Sci. USA*, **91**, 4067（1994）
25)　S. N. Wickramasinghe *et al.*, *Blood*, **83**, 1656（1994）
26)　B. Shane *et al.*, *Annu. Rev. Nutr.*, **5**, 115（1985）
27)　L. Chen *et al.*, *J. Biol. Chem.*, **271**, 13077（1996）
28)　R. T. Taylor *et al.*, *Arch. Biochem. Biophys.*, **165**, 787（1974）
29)　A. Wilson *et al.*, *Hum. Mol. Genet*, **8**, 2009（1999）
30)　J. Ma *et al.*, *Cancer Res.*, **57**, 1098（1997）

31) S. W. Choi *et al.*, *J. Nutr.*, **132**, 2413S（2002）

32) S. J. James *et al.*, *Carcinogenesis*, **13**, 2471（1992）

33) J. M. Mato *et al.*, *Annu. Rev. Nutr.*, **28**, 273（2008）

34) K. S. McCully, *Am. J. Clin. Nutr.*, **86**, 1563S（2007）

35) J. C. Tsai *et al.*, *Proc. Natl. Acad. Sci. USA*, **91**, 6369（1994）

36) 渡邊敏明, ビタミン, **73**, 39（1999）

37) G. M. Shaw *et al.*, *Teratology*, **49**, 143（1994）

38) N. M. van der Put *et al.*, *QJM*, **90**, 111（1997）

39) A. M. Boddie *et al.*, *Am. J. Clin. Nutr.*, **72**, 154（2000）

40) R. C. Barber *et al.*, *Mol Genet Metab*, **66**, 1（1999）

41) N. M. van der Put *et al.*, *Exp. Biol. Med. (Maywood)*, **226**, 243（2001）

42) H. J. Blom *et al.*, *J. Inherit. Metab. Dis.*, **34**, 75（2011）

43) R. Eitenmiller *et al.*, "Vitamin Analysis for the Health and Food Sciences, Second Edition", p.443, CRC Press（2008）

44) K. Aiso *et al.*, *J. Nutr. Sci. Vitaminol. (Tokyo)*, **44**, 361（1998）

4 ビタミンC（アスコルビン酸）による食中毒原因菌検出への応用

翠川　裕*

4.1 はじめに

ビタミンC（アスコルビン酸）が，ヒト・動物・植物の生命活動に影響を及ぼしているのは周知のことであるが，同時に，細菌など微生物の代謝・増殖にも影響を及ぼしている。ここでは，アスコルビン酸の微生物の増殖に及ぼす影響に関して新たな知見を得たので，以下にこれを紹介する。

4.2 アスコルビン酸の抗菌活性

酸化防止剤として食品添加物に指定されているアスコルビン酸は，明らかに細菌に対する抗菌活性をも有している。ほとんどの細菌にとってアスコルビン酸水溶液のpHは低すぎるので，アスコルビン酸が添加され酸性を呈しているものは細菌にとって不適な環境である。

例えば黄色ブドウ球菌は，代表的な毒素型食中毒の原因菌である。食品中で増殖し，その際に耐熱性の腸管毒素（エンテロトキシン）を食品中で産生し，毒素が経口的にヒトの消化管に入ると下痢・嘔吐などの症状を引き起こす。さらに，中でもほとんどの抗生物質が効かないメチシリン耐性黄色ブドウ球菌（MRSA）は，手術室など医療の現場では脅威となっている。

図1は，黄色ブドウ球菌を培地前面に接種した普通寒天培地に0.89 molのアスコルビン酸溶液を100 ml含浸のうえ乾燥させた直径10 mmの紙ディスク（東洋ろ紙 advantec TOYO Japan）とアスコルビン酸を含むレモンを輪切りにしたものを同培地中央に置いたのちに，24時間37℃で培養したものである。図1からもわかるように，同ディスクの周辺にアスコルビン酸の影響で阻止円と呼ばれる菌が生えてこない場所の存在が肉眼で認められる。したがって，ア

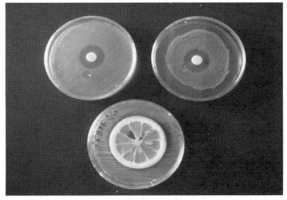

図1　上：黄色ブドウ球菌培養前にアスコルビン酸ディスクを置いたもの
　　　下：同様に輪切りレモンを置いたもの

＊　Yutaka Midorikawa　鈴鹿医療科学大学　保健衛生学部　医療栄養学科　准教授

スコルビン酸およびレモンには抗菌活性があることは明らかである。現実に，昔からレモンは，食中毒予防に用いられ続けている。

過去の文献では，アスコルビン酸関連化合物の殺菌活性を測定し，殺菌作用部位の推定を行った結果，アスコルビン酸＋Cu(II)＋O_2で発生するラジカル類が，細胞膜の脂肪酸，特に不飽和脂肪酸に作用して殺菌効果を発現すると考察されている報告がある[1]。

アスコルビン酸の抗菌性は，壊血病予防のための栄養素ビタミンCとしておよび，食品変質防止の抗酸化作用と比べると，一般には無視または軽視されてはいるが，応用してみる価値があるといえる。

以上は，アスコルビン酸の抗菌性として細菌へ及ぼすマイナスの影響である。これに対して，アスコルビン酸が，食中毒原因菌サルモネラ等の硫化水素産生などの代謝などを活性化する効果もあることが，最近の研究で明らかとなったので以下に述べる。

4.3 アスコルビン酸のサルモネラ硫化水素産生に及ぼす影響

多くの細菌は増殖の過程で，硫黄を含む成分を取り入れることによって硫化水素を産生する。硫化水素産生能の強弱が，細菌の同定における重要な判定基準となっている。近年，筆者は，アスコルビン酸が，サルモネラ等の細菌に対してその硫化水素産生に影響を及ぼす事実を明らかにした[2]。

4.3.1 通常のサルモネラ分離

図2は，腸内細菌を食品または便検体などから分離するのに常用されているデソキシハイドロゲンスルフェイトラクトース（DHL）培地にサルモネラを接種し，37℃で培養後24時間後に形成されたサルモネラの集落（コロニー）である。

サルモネラは，培養によって単一コロニーが形成された場合，中心部に菌によって産生された硫化水素がDHL培地に含まれる鉄源を還元し，外側が無色で中心部では黒色を呈する。すなわ

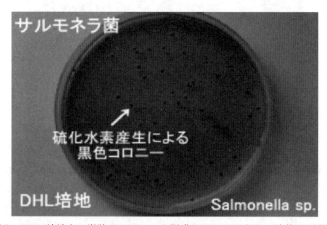

図2　DHL培地上に単独のコロニーを形成したサルモネラ　培養24時間後

第2章 新しいビタミンの機能

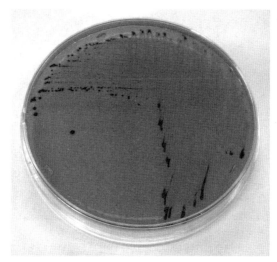

図3　通常のサルモネラ分離培養　培養24時間後

ち，硫化水素を多く産生する菌サルモネラは，DHL培地上で増殖する過程で，培地の成分であるチオ硫酸ナトリウム，クエン酸鉄アンモニウムが産生した硫化水素と反応して硫化鉄（Ⅱ）を生成し，中心部が黒いコロニーを形成する。培地上に形成された黒コロニーが，サルモネラであるとの可能性を示唆するわけである。

通常，サルモネラを選択的に分離培養によって検出する場合，図3のように培養されるように接種するが，サルモネラが密集しているところでは，黒色を呈さず無色透明の状態になり，単一のコロニーが形成されているところや，菌が密集していないところでのみ黒色を呈する。しかしながら，菌が密集しているところでは，硫化水素の産生を認めない。

ところが，サルモネラの菌が密集している状態でも黒色を呈する現象を発見したので次に述べる。

4.3.2　MY現象および，ミドリングの発見

図4は，左右ともにDHL培地全面にサルモネラを接種し，24時間培養したものである。左側は，菌が密集したために，硫化水素が産生されていないことがわかる。

しかし一方で，菌接種後に輪切りレモンを置いてから培養した右側では，レモン外側に培地の鉄成分が硫化水素によって還元され，黒い環状の帯が形成されたのが認められた。黒環の出現は，柑橘成分によってサルモネラの硫化水素の産生が促進されたことを意味する。

そこで，筆者は柑橘成分によって細菌等が硫化水素の産生を促進した，黒く変化する現象を発現した。筆者の頭文字をとり，MY現象と命名した。さらにサルモネラに認められた同黒環をMIDO Ring（ミドリング）と命名した。

その後の研究で，この現象は，温州ミカンなどレモン以外の柑橘類やアセロラ，キウイフルーツ，イチゴ，ピーマン，パプリカ，キウリその他の農産物でも起こりうることが明らかにされ

49

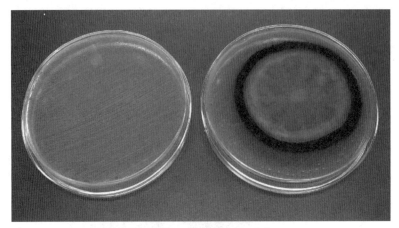

図4　左：サルモネラを培地全面に接種し，24時間培養したもの
　　　右：サルモネラを培地全面に接種し，輪切りレモンを置いたのちに24時間培養したもの

た。
　次に注目したのは，MY現象が，柑橘を構成しているどの成分によって引き起こされるかであった。
　これらの果実・蔬菜で，共通しているのは，ビタミンCを多く含むことである。そこで，次にアスコルビン酸を用いてサルモネラの増殖に及ぼす影響を調べてみた。
　アスコルビン酸溶液 0 mol/l（control），0.25 mol/l，0.5 mol/l，1 mol/l，1.5 mol/l を準備し，半径 10 mm の濾紙にそれぞれ 50 μl 含ませて乾燥させ，DHL培地に接種したサルモネラの上に置いて輪切りレモンの場合と同様に培養したところ，図5のようになった。前述のブドウ球菌に現れた抗菌活性を示す阻止円と同様に，サルモネラにも同様に阻止円が形成されたが，阻止円と菌が生えている境界にミドリングが形成された。さらにアスコルビン酸の濃度が高ければ，ミドリングもまた，一層明瞭に出現した。
　これによって，サルモネラにおけるMY現象は，アスコルビン酸によって引き起こされることが判明した。

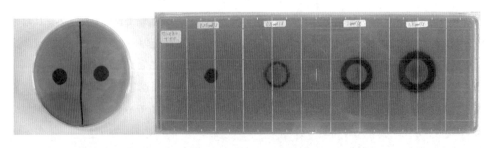

0mol/l(control)　　0.25mol/l　　0.5mol/l　　1mol/l　　1.5mol/l

図5　アスコルビン酸濃度上昇とともに明瞭となるミドリング

第2章　新しいビタミンの機能

　以上のことから，アスコルビン酸がサルモネラの硫化水素産生を促進したというのが結論である。さらに，アスコルビン酸を含有する物が，サルモネラによって形成されるミドリングを，肉眼による画像分析することで食品等に含まれているアスコルビン酸濃度を定量的に分析する道も開けた[3]。

4.3.3　MY現象におけるサルモネラの特異性

　動物の消化器官に常在する腸内細菌は，そのほとんどが硫化水素産生性を有する。中でも *Salmonella*（サルモネラ），*Citrobacter*（シトロバクタ），*Proteus*（プロテウス）は，DHL培地などの硫黄と鉄を含む培地で培養した場合，産生する硫化水素のためコロニーが，同じような中心部黒色および外側無色透明を呈する。したがって外観からのみでは，サルモネラをシトロバクタ，プロテウスから同培地のみで区別するのは困難である。

　そこで，シトロバクタとプロテウスを柑橘等によるMY現象を用いて前述と同様の培養を試みた際に，サルモネラの場合とで発現に違いがあるかないかを試みたところ，図6のようになった。

　シトロバクタやプロテウスの場合，図6が示すように，明らかにレモンの存在で硫化水素の産生が促進されるMY現象は認められたものもあったが，サルモネラのような明瞭なミドリングは形成されなかった。すなわち，サルモネラ以外の菌は，レモンの周囲の培地が全面または，一部黒変したもの，ミドリングが形成されず培地が全面ピンクに変色したものなど，培養結果は一定しなかった。

　柑橘そのものの代わりに，アスコルビン酸ディスクを用いた場合でも，同様に，サルモネラとサルモネラ以外では，明瞭に肉眼で判定できることも判明した。図7に示すように，サルモネラでは，明瞭な黒環・ミドリングが形成されているが，シトロバクタなどの他の菌ではリング以外のところにも黒変が認められた。

　以上のことから，アスコルビン酸など柑橘抽出物でMY現象が起き，菌によって産生された

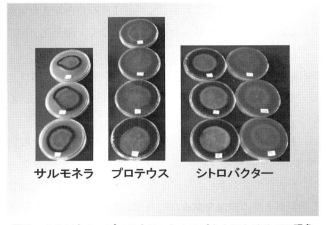

図6　サルモネラ，プロテウス，シトロバクタにおけるMY現象

ビタミンの科学と最新応用技術

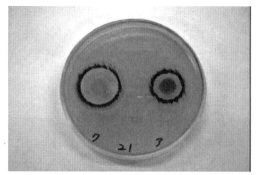 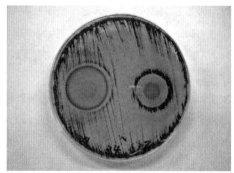

図7　レモンの代わりにアスコルビン酸を用いた場合
左：サルモネラ，右：シトロバクタ

硫化水素が鉄を還元して，明瞭なミドリングが形成されるのは，サルモネラにのみ起こる特異的な現象であると考えられた。サルモネラにとってミドリングの形成が，同定の際の重要な性状の一つであることは明らかである。これによって，アスコルビン酸を用いれば，サルモネラのみを分離する新しい検出方法の開発への道が開けたことになる。

そこで，次に現実にアスコルビン酸を用いてサルモネラの検出を行った事例をあげる。

4.3.4 ラオスにおけるアスコルビン酸を用いたサルモネラの検出調査

経口的に接種された細菌の感染症による健康被害のリスクは，衛生環境の改善や食品衛生体制の強化によって，昨今の日本など先進国では大幅に低下している。細菌性の食中毒原因菌のサルモネラは，現在日本では最も頻発している食中毒起因菌である。それでもサルモネラ保菌者は，日本では1,000人に一人もいない。すなわち0.1％以下の感染率である。日本で食品を取り扱う者が，万が一サルモネラを保菌していたら，食品衛生法により休業を余儀なくされる。先進国でも簡便なサルモネラの検査法の開発は，積年の課題となっている。

その一方で，熱帯地域の開発途上国では，相変わらず，気候と衛生施設の不備によって細菌感染症は多発している現実がある。先進国で行われているような細菌検査を実施することは不可能である現状を抱えている。サルモネラのリスクも例外ではなく，開発途上国では先進国よりもはるかに高い。

筆者は，1994年東南アジアのインドシナ半島に位置するラオスで首都ヴィエンチャンを流れるメコン河中洲の島・ドンチャンアイランドにて従軍中の兵士の便検査を行ったところ，15人中4名（27％）という高率のサルモネラ罹患を示した[4]。

その後，筆者らは，柑橘およびアスコルビン酸を使用するMY現象を用いた方法によって，ラオスで住民の便検体からサルモネラの検出（2004〜2009年）を試みた。調査を行う中で，MY現象を用いてサルモネラのスクリーニングを行う方法を以下のように改良し，確立した。

MY現象を用いてサルモネラの検出を試みた当初2004年の調査では，筆者らはサルモネラの検出を，輪切りレモンそのものを用いて，ミドリング出現の有無でスクリーニングした。

第2章　新しいビタミンの機能

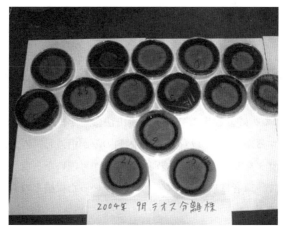

図8　ラオスで分離された菌株：下段2株のみが MIDO Ring 形成

　図8で示したように，培養によって硫化水素を産生し，MY 現象を呈した 14 菌株のうち，上2段 11 株はサルモネラではないとスクリーニングで判断した。そして，最下段の2株がミドリングを形成したのでサルモネラと推定し，これをトリシュガーアイアン培地（TSI），リジンインドールアイアン培地（LIM）およびサルモネラ抗血清を用いる従来法と比較したところ，サルモネラであると同定された。なお，図8下から2段目の一株は，ミドリングが不完全なためにサルモネラでないと判定し，従来法で確認したところ，シトロバクタと同定された。
　その後，2005 年以後の調査では，柑橘そのものでなくアスコルビン酸のディスクを用い，サルモネラ菌の検出を試みた。

- 100 μml の 0.89 mol アスコルビン酸溶液を直径 10 mm のろ紙に吸い込ませ，乾燥して水分が蒸発したものをディスクとして使用した。
- 柑橘の代わりに同ディスクを用いて MY 現象による MIDO Ring の有無を観察した。
- 同リングを認めた菌株のうちでサルモネラと同定されたものをカウントした。

　この結果，柑橘を用いずに代わりにアスコルビン酸のディスクを使用することで，サルモネラのスクリーニングがさらに簡便になることが証明された。しかしながら，シトロバクタの一部で，例外的にサルモネラと同様のミドリングを形成する系統の存在するものもあり，これをどう解決するかが残された課題となった。
　この課題を克服するために，

- これまで DHL 培地全面に接種していたのをやめ，シャーレ直径3分の2の円を描くように接種し，中心にアスコルビン酸ディスクを置き，培養を開始した。
- 24 時間後にサルモネラはディスク周辺の阻止円と菌が生えてきた境界に小黒環を形成，サルモネラは，小黒環が 24 時間後に見られ，48 時間以降には消滅した。
- サルモネラ以外の菌，例えばシトロバクタは，中心近くの小黒輪に加え，外側の菌を接種し

たところとしなかったところの境界に大黒輪も形成された。
・さらに，48時間以降の培養継続で，シトロバクタの場合では，小黒輪は消滅するが外側（大）黒環が消えないことが判明した（図9）。

　この原理を用いて2006年以降は，サルモネラのスクリーニングを特にシトロバクタから区別することを目的として行った。

　アスコルビン酸ディスクによるサルモネラ菌検出法は，サルモネラの場合では48時間培養後，黒環がすべて消滅するが，シトロバクタでは内側のみが消滅し，外側は消滅しないことで，課題であったシトロバクタをサルモネラと峻別することが可能になった。

　ラオスにおける調査で，筆者は最初レモン・ライムといった柑橘そのものを利用していたが，

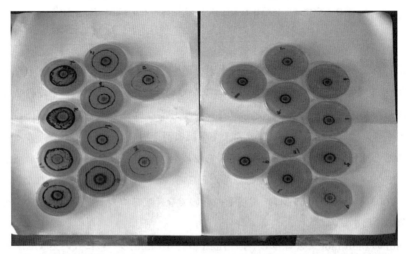
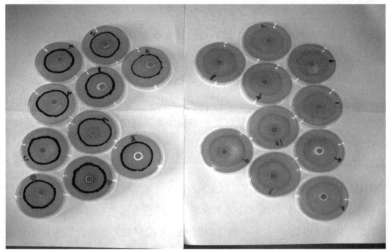

図9　上：培養24時間後に形成されたMIDO Ring　左：シトロバクタ　右：サルモネラ
　　　下：同上48時間後両菌種とも内側のリングは消滅し，シトロバクタ外側リングのみ残る

第 2 章　新しいビタミンの機能

その後アスコルビン酸を用い，さらに接種方法をシャーレの直径 3 分の 2 に変更することで，サルモネラの検出技術を改善していった。

ちなみに，ラオスでのヒト保菌調査の結果，表 1 のとおりとなった。6 年間にわたり，総数 272 人の便検体のうち，65 名からサルモネラが検出されている。少なくともラオスでのこの調査におけるサルモネラ保菌率は 23.9％で，おおむね 4 人に 1 人がサルモネラに感染していることになる。日本おける 0.1％以下の保菌率と比較すると数百倍のリスクを有していることになる。

このように，柑橘成分およびアスコルビン酸を応用して用いた MY 現象をスクリーニングに用いることで，サルモネラを検出することが可能であると現実にラオスで証明された[5]。

4.3.5　ラオス市場における食品衛生の現状

ラオスに限らず，ラオスを含む熱帯アジア地域，アフリカさらには中南米も同様と考えられるが，日本などの先進国と比較すると，これらの地域では衛生の不備および高温・高湿度の環境のため，細菌感染症のリスクははるかに高い。

特に，生鮮食料品の製造・販売方法などが構造的に食中毒原因細菌などの汚染を食肉や，魚介類を中心に著しくさせている。熱帯の炎天下で，市場にてパック詰もされず食肉・魚介類は直接人間の手指を介して取引され，一年を通して存在するハエ，ゴキブリ，ネズミやその他の害虫・害獣によって間接的に食中毒の原因菌により汚染される機会が多い（図 10）。

本節で例示したラオスの住民におけるサルモネラ保菌率の高さは，このような食品衛生の環境が原因となっていることは明らかである。サルモネラ食中毒の原因食品は，食肉や鶏卵であると，食品衛生等の教科書では記されているが東南アジアでは，魚貝類等も衛生害虫などによっ

表 1　ラオスにおけるサルモネラ検査結果経年変化

調査年度	2004	2005	2006	2007	2008	2009	計
検体数	39	63	24	60	57	29	272
サルモネラ検出数	6	18	7	22	8	4	65
サルモネラ保菌（％）	15.3	28.6	29.2	36.7	14	13.8	23.9

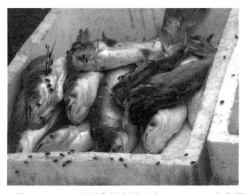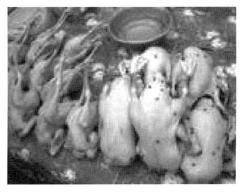

図10　ラオス生鮮食料市場で売られている魚介類（左）・ニワトリ（右），ハエが多くたかっている

ビタミンの科学と最新応用技術

て2次汚染が起こって食中毒の発生する場合が多く，他にも多種多様の食品からサルモネラが感染すると考えられる。

このように，サルモネラの調査は，開発途上国で多くの検出例があるので，今後も引き続き調査することが食の安全上重要である。とりわけ，安価でかつ簡便な方法として柑橘やアスコルビン酸を用いる新しいサルモネラ検出技術は，こういった国々でこそ求められていると考えられる。

4.4 まとめ

接種したサルモネラの上に輪切りレモンを乗せることで培養後にできる MY 現象によるミドルリングの形成は，その原因物質がアスコルビン酸であることが解明された。同時に，アスコルビン酸が，菌の硫化水素産生を促進するという事実も判明した。

細菌の硫化水素産生を促進することは，菌の増殖を促進することを意味しており，細菌にとってもアスコルビン酸は，栄養素の一種であると考えられる。アスコルビン酸は，細菌に対しては抗菌性を有すると共に，菌の増殖を阻止しない濃度では硫化水素産生を促進するようなプラスの面も持っているわけである。この現象を応用して，食中毒起因菌サルモネラの検出を目的とした新たな検査法を開発し，流行地域で実践することができた。

アスコルビン酸が及ぼす細菌など微生物への影響を解明するにあたり，本研究は扉を開いたにすぎない。アスコルビン酸を用いることで，サルモネラだけでなく，様々な微生物の分離・同定に新たな方法を提示することへの展望が見込まれる。

本研究は以下の補助を受けて行われた。
（1）文部科学省科学研究費　萌芽研究　2006～2009 年 "柑橘類抽出成分によるサルモネラ簡易検出用デバイスの開発と実用化　課題番号 18650222"
（2）文部科学省科学研究費　基盤研究（C）　2010～2012 年 "柑橘類抽出成分を用いた食中毒菌サルモネラ等の新検査法の機構解明と普及　課題番号 10209819"

文　　献

1) 俵谷孝彦，生活科学論叢，**20**，79-88（1988）
2) Y. Midorikawa *et al., Tropical Medicine and Health*, **37**, 115-120 (2009)
3) 翠川裕ほか，日本国特許庁　特許公報　特許第 4427634 号（2010）
4) Y. Midorikawa *et al., The Southeast Asian J. Trop. Med. Public Health*, **27**, 724-727 (1997)
5) Y. Midorikawa *et al., Asian Pacific Journal of Tropical Medicine*, **3**, 939-942 (2010)

第3章　食品とビタミン

柴田克己[*]

1　食品中のビタミンの形態とヒトにおける消化・吸収・貯蔵ならびに食品中のビタミン測定方法

食品中のビタミンの多くは他の成分と結合した形で存在している。そのため，ヒトは食品中のビタミンを吸収するためには，消化管内でまず消化し，遊離型のビタミンにまで戻さなければならない。そのため，同時に摂取した食品の影響を受けやすい。その点，合成ビタミンはそのままの形で吸収することができるため，同時に摂取した他の食品成分の影響を受けにくく，食品中のビタミンと比べて生体利用度が高いという利点がある。合成ビタミンの唯一の欠点は，食品中のビタミンと比べて安定性が低いという点である。したがって，ビタミン剤の品質管理はきわめて重要である。

1.1　脂溶性ビタミン

1.1.1　ビタミンA

動物性食品では，ビタミンA活性を有する化合物はレチニル脂肪酸エステルの形で存在しており，小腸上皮で加水分解を受け，レチノール（＝ビタミンA）となり，細胞内に取り込まれる。取り込まれたレチノールは，再度エステル化され，キロミクロンに取り込まれ，腸管リンパ系に分泌される。そして，血液循環系に入り肝臓に取り込まれる。肝臓以外の組織への供給は，肝臓でエステルの加水分解後，レチノール結合タンパク質と結合して血液中を移動し，運ばれる。一方，植物性食品では，ビタミンA活性を有する化合物はカロテノイドとして存在している。カロテノイドの中で，レチニデン残基を分子内に含むα-，β-，γ-カロテンは，生体内でレチノールに転化される。カロテンが酸化されて生成するカロテノイドをキサントフィルというが，キサントフィルの中にもβ-クリプトキサンチンのように，体内でレチノールに転換可能なものがある。脊椎動物の生体内で，カロテノイドのレチノールへの転化を触媒している酵素はカロテノイド15,15'-ジオキシゲナーゼである。この酵素が腸管粘膜においてカロテンをレチノールに転化させる。本酵素の活性化には，Fe^{2+}ならびにグルタチオンのようなチオールが必須である。

レチノールの定量[1)]

動物性食品を，ケン化後，不ケン化物を抽出分離・精製後，HPLCで325 nmの吸光度を

＊　Katsumi Shibata　滋賀県立大学　人間文化学部　生活栄養学科　教授

測定する。レチノールには複数の立体異性体があるが，食品中の存在量が高い all-trans 体と
13-cis 体を主に測定してビタミン A 量とする。

カロテンの測定[2]

　野菜や果物を，エタノール抽出後，ケン化し，抽出する。抽出液を乾固後，エタノールに溶解
する。溶解液を HPLC で 455 nm の吸光度を測定する。

1.1.2　ビタミン D

　ビタミン D 活性をもつ化合物にはビタミン D_2 とビタミン D_3 がある。ビタミン D_2 はきのこ
類などの植物食品に含まれ，エルゴカルシフェロールとも呼ばれる。ビタミン D_2 は，エルゴス
テロール（プロビタミン D_2 と呼ばれることもある）を含む食品の UV 照射によって生成する。
しかし，ヒトがエルゴステロールそのものを摂取してもビタミン D_2 には変換されない。ビタミ
ン D_3 は魚類，肉類，卵類，乳類などの動物性食品に含まれ，コレカルシフェロールとも呼ばれ
る。卵類や乳類にはビタミン D より活性の高い 25-ヒドロキシビタミン D や $1\alpha,25$-ジヒドロキ
シビタミン D が含まれている。また，ヒト皮膚表面には 7-デヒドロコレステロールが存在して
おり，UV（290〜320 nm）に当たることと引き続いて起こる熱異性化反応によってビタミン D_3
が体内で生成する。したがって，ヒトはビタミン D を食事から摂取する必然性はない。これら
は，生体内で肝臓および腎臓で代謝されて活性型の $1\alpha,25$-ジヒドロキシ D_2 あるいは $1\alpha,25$-ジ
ヒドロキシ D_3 となった後，標的細胞に運ばれ，その細胞核に存在する $1\alpha,25$-ジヒドロキシ D
レセプターと結合して生理作用を示す。

定量[3]

　食品中のビタミン D 含有量は微量であり，他の成分との分離が困難であることから，分析に
は 2 段階 HPLC 法が用いられる。試料をケン化した後，不ケン化物を抽出分離し，まず，第一
段階の HPLC（逆相型カラムによる分離）で，ビタミン D を含む画分を精製分取する。次に分
取したビタミン D 画分を濃縮して，第二段階の HPLC（順相型カラムによる分離）を用い，ビ
タミン D を分離し，265 nm の吸光度を測定する。なお，この定量操作方法では，卵類や乳類に
含まれる 25-ヒドロキシビタミン D や $1\alpha,25$-ジヒドロキシビタミン D はビタミン D として測定
することはできないので他の方法を使用する[4]。

1.1.3　ビタミン E

　天然には 8 種類のビタミン E 同族体が存在する。α-，β-，γ-，δ-トコフェロール，α-，β-，
γ-，δ-トコトリエノールである。これら以外に，側鎖に二重結合を一つ有するトコモノエノー
ルがパーム油[5]と魚油[6, 7]から同定されている。種実油に含まれるビタミン E 同族体の大部分は
α-トコフェロールと γ-トコフェロールであるが，種実油の種類によって両者の含量はかなり異
なる。α-トコフェロールを主体とするものとしてオリーブ油，サフラワー油があり，γ-トコフェ
ロールを主体とするものとしてゴマ油があり，また γ-トコフェロールが主体であるが，α-トコ
フェロールもかなり含有するものとしてダイズ油，トウモロコシ胚芽油がある。種子および種実
油の酸化に対しは，γ-トコフェロールの方が α-トコフェロールより強力な抗酸化性を示す。し

第 3 章　食品とビタミン

かし，トコフェロール類でヒトに対して最も活性が高いのは α-トコフェロールで，動物の生体組織の 90％ を占めている。ビタミン E 同族体の消化管からの吸収は，同族体を区別せずに行われ，キロミクロンとして輸送されて肝細胞に取り込まれるが，肝細胞の細胞質にあるビタミン E 結合タンパク質の性質によって，α-トコフェロールのみが選択的に取り込まれ，貯蔵される。

　α-トコフェロールリン酸がラット，ブタ，ニワトリなどの肝臓やモルモット，ラット，ヒトなどの脂肪組織に存在することが知られている[8]。また，チョコレートやチーズなどに多く含まれている[8]。

　Green barley に含まれているビタミン E コハク酸（α-トコフェロールコハク酸）が，多くのがん細胞に対して特異的にアポトーシスを誘導することが報告されている[9]。

定量[10]

　酸化防止剤存在下のアルカリ性下で加熱ケン化し，共存する脂質を除く。不ケン化物を溶媒抽出した後，乾固する。溶媒で溶解後，HPLC にてビタミン E 同族体の蛍光強度（励起波長 298 nm，蛍光波長 325 nm）を測定する。

1.1.4　ビタミン K

　ビタミン K 活性を有する化合物は共通して 2-メチル-1,4-ナフトキノン環を持っている。ビタミン K の供給源は大きく分けて二つある。一つは植物食品に含まれるビタミン K_1（フィロキノン）であり，海藻類，緑茶，ホウレンソウやブロッコリーなどの緑黄色野菜，植物油及び豆類に含まれている。もう一つは微生物によって作られる K_2 類（メナキノン類；MK 類）であり，納豆，バターおよびチーズなどに含まれている。ビタミン K_1 と MK 類は，ナフトキノン骨格は同じであるが，イソプレノイド側鎖だけが異なる。MK 類は，イソプレノイド側鎖の単位数（n）によって MK-n（n = 4〜14）とも呼ばれている。一般的には，食物由来のビタミン K の大部分はフィロキノンである。納豆には MK-7 が多く含まれている。細胞内での機能から考えると，ビタミン K の多くは，ミクロソームに存在するビタミン K 依存性カルボキシラーゼと呼ばれる酵素タンパク質中に還元型ビタミン K として存在している。

定量[11]

　ビタミン K は光に対して不安定である。また，アルカリによって分解するので，他の脂溶性ビタミンのように油脂成分を除去するためのケン化処理を行うことはできない。食品を n-ヘキサン-含水アルコールによって抽出する。必要に応じてシリカゲル TLC で精製後，逆相 HPLC で分離後，白金黒カラムで還元して得られた蛍光強度（励起波長 320 nm，蛍光波長 430 nm）を測定する。

1.2　水溶性ビタミン（B 群ビタミン）

1.2.1　ビタミン B_1

　生細胞中では主にチアミン二リン酸（TDP）の形でタンパク質と結合して存在しているが，食する状態の時に遊離のチアミンにまで，どの程度分解されているかは不明である。しかし，た

ビタミンの科学と最新応用技術

とえ，タンパク質に結合した補酵素型のままの状態で食しても，消化管内で消化され，遊離のチアミンとなり，吸収される。アリチアミンは，にんにくをすりつぶした時に発生するにおい成分のアリシンと，チオール型チアミンとの反応によって生じる。これは，脂溶性であり，小腸からの吸収率が高い。

定量[12]

食品中のビタミン B_1 を塩酸で加熱抽出する。補酵素型の TDP のリン酸基を切断して，遊離のチアミンとする。陽イオン交換カラムを用いて精製する。精製した標品を HPLC に注入し，ポストカラム HPLC 法にて測定する。具体的には，HPLC にて分離後，反応試薬として NaOH とフェリシアン化カリウムを送り込み，一定時間反応させ，チオクロームに変換したのち，蛍光強度（励起波長 370 nm，蛍光波長 440 nm）を測定する。

1.2.2　ビタミン B_2

食品中ではリボフラビン，フラビンモノヌクレオチド（FMN），フラビンアデニンジヌクレオチド（FAD）の形で存在している。動物性食品ではほとんどが酵素タンパク質と結合した FAD である。食する状態の時に遊離のリボフラビンにまでどの程度分解されているかは不明である。しかし，たとえ，タンパク質に結合した補酵素型のままの状態で食しても，消化管内で消化され，遊離のリボフラビンとなり，吸収される。

定量[13]

食品中のビタミン B_2 を温水抽出した後，アルカリ性下で光分解し，ルミフラビンに変換する。このルミフラビン溶液を HPLC に注入し，蛍光強度（励起波長 445 nm，蛍光波長 530 nm）を測定する。

1.2.3　ビタミン B_6

ピリドキシン，ピリドキサール，ピリドキサミンがビタミン B_6 活性を有する。穀類や野菜ではピリドキシンが主である。肉や牛乳ではピリドキサールが主である。

貯蔵形態の一つとして，米ぬかなどにピリドキシン 5'-β-グルコシドが多く含まれている[14]。また，大豆や米ぬか中にはピリドキシン 5'-β-グルコシド以外のビタミン B_6 関連化合物の存在が示唆されているが，同定されていない[15]。

定量[16]

食品中のビタミン B_6 はピリドキシン，ピリドキサール，ピリドキサールリン酸（PLP）などとして存在している。食品に塩酸を加え，ビタミン B_6 を抽出する。PLP のリン酸基を塩酸加水分解する。中和した液を試料として，*Saccharamyces carlsbergensis* strain 4228 ATCC 9080 を検定菌として測定（検定菌の酵母の生育度を 660 nm で計測）する。

1.2.4　ビタミン B_{12}

ビタミン B_{12} 活性を有する化合物として，シアノコバラミン，ヒドロキソコバラミン，メチルコバラミン，アデノシルコバラミンなどがある。かつおなどの魚介類はビタミン B_{12} の給源となる。血合肉には普通肉に比べ多量のビタミン B_{12} が含まれており，かつお魚肉全体の70％程度

が血合肉に存在している[17]。食物中のビタミン B_{12} は多くの場合タンパク質と結合しているが，上部消化管で胃酸や消化酵素の作用によって遊離する。遊離したビタミン B_{12} はまず唾液腺由来の糖タンパク質である HC（ハプトコリン）に結合し，ついで十二指腸において HC が膵液中のトリプシンなどによって部分的に加水分解されると，今度は胃の壁細胞から分泌される糖タンパク質である IF（内因子）に移される。ビタミン B_{12}-IF 複合体は腸管を下降してゆき，回腸下部の刷子縁膜微絨毛に分布する特異的なレセプターに結合し，そこから腸上皮細胞を経て体内に吸収される。

定量[18]

食品中のビタミン B_{12} をシアノコバラミンに変換処理した溶液を試料とし，*Lactobacillus leichmanii* ATCC7830 を検定菌として測定（検定菌の乳酸菌の生育度を 660 nm で計測）する。

1.2.5　ナイアシン

活性を有する化合物としてニコチン酸，ニコチンアミド，トリプトファンがある。生細胞中では NAD^+ などの補酵素型として存在しているが，細胞の死とともに，NAD^+ は分解され，植物性食品ではニコチン酸として，動物性食品ではニコチンアミドとして存在している。

トウモロコシの多食はナイアシン欠乏のペラグラを引き起こす。この原因はトウモロコシにはナイアシンの前駆体となるトリプトファン量が少ないことと，ヒトが利用不能なニコチンアミド誘導体を含んでいるからである。この誘導体はナイアシチンと呼ばれており，分子量約 2,500 で，ニコチン酸を 1 モルとすると，O-アミノフェノールが 1 モル，グルコースが 6 モル，キシロースが 2 モル，アラビノースが 1 モル，シンナミン酸誘導体が 3 モル含まれている[19]。ニコチン酸のカルボキシル基が O-アミノフェノールとエステル結合していると考えられている。トウモロコシをアルカリ処理した食品であるトルティーアを多食していてもペラグラの発生がほとんどないことから，この結合はアルカリ処理で容易に切断されるものと考えられている。小麦ふすまにもヒトなどの哺乳動物が利用できないナイアシン含有物質が含まれている[20]。

定量

動物性食品のナイアシンは，ニコチンアミドおよび補酵素型の NAD^+，$NADP^+$ などとして存在している。これらの補酵素型を遊離型のニコチンアミドに変換するために，食品中のナイアシンを水にて抽出後，加熱処理によって遊離型のニコチンアミドに変換する。このニコチンアミドを含む水溶液をアルカリ性下でジエチルエーテル抽出・乾固後，水にて溶解後，HPLC にて測定（260 nm の吸光度）する[21]。

植物性食品のナイアシンの多くはニコチン酸として存在している。このニコチン酸を含む水溶液を *Lactobacillus plantarum* ATCC 8014 を検定菌として測定（検定菌の乳酸菌の生育度を 660 nm で計測）する[22]。

1.2.6　パントテン酸

食品中では補酵素型の CoA やアセチル CoA，あるいはタンパク質と結合したホスホパンテテインとして存在している。

ビタミンの科学と最新応用技術

ニンジンにはパンテテイン-S-スルホン酸及び CoA-S-スルホン酸が存在している[23]。トマトなど多くの植物中には 4'-O-(β-D-グルコピラノシル)-D-パントテン酸が存在している[24]。

定量[25]

食品中のパントテン酸類を中性の緩衝液にて抽出後，アルカリホスファターゼ処理とパンテテイナーゼ処理を行い，補酵素型の CoA などを遊離型のパントテン酸に変換する。このパントテン酸を含む水溶液を試料として，*Lactobacillus plantarum* ATCC 8014 を検定菌として測定（検定菌の乳酸菌の生育度を 660 nm で計測）する。

1.2.7 葉酸

食品中ではプテロイル基に 1～7 分子のグルタミン酸が結合した形で存在している。食品中の主要な葉酸の形態は 5-メチルテトラヒドロ葉酸のポリグルタミン酸である。他に，5,10-メチレンテトラヒドロ葉酸，5,10-メテニルテトラヒドロ葉酸，5-ホルムイミノテトラヒドロ葉酸，10-ホルミルテトラヒドロ葉酸，5-ホルミルテトラヒドロ葉酸も存在している。例えば，キャベツ中の葉酸はグルタミン酸が 5 個以上結合したものが 90% である。吸収するにはモノグルタミン酸にまで分解される必要がある。この加水分解酵素は，コンジュガーゼと呼ばれ，上部小腸粘膜上皮細胞に存在している。肝臓に運ばれた 5-メチルテトラヒドロ葉酸のモノグルタミン酸型は，ビタミン B$_{12}$ 酵素であるメチオニンシンターゼによって脱メチル化後，ポリグルタミン酸シンターゼによって速やかにポリグルタミン酸型となり，メチル化，さらにポリグルタミン酸化を受けて，5-メチルテトラヒドロ葉酸に 5～7 残基のグルタミン酸が結合した形態で貯蔵される。

定量[26]

食品中にはプテロイルモノグルタミン酸を基本型として，様々な葉酸化合物が存在している。多くは，ポリグルタミン酸型である。食品中の葉酸を中性の緩衝液にて抽出後，プロテアーゼ処理によりタンパク質からポリグルタミン酸型葉酸補酵素を遊離させたのち，コンジュガーゼ処理を行い，モノグルタミン酸型に変換する。このモノグルタミン酸型を含む水溶液を試料として，*Lactobacillus rhamnosus* ATCC 7469 由来の *Lactobacillus rhamnosus* ATCC 27773（クロラムフェニコール耐性）を検定菌として測定（検定菌の乳酸菌の生育度を 660 nm で計測）する。

1.2.8 ビオチン

食品中のビオチンは主に酵素タンパク質と結合した形として存在している。タンパク質分解酵素とビオチニダーゼにより，消化管内で消化され，遊離型のビオチンとなった後，吸収され，肝臓でタンパク質と結合した形で貯蔵される。タンパク質と結合する中間物質として，ビオチニル 5'-AMP が存在する。

定量[27]

食品中のビオチン類を硫酸で抽出する。タンパク質結合型ビオチンを遊離型に変換するために，加熱操作により酸加水分解を行う。中和した液を試料として，*Lactobaccilus plantarum* ATCC 8014 を検定菌として測定（検定菌の乳酸菌の生育度を 660 nm で計測）する。

第 3 章　食品とビタミン

1.3　水溶性ビタミン（ビタミン C）

アスコルビン酸は食品中でも遊離型で存在しているため，消化管中で消化される必要はなく，そのままの形で吸収され，組織・臓器に貯蔵される。

定量[28]

食品中のビタミン C をメタリン酸溶液で抽出する。この抽出液にインドフェノール溶液を加えることにより，還元型アスコルビン酸を酸化型アスコルビン酸に変え，ヒドラジン法によって生成したオサゾンを酢酸エチル層に移す。乾固後，アセトニトリルにて溶解し，HPLC にて 495 nm の吸光度を測定する。

2　食品の貯蔵・加工・調理過程におけるビタミンの損失

生の食材を調理すれば，生の食材の重量が変動し，栄養素濃度が変動する。例として，ある献立を，調理による重量変動のみを考慮してビタミンの変動率を計算すると表 1 のようになる[29]。

2.1　脂溶性ビタミン

2.1.1　ビタミン A

ほとんどの調理法でレチノールもカロテノイドも損失は起こらない。しかし，レチノールは空気中の酸素により容易に酸化される。光があたると酸化はより速やかに進み，ビタミン A 活性を失う。しかし，食品中では他の抗酸化剤とともに脂肪中に存在するため，比較的安定である。表 2 にカロテンの調理による損失を示した。

2.1.2　ビタミン D

ビタミン D は光によって分解されるので，ビタミン D 含量の高い魚の天日乾燥では 30 %近く損失することもある。熱に対しては比較的安定である。

表 1　ある献立例の調理による重量変動のみを考慮した時の栄養成分変化率の例

ビタミン名	変化率（%）
レチノール	98
β-カロテン	93
ビタミン D	99
α-トコフェロール	93
ビタミン K	107
ビタミン B_1	80
ビタミン B_2	91
ビタミン B_6	75
ビタミン B_{12}	96
ナイアシン	82
パントテン酸	89
葉酸	78
ビタミン C	76

（調理による損失は考慮されていない変化率）

ビタミンの科学と最新応用技術

表2　調理によるカロテンの損失[30]

食品	調理法	処理時間（分）	カロテン含有量（mg/100 g）		カロテン減少率（%）
			新鮮物	調理品	
ホウレンソウ	ゆで	3	8.66	7.79	10
		10	8.66	6.45	25
	蒸し	5	8.66	8.17	5
	油炒め	3	7.02	6.81	3
		5	5.93	5.64	5
コマツナ	ゆで	5	6.15	4.73	23
		13	6.15	4.01	35
ニンジン	ゆで	10	6.66	6.64	0.3
		30	4.21	4.06	3.6

表3　豆類を加熱処理した時の α-トコフェロール含量の変動[32]

	生（mg/100 g）	加熱後（mg/100 g）	残存率（%）
大豆	0.97	0.48[*1]	49
黒大豆	1.47	0.22[*1]	15
小豆	0.09	0.05[*2]	56

[*1]　91℃で2時間行った
[*2]　91℃で1時間行った

2.1.3　ビタミンE

熱に安定で油中では200℃くらいまで加熱しても分解しない。酸や冷アルカリには安定であるが，熱アルカリ（40℃以上）では分解される。可視光線に対しては比較的安定であるが，紫外線により酸化されやすく，空気中に数日間おくと分解して暗赤色となる。不飽和脂肪酸が共存すると容易に酸化される。植物油はトコフェロール含量が高いが，揚げ油として長時間過熱すると損失が大きい。胚芽精米をさっと1回水洗するのみで，α-トコフェロールの約20%が失われる[31]。これは，水洗により胚芽がはがれ落ちることによる。炊飯操作による損失はほとんどない[31]。表3に豆類を加熱した時の α-トコフェロール含量の変動をまとめた。

2.1.4　ビタミンK

酸化に対しては安定であるが，光によって分解しやすい。また，アルカリ，還元剤により分解されるが，熱には安定である。

2.2　水溶性ビタミン（B群ビタミン）

水溶性ビタミンのB群ビタミンは，加工・調理の際の損失と，加熱による分解と水洗による流失がある。米を水洗したときのビタミン B_1，B_2，ナイアシン含量の損失を表4に示した。

2.2.1　ビタミン B_1

チアミンは酸性下では安定であるが，120℃以上に加熱すると分解する。アルカリ性では酸化されやすいため，きわめて不安定である。表5に動物性食品の調理によるビタミン B_1 の残存率を示した。

64

第3章　食品とビタミン

表4　水洗による白米中ビタミン含量の減少（100 g 中）[33]

水洗回数	ビタミンB_1（μg）	ビタミンB_2（μg）	パントテン酸（mg）
－	45.5	42.4	0.70
1	32.5	23.2	0.32
2	32.5	23.2	0.29
3	4.8	23.2	0.28
7	2.8	22.0	0.25

表5　魚肉および豚肉調理後のビタミンB_1残存率[34]

調理方法		煮る（8分）	蒸す（10分）	焼く（9分）	炒める（5分）	揚げる（2.5分）
食品名	生材料中のビタミンB_1含量（mg/100g）			残存率（%）		
さけ	0.22	－	90	85	86	74
さば	0.22	79	90	81	83	89
あじ	0.16	85	90	81	82	70
まぐろ	0.15	60	78	75	74	66
豚肉	1.20	81	81	74	81	69

表6　ある献立例のビタミンB_1計算値と調理後の実測値の比較[36]

献立名	計算値（mg）	調理後の実測値（mg）	残存率（%）
A	1.709	0.888	52
B	2.024	0.914	45
C	0.729	0.363	50
D	0.866	0.420	49

　表6には，朝，昼，夕食の1日のある献立から食品成分表を用いて計算した値と実測値を示した。計算値と実測値の比較は調理による残存率を意味する。献立A，Bは豚肉，ハム，サケなどを使用したビタミンB_1量の多いタイプ，献立C，Dは炭水化物が多いタイプであるが，損失率は献立によりほとんど変わらず，約50%である。給食管理実習で大量調理された日常食におけるビタミンB_1の調理損失率も概ね50%であると報告されている[35]。

　ビタミンB_1は，ベイキングパウダーが共存すると不安定となる。褐変防止剤などとして利用されている亜硫酸ナトリウムや亜硫酸ガスはビタミンB_1の損失を促進させる。ビタミンB_1は植物性食品に含まれるフラボノイド，フェノール，キノン類などによっても酸化分解される。また，貝類，淡水魚，わらび，ぜんまいに含まれているビタミンB_1分解酵素（チアミナーゼ）によっても分解される。

2.2.2　ビタミンB_2

　酸や熱に対しても安定であるので，多くの調理条件下での損失は少ない。しかし，光を当てると，中性から酸性領域ではルミクロームに，アルカリ条件下ではルミフラビンに変わる。これらにはビタミンB_2活性はない。例えば，牛乳瓶を日光の下に2時間置くと50%程度のビタミン

B_2が破壊される。

2.2.3　ビタミンB_6

ビタミンB_6はよく水に溶けるので，煮物では汁中にビタミンB_6が移行する。また光が当たると活性を失う。加熱に対しては安定である。

ある献立例のビタミンB_6の計算値，調理前の実測値，および調理後の実測値を表7に示した。この献立例での残存率は80％程度であった。

2.2.4　ビタミンB_{12}

中性下での加熱に対しては安定であるが，酸性やアルカリ性では不安定である。牛乳を電子レンジで温めると損失がある。食品や生体成分中には生理的に不活性なビタミンB_{12}同族体が存在する。たとえば，栄養補助食品として流通しているスピルリナは，*Lactobacillus delbruekii* subsp. *lactis* ATCC7830を用いる微生物法により定量すると多量のビタミンB_{12}を含有していると評価されるが，実際はビタミンB_{12}の下方配位子の塩基部位が異なる（5,6-ジメチルベンズイミダソールがアデニンに変化した）シュードB_{12}である。したがって，このような微細に構造が変化した不活性なビタミンB_{12}同族体を除去あるは分別定量する検討が必要となる。

表8にかつお魚肉パテ中のビタミンB_{12}の調理による損失例を示した。

2.2.5　ナイアシン

NAD^+補酵素は熱に対してきわめて不安定で，貯蔵中・加工中・調理中にすべて分解され，遊離型のニコチンアミドとなる。動物性食品ではニコチンアミダーゼがないので，ニコチンアミドとして存在している。植物性食品ではニコチンアミダーゼ活性が強いので，ニコチン酸として存

表7　ある献立例のビタミンB_6含量の計算値（調理前の食材量から計算した値），調理前の実測値，および調理後の実測値[37]

献立例	調理前		調理後	調理前の計算値に対する残存率[*1]	調理前の実測値に対する残存率[*2]
	計算値 (mg)	実測値 (mg)	実測値 (mg)	（％）	（％）
女子学生の 1日分の例	1.15	1.05	0.91	79	87

[*1]（調理後の実測値÷調理前の計算値）× 100
[*2]（調理後の実測値÷調理前の実測値）× 100

表8　かつお魚肉パテ中のビタミンB_{12}の調理による損失[38]

調理方法	残存率（％）[*1]
調理前	100
煮る	92
蒸す	95
焼く	98
揚げる	96
電子レンジ加熱	85

[*1]　調理前の量に対する量

第3章　食品とビタミン

在している。したがって，食する状態の食品ではニコチン酸あるいはニコチンアミドとなっている。両化合物ともに水にきわめて溶けやすいため，煮る料理は煮汁中への損失が70％程度ある。また，ニコチンアミドは油にも溶けやすいため，ヒトではニコチン酸とニコチンアミドは当価のナイアシン活性を有する。トリプトファンは，重量比で1/60のナイアシン活性を有する（ニコチンアミドに対して）。肉類を空揚げにすると20％程度の損失が起きる[39]。両化合物ともに酸性では安定であるが，アルカリ性では不安定である。ニコチンアミドは酸性条件下で熱処理を行うとニコチン酸となる。トリプトファンは酸化に対して不安定であるが，通常の食生活ではタンパク質として摂取するため，トリプトファン自体の安定性については考慮する必要はない。

2.2.6　パントテン酸

パントテン酸は中性溶液では安定であるが，酸またはアルカリ存在下で加熱すると β-アラニンとパント酸に分解する。

2.2.7　葉酸

調理中の水洗によって流れ出やすい。酸素や塩基の存在下で加熱されると容易に破壊される。一般的に植物中の葉酸は破壊されやすく，獣肉中の葉酸は破壊されにくい（表9）。これは，植物食品中の主な葉酸が10-ホルミルテトラヒドロ葉酸であり，獣肉中の主な葉酸が5-メチルテトラヒドロ葉酸であることに起因する。

2.2.8　ビオチン

タンパク質と結合したビオチンが調理，加工工程において，遊離型のビオチンになることはない。調理・加工によるビオチンの損失に関する論文は見つけることができなかった。

2.3　水溶性ビタミン（ビタミンC）

アスコルビン酸は強い還元性を有し，自身は銅イオン，鉄イオンなどの存在下で容易に酸化される。pHと温度が高いほど酸化は速い。自動酸化のほかに，カボチャ，ニンジン，キュウリなどに存在するアスコルビン酸酸化酵素や，血清中の銅含有タンパク質（セルトプラスミン）

表9　食品の加熱操作による葉酸含量の変動[40]

食品	生100g中の値（μg）	5分間加熱後の食品中の値（μg）	5分間加熱後の煮汁中の値（μg）	5分間加熱後の食品中の値＋5分間加熱後の煮汁中の値（μg）	残存率（％）
キャベツ	110.0	59.7	17.6	77.3	70
はくさい	132.0	30.8	73.0	103.8	79
春菊	138.2	58.3	66.4	124.7	90
さつまいも	123.2	80.9	34.6	115.5	94
米	123.2	61.6	21.1	82.7	67
カレイ	50.2	26.4	36.9	63.3	126
豚肉	55.4	18.5	28.8	47.3	85
鶏肉	44.0	30.4	30.0	60.4	137

ビタミンの科学と最新応用技術

表10　果実類をミキサーにかけたときのビタミン C の残存率[41]

ミキサー処理後 の時間（分）	りんご[*1] （％）	トマト[*2] （％）	白桃[*2] （％）
0	100	100	100
3	64	70	72
5	56	56	61
7	51	26	30
9	41	15	27
11	34	2	24
14	31	2	22

[*1]　10 倍量の水を加えて処理した
[*2]　水を加えず，そのまま処理した

表11　調理方法が蔬菜類のビタミン C 含量におよぼす影響[41]

調理法[*1]	ほうれん草 残存率（％）	キャベツ 残存率（％）	白菜 残存率（％）
生	100	100	100
茹でる	65	53	59
蒸す	97	85	71
空茹で	69	82	74
衣揚げ	89	78	78
空揚げ	68	75	71

[*1]　調理の時間は一定にせず，いずれも食用に供する程度に調理した

によっても酸化される。緑茶中にビタミン C が多く残存するのは，生葉を蒸煮することによりアスコルビン酸酸化酵素を失活させるからである。一方，紅茶の場合，発酵工程により酸化を促進させるためにビタミン C はほとんど残っていない。酸化型ビタミン C は硫化水素，システイン，還元型グルタチオンなどの還元剤で還元型アスコルビン酸になる。酸化型ビタミン C は中性あるいはアルカリ性下で加熱すると分解（ラクトン環の開裂）し，2,3-ジケトグロン酸となる。加工・調理中にビタミン C が破壊される主たる原因は加熱分解よりもむしろ酸化によるものである。また，水溶性のため，加工・調理時の水洗による流失も無視できない。チトクロームオキシダーゼ，ポリフェノールオキシダーゼなどの酵素によっても酸化され，ビタミン C 活性を失う。表10にミキサーにかけ，その時間とビタミン C の残存率を調べた結果を示した。表11に調理方法が蔬菜類のビタミン C 含量におよぼす影響を示した。いずれの蔬菜においても，蒸した場合が最も残存率が高かった。

3　ビタミンの良好な供給源

3.1　脂溶性ビタミン

3.1.1　ビタミンA

　濃度の高い食品は肝臓と緑黄色野菜である。実際の食生活では，レチノール当量としての摂取

第 3 章　食品とビタミン

量は，緑黄色野菜が 49%，乳製品が 13%，卵類が 12% という報告がある[42]。また，野菜類が 51%，卵類が 9%，乳類が 9% であったという報告もある[43]。

3.1.2　ビタミン D

濃度の高い食品はきくらげ類と青魚類である。実際の食生活では，ビタミン D の摂取量は魚介類が 50%，卵類が 32% であったという報告がある[43]。

3.1.3　ビタミン E

濃度の高い食品は緑茶類と植物性油脂類である。実際の食生活では，ビタミン E の摂取量は油脂類が 24%，野菜類が 17%，菓子類が 13%，魚介類が 11% であったという報告がある[43]。

3.1.4　ビタミン K

濃度の高い食品は緑茶類，植物性油脂類，緑色野菜類である。実際の食生活では，ビタミン K の摂取量は野菜類が 42%，油脂類が 10%，豆類が 10%，海草類が 9%，獣肉類が 8% であったという報告がある[43]。

3.2　水溶性ビタミン（B 群ビタミン）

3.2.1　ビタミン B_1

濃度の高い食品は乾燥酵母，小麦胚芽，種実類，ブタ肉である。実際の食生活では，ビタミン B_1 の摂取量は穀物類が 25%，獣肉類が 20% であったという報告がある[44]。また，穀類が 20%，獣肉類が 17%，野菜類が 14%，乳製品が 8% であったという報告もある[43]。

3.2.2　ビタミン B_2

濃度の高い食品は肝臓，乳類である。実際の食生活では，ビタミン B_2 の摂取量は卵類が 20%，獣肉類が 13%，菓子類が 13%，穀類が 10%，魚介類が 9%，乳製品が 9% であったという報告がある[43]。

3.2.3　ビタミン B_6

濃度の高い食品は赤身魚類，獣肉類，種実類である。実際の食生活では，ビタミン B_6 の摂取量は獣肉類が 16%，乳製品が 15%，穀物類が 12%，魚介類が 11% であったという報告がある[44]。また，野菜類が 20%，獣肉類が 17%，魚介類が 16%，穀類が 13% であったという報告もある[43]。

3.2.4　ビタミン B_{12}

濃度の高い食品は魚介類である。実際の食生活では，ビタミン B_{12} の摂取量は魚介類が 41%，乳製品が 18%，卵類が 15%，獣肉類が 13% であったという報告がある[43]。

3.2.5　ナイアシン

濃度の高い食品は肉類，魚類である。実際の食生活では，ナイアシン当量としての摂取量は肉類が 22%，穀物類が 22%，魚介類が 16% であったという報告がある[44]。また，獣肉類が 23%，魚介類が 23%，穀類が 13%，嗜好飲料が 12% であったという報告もある[43]。

3.2.6　パントテン酸

　濃度の高い食品は肝臓，シイタケ，鶏肉類である。実際の食生活では，パントテン酸の摂取量は穀類が23％，乳製品が15％，獣肉類が13％，卵類が10％，野菜類が10％であったという報告がある[43]。

3.2.7　葉酸

　濃度の高い食品は乾燥酵母，玉露，肝臓，緑黄色野菜類である。実際の食生活では，葉酸の摂取量は野菜類が41％，穀物類が19％であったという報告がある[44]。また，野菜類が39％，穀物類が12％，嗜好飲料類が12％，卵類が6％であったという報告もある[43]。

3.2.8　ビオチン

　濃度の高い食品は乾燥酵母，落花生，肝臓である。実際の食生活では，ビオチンの摂取量は豆類が20.4％，穀類が16.3％，魚類が16.3％，乳類が13.0％であったという報告がある[45]。

3.3　水溶性ビタミン（ビタミンC）

　濃度の高い食品は果実類，野菜類である。実際の食生活では，ビタミンCの摂取量は緑黄色野菜が48％，嗜好飲料が15％，イモ類が14％であったという報告がある[43]。

4　食事中のビタミンの生体利用率

　食品中のビタミンは食材中で複雑な貯蔵形態で存在している。食品中のビタミンを測定するために調製する試料は，少しでも多くのビタミンを食品中から抽出するために，様々な工夫がほどこされている。そのため，化学的な測定方法で求められた値がすべて体内で利用できる量ではない。逆に，食品中のビタミンを試験管内の化学処理で遊離状態にできない場合でも，ヒト消化器系では消化することができ，吸収・利用できる場合もある。

　生涯健康を維持するためには適正なビタミン摂取が必要である。健常人が健康を維持するために摂取すべきビタミン量が食事摂取基準に記載されている。これらの数値はすべて，食事性ビタミン量として記載してある。一般的にビタミン剤に含まれるビタミンは遊離型で存在しているため，同時に摂取した食品成分の影響をうけにくいため，生体利用率が高い。

4.1　脂溶性ビタミン

4.1.1　ビタミンA

　食品中のβ-カロテンの吸収率は1/6，レチノールへの転換率は1/2であるので，β-カロテンのビタミンA活性は1/12となる。一方，サプリメントとして摂取する油溶化β-カロテンの吸収率は100％であるので，ビタミンA活性は1/2となる。その他のプロビタミンAカロテノイドのビタミンA活性は1/24である。

第 3 章　食品とビタミン

4.1.2　ビタミン D

ヒトにおいては，ビタミン D_2 とビタミン D_3 のビタミン D 活性は等価である。ビタミン D はヒトでも生合成できるため，食品由来のビタミン D の吸収率を求めることは大変難しい。

4.1.3　ビタミン E

食品中のビタミン E のヒトにおける吸収率は 51〜86％と推定された[46] が，20〜30％程度[47] という報告もあり，一定していない。

4.1.4　ビタミン K

ビタミン K 活性を有する化合物は共通して 2-メチル-1,4-ナフトキノン環を持っている。天然には二つの形態で存在する。ビタミン K_1（フィロキノン）は植物で合成される。ビタミン K_2（メナキノン）は微生物が合成する。二つのビタミン K 活性はヒトでは等価である。食品中のビタミン K の吸収率に関する研究論文を見つけることはできなかった。

4.2　水溶性ビタミン（B 群ビタミン）

食品中の B 群ビタミンの多くは，遊離型ではなく，いわゆる活性型と称される酵素タンパク質に含まれる補酵素型で存在している。さらに，植物性食品では，一部のピリドキシンやニコチン酸はグルコースなどの糖と結合した形で存在している。したがって，ヒトが食品中の B 群ビタミンを血管内に取り込むためには，まずタンパク質などの生体高分子と補酵素との結合がはずされ，遊離型となった補酵素がビタミン型に変換される消化という過程が必要である。さらに，ビタミンが機能を発揮するためには，血液中から臓器，組織に転送されて，再度補酵素となり，補酵素を必要とする酵素タンパク質と結合しなければならない[48]。

ヒトが摂取したビタミンのうちの何％が消化・吸収され，摂取したビタミンの何％が臓器・組織に転送され利用されているかという概念が生体利用率という概念である。日本人の平均的な献立例の生体利用率を表 12 にまとめた。

4.3　水溶性ビタミン（ビタミン C）

食品中のビタミン C の生体利用率は 100％である[50]。

表12　日本人の平均的な献立のビタミンの生体利用率[49, 50]

ビタミン名	生体利用率（％）
ビタミン B_1	60
ビタミン B_2	60
ビタミン B_6	75
ナイアシン	60
パントテン酸	90
葉酸	50
ビオチン	90
ビタミン C	100

ビタミンの科学と最新応用技術

文　　献

1) 氏家隆ほか，ビタミン，**64**，187（1990）
2) J. L. Bureau *et al.*, *J. Food Sci.*, **51**, 128（1986）
3) T. Okano *et al.*, *J. Nutr. Sci. Vitaminol.*, **27**, 539（1981）
4) N. Tsugawa *et al.*, *Anal. Chem.*, **77**, 3001（2005）
5) Y. Yoshida *et al.*, *BioFactors*, **27**, 195（2006）
6) Y. Yoshida *et al.*, *Biochim. Biophys. Acta.*, **1760**, 1558（2006）
7) Y. Yoshida *et al.*, *J. Nutr. Biochem.*, **21**, 66（2010）
8) R. Gianello *et al.*, *Free Radic. Biol. Med.,* **39**, 970（2005）
9) K. N. Prasad, *J. Am. Coll. Nutr.*, **22**, 108（2003）
10) JW De Vries *et al.*, *J. AOAC Int.*, **85**, 424（2002）
11) 平内光政ほか，ビタミン，**65**，13（1991）
12) 福渡努ほか，食品衛生学雑誌，**45**，231（2004）
13) H. Ohkawa *et al.*, *Biochem. Int.*, **4**, 187（1982）
14) K. Yasumoto *et al.*, *Agric. Biol. Chem.*, **41**, 1061（1999）
15) K. Tadera *et al.*, *Biosci. Biotechnol. Biochem.*, **63**, 213（1999）
16) The Association of Official Analytical Chemists. Official Methods of Analysis, 17th end .
    2000. AOAC Inc, Arlington, VA, USA: 55
17) 西岡道子ほか，ビタミン，**80**，507（2006）
18) F. Watanabe *et al.*, *J. Agric. Food Chem.*, **46**, 5177（1998）
19) J. B. Mason *et al.*, *Br. J. Nutr.*, **30**, 297（1973）
20) 福渡努ほか，日本家政学会誌，**53**，477-481（2002）
21) K. Shibata *et al.*, *J. Chromatogr.*, **422**, 257（1987）
22) 宮沢滋，ビタミン，**56**，487（1982）
23) J. Elovson *et al.*, *J. Biol. Chem.*, **243**, 3603（1968）
24) T. Amachi *et al.*, *Agric. Biol. Chem.*, **38**, 831（1974）
25) 新村寿夫，ビタミン，**12**，106（1957）
26) K. Aiso *et al.*, *J. Nutr. Sci. Vitaminol.*, **44**, 361（1998）
27) T. Fukui *et al.*, *J. Nutr. Sci. Vitaminol.*, **40**, 491（1994）
28) K. Kishida *et al.*, *Anal. Chem.*, **64**, 1505（1992）
29) 佐藤裕美ほか，千葉県立衛生短期大学紀要，**26**，57（2007）
30) 足立千枝，調理科学，調理科学研究会編，光生館，p.526（1984）
31) 田原とも子ほか，平安女学院短期大学紀要，**24**，82（1993）
32) 西村亜希子ほか，鈴鹿短期大学紀要，**14**，29（1994）
33) 斉藤憲ほか，ビタミン，**40**，402（1969）
34) 有馬紀子ほか，栄養と食糧，**2**，310（1957）
35) 山田雅子ほか，県立新潟女子短期大学紀要，**30**，65（1993）
36) 木村美恵子ほか，ビタミン，**56**，415（1982）
37) 柴田圭子ほか，ビタミン，**74**，423（2000）
38) 西岡道子ほか，ビタミン，**80**，507（2006）
39) 柴田克己，日本家政学雑誌，**42**，423（1991）
40) 田口博国ほか，ビタミン，**47**，21（1973）

第 3 章　食品とビタミン

41）　大原久友ほか，帯広畜産大学学術研究報告．第 I 部，**3**，32（1959）
42）　安田和人ほか，ビタミン，**74**，208（2000）
43）　N. Kimura *et al.*, *J. Nutr. Sci. Vitaminol.*, **49**, 149（2003）
44）　平岡真美ほか，ビタミン，**74**，204（2000）
45）　小山田絵美ほか，*Trace Nutr. Res.*, **24**, 157（2007）
46）　J. Keller *et al.*, *Br. J. Nutr.*, **24**, 1033（1970）
47）　R. Blomstrand *et al.*, *Z. Vitaminforsch.*, **38**, 328（1968）
48）　柴田克己ほか，ビタミン，**82**，115（2008）
49）　福渡努ほか，日本家政学雑誌，**59**，403（2008）
50）　福渡努ほか，日本家政学雑誌，**60**，57（2009）

第4章　薬剤・サプリメントとビタミン

1　ビタミンA誘導体の開発

森脇久隆＊

1.1　はじめに

　ビタミンAは本来，レチノール（全トランス・レチノール all-trans retinol）を指し，食品中の β-カロチン（β-carotene）やビタミンAエステル（レチニル・エステル retinyl ester）から生体内で合成される（図1）。レチノールはレチノール結合蛋白（retinol-binding protein；RBP）によって標的細胞まで運搬され，その細胞内でレチノイン酸（retinoic acid；RA）に変換の後（図1），細胞内レチノイン酸結合蛋白（cellular retinoic acid-binding protein；CRABP）によって運搬され，標的蛋白である核レチノイド受容体（nuclear retinoid receptor）に結合し，下流に存在する各種遺伝子の転写調節を介して様々な機能を発揮する。なお主なレチノイン酸としては図1に示すように全トランス・レチノイン酸（all-trans retinoic acid；ATRA），9-シス・レチノイン酸（9-cis retinoic acid；9-cis RA），13-シス・レチノイン酸（13-cis retinoic acid；13-cis RA）があり，核レチノイド受容体にはATRAに対応するレチノイン酸受容体（retinoic acid receptor；RAR）と9-cis RAに対応するレチノイドX受容体（retinoid X receptor；RXR）がある。さらにRAR，RXRにはそれぞれ α, β, γ のサブタイプが存在する。

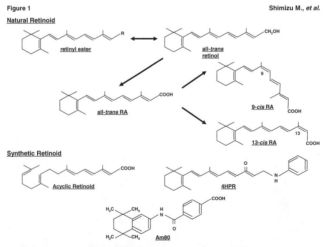

図1　天然ビタミンAの代謝経路と構造式，主な合成ビタミンA誘導体の構造式

＊　Hisataka Moriwaki　岐阜大学　大学院医学研究科　消化器病態学　教授

第4章 薬剤・サプリメントとビタミン

　ビタミンAの主な生理作用として個体レベルでは成長，生殖機能，視覚，免疫，上皮組織の構造・機能の維持があり，細胞レベルでは増殖，分化，寿命（あるいはプログラム細胞死）の制御がある。このような機能のうち，視覚（レチナールによる）を除く機能は全て核受容体を介して行なわれる。また上記の各種機能から分かるとおり，ビタミンAの機能不全は癌をはじめとして様々な病態形成にも関わっている。このような視点から，色々な病態の制御（治療，予防）を目的として，核レチノイド受容体に結合し作用を発揮するビタミンA誘導体の開発と臨床応用が活発に行なわれており，これら化合物はレチノイド（retinoid）と総称される。

　本章ではビタミンA誘導体の開発すなわち創薬／構造展開と臨床応用について概説する。なお前者については文献1）が，後者については文献2）が詳しい。

1.2　ビタミンA誘導体開発の歴史

　Chambon[3]，Evans[4]によるRARの発見を契機としてビタミンA誘導体開発の戦略は大きく転換した。従来はレチノールの基本構造すなわちシクロヘキセン環＋ポリエン側鎖，あるいはATRAの基本構造すなわちシクロヘキセン環＋ポリエン側鎖＋末端カルボン酸のそれぞれを修飾する形で構造展開が行なわれた（図1）。一方，RARの発見後はこのような構造に捉われることなく，RARに結合するリガンドとしてビタミンA誘導体が見做されるようになった。その後，RXRの発見[5]があり，現在ではRARのリガンドをレチノイド，RXRのリガンドをレキシノイド（rexinoid）と呼ぶこともある。

　現在日本で市販されているビタミンA誘導体の構造式を図2に，適応症を表1に示す。これらビタミンA誘導体開発の歴史において，Am80（タミバロテン）（図2)[6]と非環式レチノイド

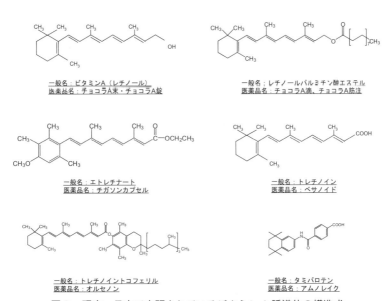

図2　現在，日本で市販されているビタミンA誘導体の構造式

ビタミンの科学と最新応用技術

表1　現在，臨床応用されているビタミンA誘導体と適応症

一般名	適応
ビタミンA（レチノール）	ビタミンA欠乏症，ビタミンAの補給 角化性皮膚疾患
パルミチン酸レチノール	ビタミンA欠乏症，ビタミンAの補給 角化性皮膚疾患
エトレチナート	乾癬，魚鱗癬，掌蹠角化症，ダリエー病，他 口腔白板症，口腔乳頭腫，口腔扁平苔癬
トレチノイン	急性前骨髄球性白血病
トレチノイントコフェリル	褥瘡，皮膚潰瘍
タミバロテン	急性前骨髄球性白血病（再発）

非環式レチノイドは肝癌再発抑制を適応とし，現在，製造承認申請中である。

(acyclic retinoid)（図1）[7]はわが国において構造設計が行われ，臨床開発まで到達したことを特記しておく必要がある。

1.3　実地臨床におけるビタミンA誘導体の効果

実地臨床におけるビタミンA誘導体の効果について具体例を紹介する。

第一は全トランス-レチノイン酸（ATRA）による急性前骨髄球性白血病の分化誘導療法であり，既に保険収載され，経口投与により治療が行われ，有効率は95％以上である。図3に示すように急性前骨髄球性白血病細胞はATRAにより正常の形態を有する多核白血球（好中球）への分化誘導が惹起される。ただし，本治療には再発率が高いという課題がある（Am80の項で詳述する）。

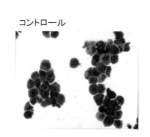
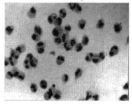
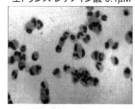

図3　ビタミンA誘導体（全トランス-レチノイン酸ATRA）による急性前骨髄球性白血病細胞の in vitro 分化誘導効果
急性前骨髄球性白血病細胞（左）を全トランス-レチノイン酸で処理することにより正常の形態を有する多核白血球（好中球）への分化誘導が惹起される（右下）。非環式レチノイドも同様の効果を示すが，ATRAに比べ10倍高い濃度を必要とする（右上）。

第4章 薬剤・サプリメントとビタミン

　また，現在製造承認申請の段階であるが，非環式レチノイドによる肝癌再発抑制効果も紹介する。図4に示すようにこの薬剤の臨床試験では，初発肝癌治療後，根治出来たかどうかを確認する目的で8週間の観察期間をおいた後，非環式レチノイドあるいはプラセボ（偽薬）が1年間投与された。以後，肝癌再発の有無を定期的に検査したところ，まず約4年間のフォローアップで肝癌再発が有意に抑制されることが確認された（図5左A，縦軸は無再発生存率

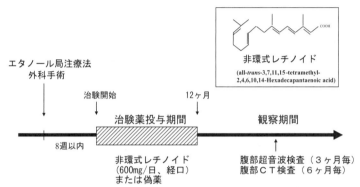

図4　非環式レチノイドによる肝癌再発予防効果の臨床試験[7]
初発肝癌治療後，根治出来たかどうかを確認する目的で8週間の観察期間をおいた後，非環式レチノイドあるいはプラセボ（偽薬）が1年間投与された。以後，肝癌再発の有無が定期的に検査された。

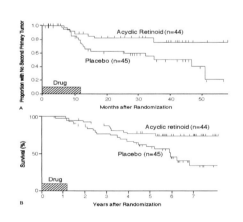
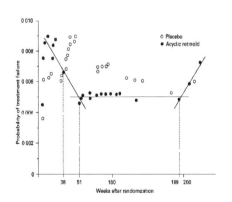

Muto Y., Moriwaki H., et al. N Engl J Med. 1996
Muto Y., Moriwaki H., et al. N Engl J Med. 1999
Takai K., Moriwaki H., et al. Intervirology. 2005

図5　非環式レチノイドによる肝癌再発抑制効果，生存率改善効果，ならびに有効期間
1年間の非環式レチノイド投与により肝癌の再発が有意に抑制された（左A，縦軸は無再発生存率 recurrence-free survival）。さらに観察期間を延長したところ絶対生存率の改善も得られた（左B，縦軸は絶対生存率 absolute survival あるいは overall survival）。
なお1年間の投与期間を含む再発予防の有効期間は計4年であった（右，縦軸はイベントすなわち再発発現確率）。

ビタミンの科学と最新応用技術

recurrence-free survival)。さらに 7 年まで観察期間を延長したところ絶対生存率の改善も得られた（図 5 左 B，縦軸は絶対生存率 absolute survival あるいは overall survival）。なお 1 年間の投与期間を含む再発予防の有効期間は計およそ 4 年であることも判明している（図 5 右）。

1.4 ポリエン骨格を持つレチノイド

表 1 から明らかなように，現在，医薬品として市販されているビタミン A 誘導体はほとんどが天然ビタミン A そのもの（レチノール（図 1, 2），レチノールパルミチン酸エステル（図 2），ATRA（図 1）），あるいはそれらのポリエン側鎖を保持した上で修飾を加えた化合物（エトレチナート，トレチノイン，トレチノイントコフェリル）（何れも図 2）である。なお 4- ヒドロキシフェニル - レチナミド（4-hydroxyphenyl-retinamide；4-HPR）（図 1）も構造的にはこのグループに属し，乳がんの二次予防効果が米国で実証されているが，ATRA や Am80，非環式レチノイドのように RAR 結合性がないため，atypical retinoid と呼ばれることがある。

なおポリエン側鎖自体の弱点として，天然ビタミン A で良く知られている通り，光や熱，酸素に対する不安定性がある。このため医薬品・試薬としての保管条件のみでなく，たとえば血清など生体資料中のビタミン A 誘導体濃度を測定する際にも，資料の採取・保管について細心の注意を払い，光，熱，酸素（空気）の外的因子を遮断する必要がある。通常は −20℃（理想的には −80℃），窒素封入，暗所で遮光することが，資料保管の必要条件とされる。

1.5 芳香族レチノイド

ポリエン側鎖が有する上記のような弱点を解決する目的で，ベンゼン環など一層安定な構造で置換した化合物が，芳香族レチノイドであり，RAR 選択性が高い誘導体が各種合成されている[1]。Am80 が代表であり，RARα・β のアゴニストで，RXR や CRABP とは結合しないという，極めて選択性の高いレチノイドとして急性前骨髄球性白血病の再発治療に用いられる。

急性前骨髄球性白血病治療の第一選択は前述の通り ATRA であるが（図 3），本疾患は高い頻度で ATRA 抵抗性を獲得し再発に繋がる。ATRA は細胞内で CRABP に結合し運搬されるが，薬用量の ATRA を長期にわたって投与すると，CRABP の蛋白発現を上昇させる。その結果，細胞内で ATRA の大部分が CRABP に捕捉され標的受容体である RAR に届かず，RAR を解した癌細胞（白血病細胞）の分化・アポトーシス誘導効果が発揮できなくなるというのが，ATRA 抵抗性の機序である。Am80 は CRABP に結合しないので ATRA に見られる抵抗性獲得をエスケープでき，ATRA 治療にもかかわらず再発した急性前骨髄球性白血病の治療に不可欠の存在となる[6]。

1.6 レキシノイド

RXR は 9cRA に対応する核受容体として同定されたが[5]，9cRA は RAR とも結合親和性を有する。現在知られている天然ビタミン A 誘導体で，RXR 特異的なものは同定されていない。

78

第4章 薬剤・サプリメントとビタミン

　一方，RXR は RAR，PPAR（peroxisome proliferator activator receptor），LXR，FXR など各種の核内受容体とヘテロダイマーを形成し，さらには RXR 同士でホモダイマーも形成するなど，核受容体を介した細胞内情報伝達のマスターレギュレーターとして機能する。すなわち細胞の分化，代謝など極めて広範な機能が円滑に進行する上で，最も重要な核内受容体とみなすことが出来る。従って RXR 特異的なレキシノイドの開発が広く進行しているが，まだ実用に至ったものはなく，開発状況の詳細は文献 1）を参照されたい。

　このような状況において，肝発癌予防効果を有する非環式レチノイド[7]が，後日の知見ではあるが実は RXR リガンドであり，RXR 情報伝達を介して臨床効果を発揮していることは，今後レキシノイド開発を一層展開する上で，大いに勇気付けられるものであろう。

1.7　アンタゴニスト

　最近のビタミン A 誘導体開発戦略は，繰り返し述べてきたとおり核受容体親和性をツールとしたものである。同じ開発手法で核受容体には結合するが，転写機能は発揮しない化合物（レチノイド・アンタゴニスト）の開発も可能であり，実際，幾つか提示されている[1]。これらは現在のところ，主に細胞レベルでレチノイドの作用機序を解明する基礎的研究に用いられている。将来，臨床的実用性がどのような形で示されるか，未知の部分が多い。

1.8　おわりに

　ビタミン A 誘導体の開発は RAR，RXR の発見を契機として大きく変貌し，化合物の構造設計概念は従来のそれとは全く別のものとなっている。ただし，現時点で実用化されているのは，まだポリエン側鎖を修飾する手法で開発された医薬品が大部分であり，新しいレチノイド，レキシノイドは実験レベルでの展開に留まるといわざるを得ない。今後これらの臨床応用が一日も早いことを心から願い，本章が少しでもその手掛かりとなれば幸甚である。

文　　献

1) 影近弘之，ビタミン A　合成レチノイド，日本ビタミン学会　編，ビタミン総合辞典，朝倉書店，39-43（2010）
2) 森脇久隆，鶴見　寿，清水雅仁，ビタミン A　臨床，症例，臨床応用，日本ビタミン学会編，ビタミン総合辞典，朝倉書店，23-27（2010）
3) Petkovich M, Brand NJ, Krust A, Chambon P, A human retinoic acid receptor which belongs to the family of nuclear receptors, *Nature*, **330**, 444-450（1987）
4) Giguere V, Yang N, Segui P, Evans RM, Identification of a receptor for the morphogen retinoic acid, *Nature*, **330**, 624-629（1987）

ビタミンの科学と最新応用技術

5) Mangelsdorf DJ, Ong ES, Dyck JA, Evans RM, Nuclear receptor that identifies a novel retinoic acid-response pathway, *Nature*, **345**, 224-229 (1990)

6) Miwako I, Kagechika H. Tamibarotene, *Drugs of Today*, **43**, 563-568 (2007)

7) Muto Y, Moriwaki H, Ninomiya M, *et al.*, Prevention of second primary tumors by an acyclic retinoid, polyprenoic acid, in patients with hepatocellular carcinoma., *N. Engl. J. Med.*, **334**, 1561-1567 (1996)

2 ビタミン B$_{12}$ 誘導体の開発

中西憲幸[*]

2.1 はじめに

ビタミン B$_{12}$ は欠乏すると悪性貧血を呈するため,「貧血のビタミン」として知られ,結晶は赤色のため「赤いビタミン」とも呼ばれている。ビタミン B$_{12}$ は4種類の同族体があり,4種類とも治療薬やサプリメントとして幅広く使用されている。

最後に発見されたメチル B$_{12}$ の開発は水俣病の原因物質であるメチル水銀との関わりを指摘され,開発が一時中断されたものの,科学的根拠をもって否定され,末梢性神経障害治療薬として開発された。今日,メチル B$_{12}$ は末梢性神経障害治療薬として,多くの疾患に使用されている。

メチル B$_{12}$ は,体内では核酸の代謝に関与し細胞の分裂や活性化を促進するため,乏精子症などの疾患に対し,RCT(Randomized Controlled Trial)を実施し,一定の成果を上げたので詳しく紹介する。現在メチル B$_{12}$ は筋萎縮性側索硬化症(ALS)に対して,効能追加の臨床試験が進行中であり,いまなお新たな適応拡大を模索している古くて新しいビタミンである。

2.2 生体内に存在する4種類のビタミン B$_{12}$

悪性貧血の治療に肝臓を食すことが見出され,Castle が 1928 年に悪性貧血の外因子・内因子説を発表し,1948 年 Rickes および Smith らが,その外因子はビタミン B$_{12}$ であることを発見した。最初にヒトで発見されたのはシアノコバラミン(CN-B$_{12}$)で,その後ヒドロキソコバラミン(OH-B$_{12}$),アデノシルコバラミン(DBCC),メチルコバラミン(CH$_3$-B$_{12}$)の4種類のビタミン B$_{12}$ が発見された。

ビタミン B$_{12}$ の構造式は図1のように,ポルフィリン類似のコリン骨格を有する。骨格の中心に Co があり,Co に配位する分子の違いによって4種類の同族体になる。

ビタミン B$_{12}$ は微生物によって生成されるので,主に動物性食品に多く含まれる。魚類や貝類,肉類や海藻類に多くみられ,卵や牛乳などにも含まれている。

ビタミン B$_{12}$ の吸収には胃壁細胞から分泌されるムコ多糖である内因子が不可欠であり,慢性萎縮性胃炎や胃切除では内因子が分泌されないため,ビタミン B$_{12}$ が吸収されず欠乏症が生ずる。一般にビタミン B$_{12}$ の1日の必要量は 1～15 μg と言われており,回腸より 1～10 μg が吸収される。血液中ではビタミン B$_{12}$ 結合糖蛋白質であるトランスコバラミンによって生体内に輸送される。生理的な吸収には内因子が必要であるが,大量のビタミン B$_{12}$ が経口投与された場合には,その一部は内因子に関係なく拡散などの機序によって吸収されるが,その吸収効率は投与量に比例しないといわれている[1]。

---

*　Noriyuki Nakanishi　HMN 赤坂クリニック

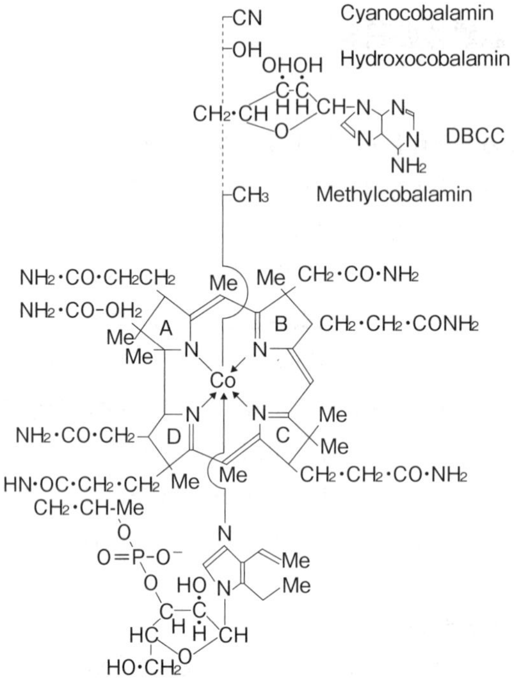

ビタミンの科学と最新応用技術

図1　ビタミン B_{12} 同族体の構造式[1]

2.3　4種類のビタミン B_{12} の開発と臨床応用

　4種類のビタミン B_{12} のなかで，CN-B_{12} と OH-B_{12} は生理活性がなく，肝臓で生理活性のある DBCC や CH_3-B_{12} に変換され利用される。DBCC はメチルマロニル CoA からサクシニル CoA に変換するメチルマロニル CoA ムターゼの補酵素として作用する。メチル B_{12} はホモシステインからメチオニンに変換するメチルトランスフェラーゼの補酵素として作用する。メチル B_{12} が欠乏するとこの代謝過程に異常が生じ，ホモシステイン尿症を引き起こす。そのため，尿中のホモシステインの測定がビタミン B_{12} の欠乏症の診断に用いられている。生理活性のある DBCC と CH_3-B_{12} は光に不安定である。ビタミン B_{12} は肝臓で DBCC に変換して貯蔵され，血液中では主に CH_3-B_{12} として存在する。

　4種類のビタミン B_{12} はそれぞれ臨床で使用されているが，CN-B_{12}，OH-B_{12}，DBCC の効能効果は「ビタミン B_{12} の欠乏症の予防及び治療」であるのに対し，CH_3-B_{12} のみビタミン B_{12} の欠乏と関連なく「末梢性神経障害」となっている。

2.4　メチル B_{12} の開発とメチル水銀問題[2]

　1964年 Lindstrand によって最後に発見されたのはメチル B_{12} で，生理活性があり，製薬会社が第4のビタミン B_{12} として激しい開発競争を展開した。1972年に注射剤が「ビタミン B_{12} 欠乏による巨赤芽球性貧血」の効能効果で承認された。続いて承認される予定であった内服剤の

開発の最終段階で，「メチル B_{12} は水銀をメチル化して，メチル水銀を生成する」として，ペンディングになった。水俣で端を発した有機水銀中毒は中毒性中枢神経疾患で，新潟県下越地方の阿賀野川流域でも発生し，水俣病が社会問題となった時期である。水俣病の原因であった魚介類にはメチル水銀が大量に含まれており，メチル水銀が水俣病の原因物質であることがつきとめられた。無機水銀はほとんど吸収されないのに対し，メチル水銀などの有機水銀はよく吸収され，生体の各組織に移行する。

イリノイ大学の Wood ら[3] はメタン菌の抽出物質を用いて，無機水銀からメチル水銀の生成を認め，そのメカニズムとしてメチル B_{12} は無機水銀に対するメチル供与体であることを初めて証明した。この反応は純化学的に進行することを示した。わが国でも浮田や井村らが pH7 のリン酸緩衝液中で $HgCl_2$ とメチル B_{12} を共存させると容易にメチル水銀が生成されると報告した。

浮田ら[4] の文献を引用して pH7，37℃，暗所という条件は人間の内部環境そのものであり，メチル B_{12} は危険極まりない物質であると決めつける学者もいた。当時水俣病は社会問題であり，メチル B_{12} は格好の題材として取り上げられてしまった。メチル B_{12} 開発メーカーの対応はバラバラで，早々と開発中止を決めたメーカーから最後まで開発を続けるメーカーまであったが，最終的にはすべてのメーカーが一時中断を余儀なくされた。メチル B_{12} と水銀問題を科学的に捉えると，食物中の水銀は蛋白質存在下では，SH 基と結合しており，メチル B_{12} と接触してもメチル水銀は生成しない（図2）。また日本人の水銀摂取量は減少しており，たとえ現在摂取している水銀がすべてメチル化されたと仮定しても，そのメチル水銀量は中毒量には達せず，安全である。以上を裏付ける論文は多数あり，動物に水銀とメチル B_{12} を投与してもメチル水銀の生成を認めない論文もあった。

1976 年，厚生省の副作用調査会で審議され，「無機水銀がすべてメチル水銀に代わったら明らかに中毒がおこる量を加えて実験すること」が指示事項となった。その実験ではラットの飼料に普通食の 2,000 倍にあたる 30 ppm の無機水銀を加え，4ヵ月間メチル B_{12} を投与し続けた。その結果，血液・脳・肝臓・腎臓・体毛の水銀量を測定したが，メチル B_{12} の投与によって増加することはなかった[5]。即ち飼料中に蛋白質と結合した水銀にメチル B_{12} を与えても，水銀はメチル化されることはないことが証明された。

1977 年，厚生省の副作用調査会において，上記の実験結果が審議され，メチル B_{12} の安全性が認められ，製造承認が許可された。市販後 5 年間にわたって，メチル B_{12} 投与前後の水銀量や臨床症状をチェックしたが，メチル B_{12} 投与による水銀の影響は全く認められなかった。しかし，メチル B_{12} の内服剤の添付文書には，今なお「水銀及びその化合物を取り扱う職業従事者に長期にわたって大量に投与することは避けることが望ましい」との記載は残っている。

2.5 メチル B_{12} は末梢性神経障害治療剤

ビタミン B_{12} の欠乏による病変は造血機能に生ずることはよく知られているが，次いで神経系であることはあまり知られていない。ビタミン B_{12} と神経系の結びつきは悪性貧血とそれに伴う

ビタミンの科学と最新応用技術

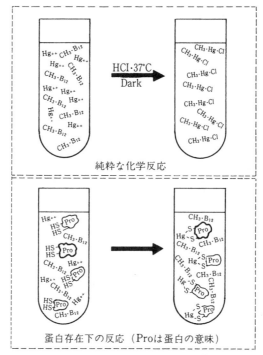

図2 水銀とメチル B_{12} の反応[2]
上段：純粋な化学反応として，イオン化した水銀とメチル B_{12} は容易に反応してメチル水銀を生成する。
下段：上段と同じ条件でも蛋白質が共存すると，水銀は蛋白と結合して，メチル水銀は生成されない。

亜急性連合脊髄変性症であるが，貧血と直接関連しない神経疾患に対し，ビタミン B_{12} 投与により神経症状が改善することも多く，ビタミン B_{12} が神経疾患の治療に用いられるようになった。

とりわけ，メチル B_{12} は血中や神経組織に多く存在し，生理作用も明らかになっていたので，メチル B_{12} の末梢神経に対する研究が進んだ。

メチル B_{12} はヒトの生体内でメチオニン合成酵素の補酵素として働く。その結果，葉酸の代謝が促進されDNA合成，さらには軸索骨格蛋白の合成を促す。また，メチル B_{12} はS-アデノシルメチオニン（SAM）の合成を介し，メチル基転移反応を促進する。メチル基転移反応は髄鞘の重要な構成成分であるレシチンの合成をはじめとし，神経伝達物質アセチルコリンの合成など神経系のいろいろな系に関与していることがわかっている（図3）。

山津ら[6]はラットの坐骨神経を圧挫し，メチル B_{12} の投与による神経の変性ならびに再生の過程を詳細に検討した。その結果，メチル B_{12} が圧挫後の神経変性を遅延させるとともに，神経再生に対しては促進的に作用することがわかった。

今日では，メチル B_{12} の神経修復作用は次のように要約される。「メチル B_{12} は血液脳関門を通過して，神経細胞内小器官へよく移行する。神経細胞内では軸索の骨格蛋白の合成を促進する

第4章　薬剤・サプリメントとビタミン

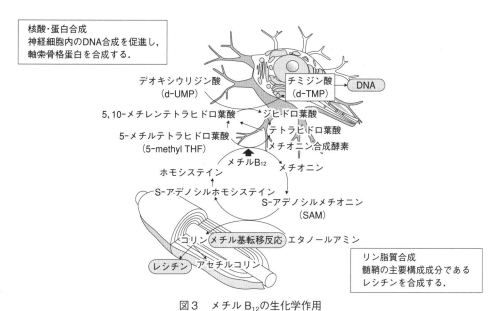

図3　メチルB₁₂の生化学作用
（Scott JM, et al：Lancet, 337（1981）；田代眞一：箱根シンポジウム「神経系とメチルB₁₂」，30（1981））

ことにより，軸索内輸送蛋白量を増大させ，傷害された神経軸索の再生を図る。また，遅延したシナプス伝達を早期に回復させるとともに，神経伝達物質の減少を回復させる。有髄神経においてはシュワン細胞の分裂促進とともに，髄鞘の主要成分であるレシチンの合成を図り，髄鞘形成を促進させる」（図4）。

メチルB₁₂の二重盲検試験は糖尿病性神経障害，顔面神経麻痺，多発性神経炎などの末梢性神

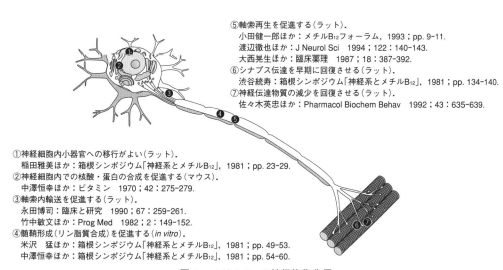

図4　メチルB₁₂の神経修復作用

85

経障害の患者を対象に，メチル B_{12} 1,500 μg，DBCC 1,500 μg，プラセボの3群を4週間経口投与し，経過を観察した。その結果，メチル B_{12} 投与群は DBCC 投与群，プラセボ投与群に比し，全般改善度で有意差を示した[7]。

　一方，メチル B_{12} は末梢神経の修復作用とは別に，興奮伝導の抑制作用を有している。武重ら[8,9]は，in vitro でカエルやウサギの坐骨神経に高濃度のメチル B_{12} を作用させ，興奮伝導の抑制作用が感覚優位に起こることを報告している。熱田ら[10]も生犬の腰部神経根を圧迫して生じる異所性発火に対し，メチル B_{12} が抑制すると報告している。佐々木ら[11]は，絞扼性神経障害に対しメチル B_{12} 500 μg の注射剤をワンショットで静注し，手根管症候群の35％の患者が当日中に手のしびれが改善したと報告している。

　薬物動態をみるために，メチル B_{12} 1,500 μg の単回経口投与と 500 μg 単回静脈内投与した場合の血中動態を比較した。注射剤は内服剤に比して，ΔCmax で約330倍，ΔAUC で約180倍と大きく上昇している[12,13]。末梢性神経障害に対し，注射剤によるメチル B_{12} の血中濃度は内服剤に比べて大幅に上昇し，組織移行性の面などから，急性期や重篤な症状を呈する末梢性神経障害に使用され，その効果が注目されている[14]。

2.6　メチル B_{12} の臨床応用

　ビタミン B_{12} の欠乏症は悪性貧血が代表的な疾患であるが，それに付随して神経疾患をはじめとし，多彩な疾患が見つかっている。また疾患によって，悪性貧血を随伴せず，ビタミン B_{12} 欠乏の生じている疾患がある。これらのなかで，男性不妊症，認知症，睡眠覚醒リズム障害に対し，ビタミン B_{12} の研究が進んでいる。

2.6.1　乏精子症の精子数を改善

　ビタミン B_{12} を悪性貧血の患者に投与したところ，精液所見も改善したことから臨床応用が注目された。そこで，抗悪性腫瘍剤アドリアシン（ADR）投与によりマウスに実験的精巣障害を惹起させ，この精巣障害マウスにメチル B_{12} を10週間経口投与して，精巣機能に及ぼす影響を検討した。メチル B_{12} 投与群は対照群に比べて有意に精子数，精子運動率，運動精子数を増加させた。また，精巣機能の指標として精細管直径を測定したところ，同様の傾向を認めた。さらに，パーコール密度勾配遠心法を用いて分析したところ，メチル B_{12} 投与群では運動性良好な成熟精子の割合，数ともに増加していた[15]。

　男子不妊症に対するメチル B_{12} の有用性を25施設参加のもとに375症例に，6 mg/日投与群，1.5 mg/日投与群，プラセボ投与群の12週間投与による二重盲検比較試験により検討した。全症例では精子数，運動率に対する効果は3群間に有意の差は認めなかった。しかし，治療前の2回以上の検査で平均精子数が 20×10^6/ml より大きい症例では変動幅が大きく，それが治療効果を大幅に上廻る可能性があること，WHO で治療対象となる乏精子症を精子数 20×10^6/ml 以下と規定したことから，20×10^6/ml 以下の症例について治療効果の検討を試みた。

　20×10^6/ml 以下の群でかつ運動率50％以下，LH13.5 mIU/ml 以下の正常範囲にとどまる

第4章　薬剤・サプリメントとビタミン

症例群では，精子数の正常化した症例がプラセボ群に比して 6 mg 群，1.5 mg 群で有意（p＜0.05）に多く認められた。本剤投与による重篤な副作用は認めず，安全性の高い薬剤であることが確認された[16]。

2.6.2　睡眠覚醒リズム障害のリズムを同調

1983 年，睡眠覚醒リズム障害にビタミン B_{12} が奏功したとの報告[17]から，わが国でもビタミン B_{12} の研究が始まった。大川ら[18]は，睡眠時間帯が日を追ってずれていく状態が 10 年以上続いている先天性盲の女性患者にメチル B_{12} を投与したところ，それまでフリーランしていたリズムの同調が認められた。この効果がメチル B_{12} によるものかを確かめるために，一時メチル B_{12} の投与を中止にしたところ，再びリズムがフリーランする傾向が認められ，メチル B_{12} の再投与によりリズムが再び同調した（図 5）。

臨床生物学研究会では，睡眠覚醒リズム障害に対するビタミン B_{12} の作用機序と有効性を明らかにするため，多施設共同研究を行った[19]。睡眠覚醒リズム障害に対してメチル B_{12} の効果をオープン試験で検討した。その結果，非 24 時間睡眠覚醒症候群では，中等度以上の改善が約 6 割に認められ，睡眠相後退症候群では約 3 割に認められた。

一方，同時に 67 例の患者を対象に二重盲検試験を実施したが，全般改善度ではプラセボでも約 4 割に効果が認められ，4 週ではメチル B_{12} とプラセボの間に差が認められず，8 週では有意差には至らないが，メチル B_{12} がやや優勢という結果が得られた。症状別の解析でも，8 週で朝の目覚めおよび日中の眠気に対して，メチル B_{12} の効果は高いという結果が得られた。

2.6.3　認知症の知的機能を改善

1977 年頃からビタミン B_{12} が認知症の病態に関与していることを示す知見が報告され[20]，アルツハイマー型認知症や脳血管性認知症の脳でビタミン B_{12} が減少しているという報告がある。とりわけメチル B_{12} は脳や脳脊髄液中に多く存在し，アセチルコリン合成に関わる補酵素であり，認知症の病態を改善する可能性が示唆されている。

西村ら[21]はアルツハイマー型認知症（SDAT），脳血管性認知症（MID）に対する有用性を 15 施設において，プラセボを対照とした二重盲検試験により検討した。診断には DMS Ⅲ-R，認知症評価スケールには長谷川式知的機能スケール（HDS），Mini-Mental State Examination（MMS），臨床評価には GBS スケールを用いた。対象は SDAT32 例，MID20 例の 52 例であった。1 日用量 6 mg のメチル B_{12} またはプラセボを 1 日 3 回に分けて 12 週間経口投与した。SDAT に対する全般改善度はメチル B_{12} 投与群で中等度改善以上 11%，軽度改善以上 39%，プラセボ群では中等度改善以上 29%，軽度改善以上 57% であった。一方，MID ではメチル B_{12} 投与群で中等度改善以上 25%，軽度改善以上 50%，プラセボ群では中等度改善以上はなく，軽度改善以上は 25% であった。MMS で MID においてメチル B_{12} 投与群とプラセボ群との間で改善傾向を認めた。GBS スケールの知的機能で MID においてメチル B_{12} 投与群とプラセボ群との間で有意差を認めた。自発性では SDAT，MID においては改善傾向を認めた。

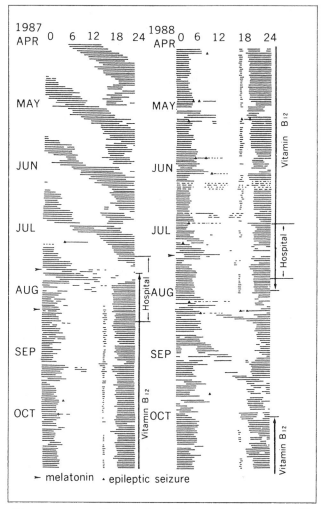

図5 メチル B₁₂ が奏効した非24時間睡眠・覚醒症候群の一例[18]
縦軸に日数，横軸に時刻（24時間）をとっている．ビタミン B₁₂ 投与前は毎日睡眠と覚醒の時刻が遅れていたが，ビタミン B₁₂ を服用してからは固定した．一時ビタミン B₁₂ を中止すると再びリズムはずれる傾向を示したが，ビタミン B₁₂ 再投与により固定した．

2.7 最近のトピックス

ビタミン B₁₂ の最近のトピックスとして，ALS に対するメチル B₁₂ の研究が進んでおり，効能追加の RCT が実施されている．またホモシステインは動脈硬化のリスクファクターとして注目されており，ホモシステイン代謝の補酵素であるメチル B₁₂ の効果が期待されているので，以下に紹介する．

2.7.1 ALS に対するメチル B₁₂ の研究

ALS は，運動神経のみ選択的に障害される神経変性疾患であり，治療法は確立されていない．ALS の原因は不明であるが，グルタミン酸異常仮説が提唱されている．メチル B₁₂ は高濃度で

第4章 薬剤・サプリメントとビタミン

はグルタミン酸のラット皮質培養細胞への細胞毒性に対して防御効果を示す。梶ら[22]はALS患者に対してメチルB_{12}注射剤大量投与（1回につき25〜50 mg筋注）を施行し長期効果を検討した。

メチルB_{12} 50 mg/dayを週2回投与群（18名）と非投与群（16名）をランダム化して，生存期間または人工呼吸器使用に至るまでの期間を比較した。その結果，投与群は27.7 ± 19.8月であるのに対し，非投与群は17.7 ± 9.0月と投与群が有意に長かった。非投与群は全員死亡しているのに対し，投与群は5名が人工呼吸器を使用することなく生存中であった。

現在メチルB_{12}の大量投与群とプラセボを対照とした二重盲検試験を実施中で，その結果が注目される。

2.7.2 動脈硬化のリスクファクター —ホモシステイン—

最近の欧米の研究で，血中のホモシステインは，コレステロールや高血圧などと同様に心筋梗塞，動脈硬化の独立した危険因子であるとともに，コレステロールの血管沈着を促進することも明らかになってきた。

ホモシステインは，メチルB_{12}や葉酸によりメチオニン，あるいはビタミンB_6によりシステインへ代謝されるので，これらのビタミンと動脈硬化の関連性が注目されている（図6）。

高濃度の血中ホモシステインは，LDL-コレステロールに作用し，血管壁への沈着を促進する，酸素ラジカルの過剰生産を誘導し，血管の障害，細胞間物質の沈着，カルシウムの沈着，血栓症など引き起こすことにより動脈硬化を引き起こすと考えられている。

樫村ら[23]は中等度以上の高ホモシステイン血症症例38症例（平均年齢72.3歳），内訳は慢性腎不全（CKD）群23例，ビタミンB_{12}欠乏群17例，葉酸欠乏群4例，更にどの群にも属さな

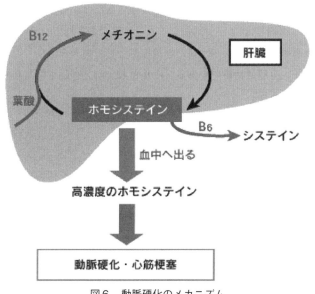

図6 動脈硬化のメカニズム

い症例 3 例に 1 ヵ月以上，ビタミン B_{12} 1.5 mg/日の単独投与，または葉酸 5〜15 mg/日との併用投与を行った。その結果，ホモシステインは顕著に減少し，ビタミン B_{12} 単独投与の 32 例中 15 例では頭痛，眩暈，ふらつき，活動性の低下などの精神神経症状の改善が認められた。一方，CKD 群では腎機能正常群に比べて減少効果が有意に低く，このことから総ホモシステインを十分低下させるには積極的にビタミン B_{12}・葉酸・B_6 の高用量併用治療を考慮する必要があると考えられた。

2.8 おわりに

　ビタミンは近年欠乏症に対する補充療法から，大量投与による生理作用を期待し，臨床に応用されている。ビタミン B_{12} も同様で，胃切除後の欠乏症をはじめとするビタミン B_{12} 欠乏症に対し，4 種類のビタミン B_{12} が使用されている。一方，ビタミン B_{12} のなかでもメチル B_{12} のみが神経修復作用を期待して，末梢性神経障害に使用されている。メチル B_{12} の使用される末梢性神経障害は糖尿病性神経障害，多発性神経炎，三叉神経痛，帯状疱疹，脊柱管狭窄症，聴覚神経障害，平衡神経障害，視神経炎など枚挙にいとまがなく，内科，神経内科，整形外科，耳鼻咽喉科，眼科など多くの診療科で使用されている。ビタミン B_{12} は医療用医薬品だけではなく，一般用医薬品やサプリメントとしても使用されている。一般用医薬品は主としてメチル B_{12} のスイッチ OTC が「筋肉痛・関節痛，神経痛，手足のしびれ，眼精疲労」に使用されている。

　メチル B_{12} には内服剤と注射剤が揃っているが，簡便性から内服剤が汎用されている。内服剤は内因子を介して吸収するため，吸収率が悪いので，重症な末梢性神経障害には注射剤が使用され，高い効果を示している。

　メチル B_{12} は多くの疾患に対し，効能追加を試みられたが，十分な効果を示すには至っていない。その一つは動物実験での投与量を内服剤では投与することができないためと考えられる。

　現在実施中の ALS の臨床試験は注射剤による大量投与であるため，その結果が期待される。

　最近は生物学的製剤や分子標的薬剤が新たな治療薬として脚光を浴びているが，ビタミンはまだまだ解明されていない生理的物質でもある。今後とも，研究や臨床開発が進み，患者さんの治療の一助になれば幸いである。

文　　献

1)　田中信夫，山崎泰範，山田尚ほか，ビタミン B_{12} の生体内運命，神経系とメチル B_{12}，協和企画通信，pp5-22（1981）
2)　小川正城，新しいコンセプトへ—メコバラミン，薬の発明　そのたどった途，日本薬学会，39-50（1990）

第4章　薬剤・サプリメントとビタミン

3) Wood, J. M., Kennedy, F. S., *et al.*, Synthesis of methyl mercury in aquatic organism, *Nature*, **223**, 753-754（1969）

4) 井村伸生，浮田忠之進ほか，メチルコバラミンによる無機水銀の化学的メチル化反応，衛生科学，**17**，253-256（1971）

5) 木下健策，政二潔，西沢幸夫ほか，生体内における無機水銀のメチル化に及ぼすメチルコバラミンの影響，ビタミン，**52**，249（1978）

6) 山津清実，金子武稔，北原晟文，日薬理誌，**72**，269（1976）

7) 亀山正邦，阿部鏡太郎，飯田光男ほか，Methylcobalamin の脊髄および末梢神経疾患に対する治療効果—二重盲検同時対照法による検討—，臨床と研究，**49**，1963-1966（1972）

8) 武重千冬，安藤幸彦，安藤光彦ほか，Vitamine B_{12} 及び Aldosterone の知覚・運動神経の興奮伝導に対する作用，ビタミン，**44**，272-282（1971）

9) 武重千冬，ビタミン B_{12} の上皮電位及び神経の膜電位と活動電位に対する作用，ビタミン，**40**，251-259（1976）

10) 熱田裕司，岩原敏人，菅原修ほか，神経根における異所性発火発現および抑制因子について—実験モデルによる解析—，臨床整形外科，**29**，441-448（1994）

11) 佐々木正造，原弘明，倉橋豊ほか，絞扼性神経障害に対する methyl B_{12} one shot 静注の短期的効果，日本手の外科学会誌，**12**，399-403（1995）

12) 小川正，朝野芳郎，森下亘通ほか，健常成人における非経口的メコバラミン投与時の生体内動態　静注及び筋注による検討，ビタミン，**63**，123-132（1989）

13) 田中信夫，甲斐田さつき，藤川透，ビタミン B_{12} の大量および少量単回投与時の生体内動態に関する臨床的研究，新薬と臨床，**35**，67-74（1986）

14) 高桑昌幸，末梢性神経障害に対するメチコバール注射剤の基礎と臨床応用，*Prog. Med.*，**30**，1681-1693（2010）

15) 押尾茂，毛利秀雄，尾崎覚ほか，実験的精巣障害マウスの精巣機能に及ぼすメコバラミンの影響，日本不妊学会雑誌，**33**，174-179（1988）

16) 熊本悦明，丸田浩，石神襄次ほか，Oligozoospermia に対する Mecobalamin の効果—二重盲検比較試験による検討—，泌尿器科紀要，**34**，1109-1132（1988）

17) Kamgar-Parsi B, Wehr TA, Gillin JC, Successful treatment of human non-24-hour sleep-wake syndrome, *Sleep*, **6**, 257-264（1983）

18) Okawa M *et al.*, Vitamin B_{12} treatment of human non-24-hour sleep-wake rhythm disorders, *Sleep*, **6**, 257-262（1983）

19) 高橋清久，森田伸行，三島和夫ほか，我が国における睡眠覚醒リズム障害の多施設共同研究（第2報）ビタミン B_{12} および光療法の効果，精神医学，**36**，275-284（1994）

20) Deana R, Vincenti E, Deana AD, Level of neurotransmitters in brain of vitamin B_{12} deficient rats, *Int. J. Vitam. Nutr. Res.*, **47**, 119-122（1977）

21) 播口之朗，西村健，老年期痴呆に対するメコバラミンの臨床効果，メチル B_{12}—その驚くべき多様性，協和企画通信，pp179-183（1993）

22) 和泉唯信，梶龍兒，筋委縮性側策硬化症に対するメチルコバラミン大量療法，神経内科，**61**，341-344（2004）

23) 樫村諒，田中伸幸，田口丈士ほか，高ホモシステイン血症に対するビタミン剤の治療効果，神経内科，**73**，295-299（2010）

3 ビタミンC誘導体の開発

石神昭人[*]

3.1 ビタミンCの化学構造

ビタミンCは水溶性ビタミンの一種であり,化学的な慣用名を「アスコルビン酸」という。ここではビタミンCとアスコルビン酸を同義語として扱う。ビタミンCには酸化した物質を元の状態に戻す強い還元力がある[1]。それ故にビタミンCは強力な抗酸化物質ともいえる。また,生体内でのビタミンCは皮膚や骨に多く存在するコラーゲン繊維の構築,コレステロールなどの脂質代謝,アドレナリンなどカテコールアミン合成に重要な酵素を助ける補因子としての働きもある。ビタミンCが強い還元力を有する理由は,その化学構造の中にある。すなわち,ビタミンCには平面的なγ-ラクトン環に組み込まれ,安定化した炭素2位および3位に水酸基(-OH)が付加したエンジオール基([-C(OH)=C(OH)-],二重結合と2つのアルコール)と呼ばれる部分構造が存在する(図1)[2]。ビタミンCはエンジオール基という特徴的な化学構造を持つが故にスーパーオキシドアニオンラジカル($O_2^{-\cdot}$),ヒドロキシラジカル(・OH)などのフリーラジカル(不対電子をもつ原子や分子,イオンなど)に電子(e^-)を与える電子供与体としての能力がある。このビタミンCの強い還元力,すなわち抗酸化力を利用して,多くの食品ではビタミンCを酸化防止剤として利用している。例えば,ペットボトルの緑茶にはビタミンCが酸化防止剤として用いられている。

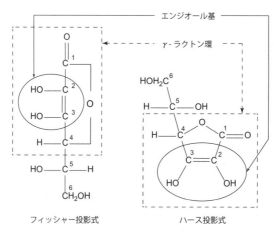

図1 ビタミンC(L-アスコルビン酸)の化学構造
両方の投影式ともにビタミンCの化学構造を示す。ビタミンCは炭素数6個の糖に類似する構造を有する。炭素にはカルボニル基(-C(=O)-)から始まる番号が1から6まで付いている。点線で四角く囲んだ部分はγ-ラクトン環の構造,丸く線で囲んだ部分は炭素2位および3位に水酸基が付加したエンジオール基を示す。ビタミンCの強い還元力はエンジオール基に起因する。

---

[*] Akihito Ishigami 東京都健康長寿医療センター研究所 老化制御研究チーム 分子老化制御 研究副部長

第4章 薬剤・サプリメントとビタミン

3.2 ビタミンCの立体異性体，エリソルビン酸

ビタミンC（L-アスコルビン酸）には分子式がまったく同じで立体的な構造が異なる異性体，エリソルビン酸が存在する（図2）。エリソルビン酸は炭素5位の水酸基が右側に，アスコルビン酸は左側に表記される。ちょうど右手と左手のように，炭素5位の水酸基だけが鏡像のように立体的に対称になっている。エリソルビン酸にもアスコルビン酸と同じエンジオール基が存在する。そのため，試験管内での化学反応ではアスコルビン酸と同等の還元力を有する。しかし，生体内でのエリソルビン酸の生理効果はアスコルビン酸の20分の1程度でしかない[3]。エリソルビン酸とアスコルビン酸の生理効果の違いは，還元力など化学的な特性の違いにはよらず，側鎖部分の立体化学的特徴の違いに起因する。すなわち，腸管からの吸収の違いや細胞への取り込みの違いによる。エリソルビン酸は細胞内にビタミンCを取り込むトランスポーターに対する親和性がアスコルビン酸に比べて低い。そのため，同等の還元力を有しているとしても細胞内に取り込まれず，生体内で十分な生理機能を発揮できない[4]。しかし，工業的にはアスコルビン酸よりも生産コストがとても安いため，ハムやソーセージなどの食品の酸化防止剤として用いられている。

3.3 水溶液中でのビタミンCの解離

水に溶けたビタミンCはエンジオール基の炭素3位の水酸基（-OH）から水素イオン（H$^+$）を1個放出したモノアニオン，または炭素2位および3位の水酸基から水素イオンを2個放出

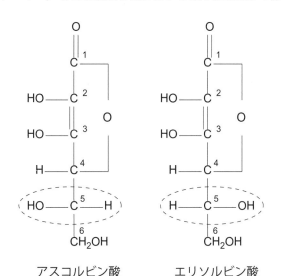

アスコルビン酸　　　エリソルビン酸

図2　アスコルビン酸とエリソルビン酸
エリソルビン酸はアスコルビン酸と分子式がまったく同じで，立体構造の異なる異性体である。炭素5位の水酸基が鏡像のように立体的に対称になっている。エリソルビン酸にもアスコルビン酸と同じエンジオール基が存在するため，試験管内の化学反応ではアスコルビン酸と同等の還元力を有する。しかし，生体内でのエリソルビン酸の生理効果はアスコルビン酸の20分の1程度しかない。

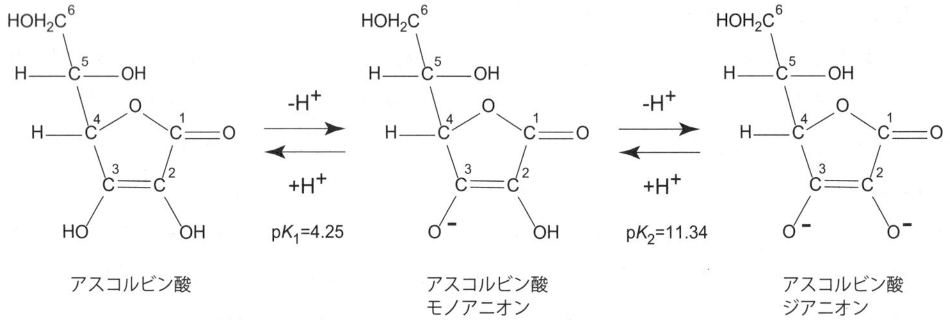

ビタミンの科学と最新応用技術

図3　アスコルビン酸のプロトン解離
アスコルビン酸は中性 pH 付近の水溶液中では大部分が炭素3位の水酸基から水素イオンを1個
放出したアスコルビン酸モノアニオンとして存在する。また，pH が 11.5 以上のアルカリ性水溶
液中では炭素2位および3位の水酸基から水素イオンを2個放出したアスコルビン酸ジアニオン
として存在する。中性条件の生体内ではほとんどアスコルビン酸モノアニオンとして存在する。

したジアニオンとして存在する（図3）。ビタミンCの酸解離定数（pKa）は pK_1 = 4.25 である
ため，水など中性 pH 付近の水溶液中では大部分が炭素3位の水酸基（-OH）から水素イオン
（H^+）を1個放出したアスコルビン酸モノアニオンとして存在する。また，もうひとつの酸解離
定数が pK_2 = 11.34 であるため，pH が 11.5 以上のアルカリ性水溶液中では炭素2位の水酸基
（-OH）からも水素イオン（H^+）が放出される。その結果，pH が 11.5 以上のアルカリ性水溶
液中では炭素2位および3位の水酸基から水素イオンを2個放出したアスコルビン酸ジアニオ
ンとして存在する。人の血液は pH が 7.35〜7.45 という狭い範囲に調節されているため，血液
中に存在するビタミンCはアスコルビン酸としては存在せず，ほとんど3位の水酸基から水素
イオンを1個放出したアスコルビン酸モノアニオンとして存在する。

3.4　ビタミンCの還元力

　「還元」とは対象とする物質が電子（e^-）を受け取る，または得る化学反応のことである。具
体的には，物質が水素（H）と化合する反応，あるいは物質から酸素（O）が失われる反応を意
味している。一方，「酸化」とはその逆で対象とする物質が電子（e^-）を失う化学反応のことで
ある。ビタミンCが電子（e^-）を失う酸化反応，すなわち還元力は2段階で進む。アスコルビ
ン酸モノアニオンはスーパーオキシドアニオンラジカル（$O_2^{-\cdot}$）など種々の活性酸素種との非
酵素反応による1電子酸化によりモノデヒドロアスコルビン酸を生じる（図4）。モノデヒドロ
アスコルビン酸は不対電子を持つため一種のラジカルである。そのため，非常に不安定である。
モノデヒドロアスコルビン酸は安定化するためにモノデヒドロアスコルビン酸2分子が不均化
反応を起こし，アスコルビン酸モノアニオンと酸化型ビタミンCであるデヒドロアスコルビン
酸をそれぞれ各1分子ずつ生ずる。不均化反応とは同一種類の化学種が2個以上互いに反応し
て2種類以上の異なる種類の生成物を生ずる化学反応のことである。ここでは同一種類の化学
種とはモノデヒドロアスコルビン酸を指し，2種類以上の異なる種類の生成物とはアスコルビン

94

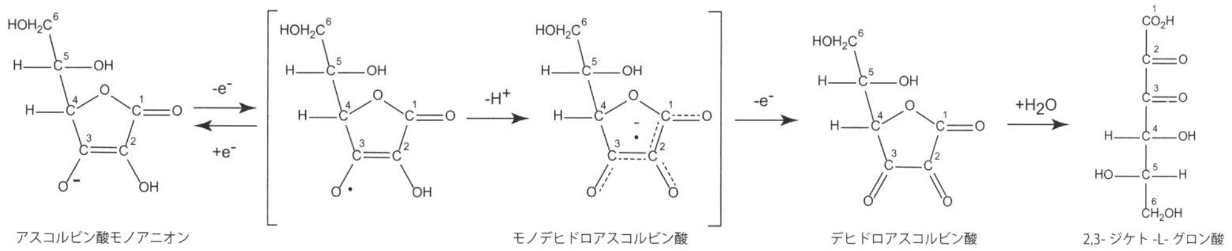

第4章　薬剤・サプリメントとビタミン

図4　アスコルビン酸の電子供与過程

アスコルビン酸はその解離型であるアスコルビン酸モノアニオンから1電子酸化によりモノデヒドロアスコルビン酸になり，さらに1電子酸化によりデヒドロアスコルビン酸となる。アスコルビン酸モノアニオンは1電子酸化により，一時，角括弧で括った左側のラジカルの構造になる。これは直ぐに水素イオン（H^+）を失い，角括弧で括った右側に示すように，ラクトン環の3個のカルボニル基（-C（=O）-）まで含めた広い範囲に負電荷と不対電子が非局在化した構造をとる。モノデヒドロアスコルビン酸は不対電子を持つため一種のラジカルである。そのため，非常に不安定であり，安定化するためにモノデヒドロアスコルビン酸2分子が不均化反応を起こし，アスコルビン酸モノアニオンとデヒドロアスコルビン酸をそれぞれ各1分子ずつ生ずる。デヒドロアスコルビン酸は中性条件では容易に加水分解されてラクトン環が開き，2,3-ジケト-L-グロン酸を生じる。2,3-ジケト-L-グロン酸はデヒドロアスコルビン酸に戻ることはない。

酸モノアニオンとデヒドロアスコルビン酸を指している。このように，モノデヒドロアスコルビン酸は不安定であるが故，通常そのままの状態ではほとんど存在できない。従って，ビタミンCの主要な還元力を発揮する直接の反応は，アスコルビン酸モノアニオンからモノデヒドロアスコルビン酸を生じる1電子酸化過程であり，引き続くモノデヒドロアスコルビン酸からデヒドロアスコルビン酸の1電子酸化はあまり関与していないといえる。

3.5　ビタミンCの再生

　生体内ではビタミンCを効率的に利用するため，モノデヒドロアスコルビン酸やデヒドロアスコルビン酸をビタミンCに還元，再生するモノデヒドロアスコルビン酸還元酵素やデヒドロアスコルビン酸還元酵素などの酵素類が存在する（図5）。モノデヒドロアスコルビン酸還元酵素はニコチンアミドアデニンジヌクレオチド（NADH）やニコチンアミドアデニンジヌクレオチドリン酸（NADPH），デヒドロアスコルビン酸還元酵素は還元型グルタチオン（GSH）を電子をもらう特異供与体とする[5]。デヒドロアスコルビン酸は中性溶液中では非常に不安定な物質である。そのため，ビタミンCに還元されなかったデヒドロアスコルビン酸は容易かつ不可逆的にラクトン環が加水分解されてしまい2,3-ジケト-L-グロン酸になる（図4）。2,3-ジケト-L-グロン酸はデヒドロアスコルビン酸に戻ることはできない。また，デヒドロアスコルビン酸から2,3-ジケト-L-グロン酸に積極的に加水分解する酵素，アルドノラクトナーゼも細胞の中に存在することが報告されている。

3.6　ビタミンC誘導体

　ビタミンCそのものの安全性は高いが，その安定性には問題がある。そのため，今までに多

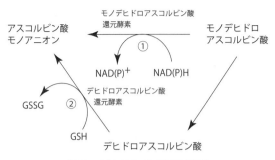

図5 ビタミンCの再生機構
生体内ではビタミンCを効率的に利用するため，モノデヒドロアスコルビン酸やデヒドロアスコルビン酸をアスコルビン酸モノアニオンに還元する。①モノデヒドロアスコルビン酸還元酵素はNAD(P)Hを電子をもらう特異供与体とし，モノデヒドロアスコルビン酸をアスコルビン酸モノアニオンに還元する。②デヒドロアスコルビン酸還元酵素は還元型グルタチオン（GSH）を電子をもらう特異供与体とし，デヒドロアスコルビン酸をアスコルビン酸モノアニオンに還元する。GSSGは酸化型グルタチオンである。

くのビタミンC誘導体が開発されてきた。食品や化粧品などの製品で長期間，安定化を図るためである。ビタミンCの強い還元力は前にも述べたように炭素2位および3位に水酸基(-OH)が付加したエンジオール基と呼ばれる部分構造に由来する。この炭素2位および3位の水酸基に化合物を付加したビタミンC誘導体の多くはそれ自体では還元力がほとんどなく，体内で代謝されてはじめてビタミンCの形となり還元力や生理効果を発揮する。そのため，ビタミンC誘導体はプロビタミンC剤とも呼ばれる。ビタミンC誘導体には水溶性のビタミンC誘導体，脂溶性のビタミンC誘導体，そして水溶性と脂溶性の両方の特性を併せ持つビタミンC誘導体がある。現在，水溶性の安定型ビタミンC誘導体は，ビタミンCの炭素2位の水酸基にリン酸が結合したアスコルビン酸2-リン酸（AA-2P）（リン酸-L-アスコルビン酸Naやリン酸-L-アスコルビン酸Mg）と炭素2位の水酸基にグルコースがα結合したアスコルビン酸2-グルコシド（AA-2G）が多く使われている（図6）。AA-2Pは生体内でリン酸エステルを加水分解する反応を触媒するホスファターゼという酵素により，またAA-2Gはグリコシド結合を加水分解する反応を触媒するα-グルコシダーゼという酵素により切断されてはじめて還元力を持つビタミンCとなる。そのため，ビタミンC誘導体は細胞や組織に存在するこれら酵素によりどれだけ加水分解を受けるかによって，ビタミンCとしての効果を発揮できるかが決まる。日本ではAA-2Pは化粧品成分（医薬部外品）として，AA-2Gは化粧品成分（医薬部外品）および食品添加物として利用されている。その他にもアスコルビン酸2-硫酸（AA-2S），アスコルビン酸2-ガラクトシド（AA-2Gal），アスコルビン酸-2-O-β-グルコシド（AA-2βG）などの水溶性安定型ビタミンC誘導体もある。

脂溶性のビタミンC誘導体にはビタミンCエステルであるアスコルビン酸ステアリン酸エステルとアスコルビン酸パルミチン酸エステル（AA-6Pal）などがある。これらは化粧品成分および食品添加物として利用されている。AA-6Palは炭素2位および3位に水酸基が付加したエ

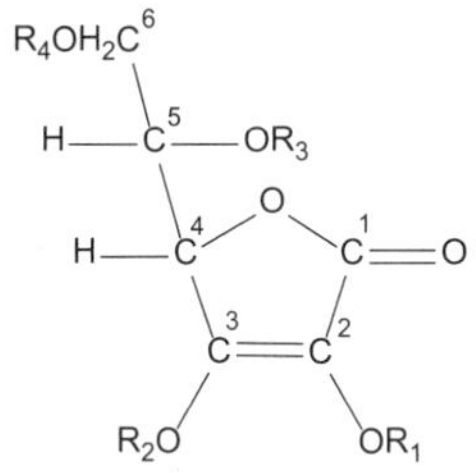

第 4 章　薬剤・サプリメントとビタミン

$$R_4OH_2C \overset{6}{\underset{5}{\text{C}}}$$

	R_1	R_2	R_3	R_4
AA-2P	PO_3H_2	H	H	H
AA-2G	α-glucose	H	H	H
AA-2S	SO_3H	H	H	H
AA-2Gal	β-galactose	H	H	H
AA-2βG	β-glucose	H	H	H
AA-6Pal	H	H	H	$C_{15}H_{31}CO$
VC-IP	$C_{16}H_{31}O_2$	$C_{16}H_{31}O_2$	$C_{16}H_{31}O_2$	$C_{16}H_{31}O_2$
APPS	PO_3H_2	H	H	$C_{15}H_{31}CO$

図6　ビタミン C 誘導体の種類と構造

ビタミン C は 4 つの水酸基（-OH）を有する。ビタミン C 誘導体は 1 つまたは複数の水酸基に水溶性または脂溶性の化合物が付加されている。

ンジオール基に何も付加していないため，それ自体で還元力を有する。食品添加物としては油に溶けやすい脂溶性のため用途は主に油脂，バター，チーズ，小麦粉，菓子類，アイスクリームなどの酸化防止剤として用いられている。また，栄養強化剤としても使われる。さらに脂溶性の高いテトラヘキシルデカン酸アスコルビル（VC-IP）は化粧品成分として利用されている。

　最近では安定性と脂溶性の両方の特性を合わせ持つビタミン C 誘導体も開発されている。代表的なものとしてリン酸基とパルミチン酸基の両方をもったアスコルビン酸-2-リン酸-6 パルミチン酸（APPS）があり，化粧品成分として利用されている。

　既に述べたように，これらビタミン C 誘導体の幾つかはそのままではビタミン C 本来の効果を発揮できない。ビタミン C の化学構造以外の側鎖，すなわち不要な構造の一部が生体内にある酵素や化学反応により切断されて，はじめてビタミン C となりその還元力や生理効果を発揮できる。

3.7　ビタミン C 誘導体の皮膚への浸透性

　皮膚にビタミン C 誘導体を塗布した時，どの程度のビタミン C 誘導体が皮膚の表皮や真皮に浸透するのかは個々のビタミン C 誘導体により異なる。一般的な化学構造の特性からすると脂溶性ビタミン C 誘導体の方が水溶性ビタミン C 誘導体よりも皮膚に浸透しやすい。しかし，化粧品に配合されている他の成分や基剤の効果も一緒に考え合わせると，一概にそうともいえない。化粧品メーカーではそれぞれの製品についてビタミン C 誘導体の浸透性を調べたデータを持っている。しかし，科学的な論文として公表されているものは少ない。幾つかのビタミン C

97

ビタミンの科学と最新応用技術

誘導体はその効果を発揮するには，皮膚に浸透する前，または浸透した後に化学構造の一部が生体内にある酵素や化学反応により切断される必要がある。どの程度の切断が皮膚で起こるかは個々のビタミンC誘導体により異なる。

3.8 ビタミンC誘導体のコラーゲン遺伝子発現促進効果

　ビタミンCはコラーゲンの3重らせん構造を構築するのにとても大切な働きがある。その働きはコラーゲンに多く含まれるアミノ酸，プロリンやリシンに水酸基を付加する酵素，プロリルヒドロキシラーゼやリシルヒドロキシラーゼの働きを助ける補因子としての作用である[6]。コラーゲンに含まれるプロリンやリシンが水酸化されないとコラーゲン繊維が重合できず，規則的な3重らせん構造を構築できない。皮膚の真皮層にはコラーゲンが非常に多く，皮膚に柔軟性を与え，丈夫にしてくれる。皮膚の真皮層にあるコラーゲンを主に作っているのは線維芽細胞である。線維芽細胞は細胞外からビタミンCを取り込み，細胞の中に蓄えている。そのため，線維芽細胞の中でビタミンCが不足するとプロリンやリシンに水酸基が付加されず，規則的なコラーゲン繊維の3重らせん構造を構築することができない。結果的に強度のあるコラーゲン繊維の3重らせん構造が構築できず，皮膚の弾力性がなくなり，しわが増え，肌荒れも酷くなってしまう。それを防ぐためにも，線維芽細胞にビタミンCを十分に供給することはとても大切である。

　今までにビタミンCが線維芽細胞においてコラーゲンの遺伝子発現やコラーゲンのタンパク質合成を促進する報告は幾つかある。また，ビタミンC誘導体であるアスコルビン酸パルミチン酸エステル（AA-6Pal）はビタミンC自体よりも低い濃度で線維芽細胞のコラーゲン遺伝子発現を促進することが報告されている[7]。しかし，ビタミンCが細胞内でどのようにコラーゲンの遺伝子発現やタンパク質合成を促進しているのか，その詳細なメカニズムは解明されていない。

3.9 食品添加物としてのビタミンCおよびビタミンC誘導体

　食品添加物としてビタミンCやビタミンC誘導体を用いるためには厚生労働省の認可が必要である。今までに，アスコルビン酸（昭和31年に認可），アスコルビン酸ナトリウム（昭和31年に認可），アスコルビン酸カルシウム（平成19年に認可），アスコルビン酸ステアリン酸エステル（昭和39年に認可），アスコルビン酸パルミチン酸エステル（平成3年に認可），アスコルビン酸2-グルコシド（平成16年に認可）のみが食品添加物として認可されている。これらの認可された成分を含み，さらにビタミンCの栄養機能食品として表示販売する場合には，決められた表現により，一般的な働きを表示できる。例えば「ビタミンCは，皮膚や粘膜の健康維持を助けるとともに，抗酸化作用を持つ栄養素です。」などである。しかし，同時に「本品は，多量摂取により疾病が治癒したり，より健康が増進するものではありません。1日の目安量を守って下さい。」などの摂取上の注意表示も義務づけられている。

第 4 章　薬剤・サプリメントとビタミン

3.10　今後のビタミン C 誘導体の開発

　今までに多くのビタミン C 誘導体が開発されてきた。開発の目的は，不安定であるビタミン C を安定化し，また溶解性を増して製品化しやすくするためである。ビタミン C の強い還元力は前に述べたように炭素 2 位および 3 位に水酸基が付加したエンジオール基と呼ばれる部分構造に由来する。強い還元力を保持するためには，この部分に化合物を付加しないことが理想的である。また，油への溶解性を増すために脂溶性の化合物を付加することも大切であるが，生体内において付加した化合物を除去することも必要である。なぜならば，化合物を付加することによりビタミ C の立体構造が大きく変わり，細胞内にビタミン C を取り込むトランスポーターが認識できず，トランスポーターを介してビタミン C を細胞内に取り込むことができなくなるからである。実際にビタミン C と分子式がまったく同じで，立体構造の異なる異性体，エリソルビン酸はビタミン C トランスポーターに対する親和性がとても低い。そのため，生体内でのエリソルビン酸の生理効果はアスコルビン酸の 20 分の 1 程度でしかない。これらのことを考え合わせるとエンジオール基に化合物を付加せず，そして脂溶性が高く，生体内で付加した化合物を酵素的または化学的に容易にすべて除去できるビタミン C 誘導体の開発が望まれる。

文　　　献

1)　ビタミン学会編，ビタミン総合事典，朝倉書店，393（2010）
2)　D. J. Lane *et al., Free Radic. Biol. Med.,* **47**, 485（2009）
3)　E. Suzuki *et al., J. Nutr. Sci. Vitaminol.,* **41**, 17,（1995）
4)　H. Tsukaguchi *et al., Nature,* **399**, 70（1999）
5)　C. L. Linster *et al., FEBS J.,* **274**, 1（2007）
6)　K. Hirota *et al., Biochem. Biophys Res. Commun.,* **338**, 610（2005）
7)　C. Rosenblat *et al., Connec. Tissue Res.,* **37**, 303（1998）

4　ビタミン D 誘導体の開発

久保寺　登*

4.1　はじめに

ビタミン D は D_2 や D_3 と書かれたり，活性型ビタミン D というように「活性型」がついたりして良くわからない。また，カルシウム摂取と関連付けて，成長期の子供やお年寄りには特に大事な「栄養素」と言われるかと思えば，骨粗鬆症などの「治療薬」とも言われてますますわからないといった声が聞こえてきそうな気がする。ビタミン D 領域の研究，開発にかかわって 30 年の筆者が，日頃接する世界の専門家にしてさえ，ビタミンとしての「D」と，ホルモンとしての「D」を区別しないで論じていることがままある。本項ではビタミン D 誘導体を医療の観点から眺めるとともに，ビタミンとしての「D」と，ホルモンとしての「D」の違いを明らかにし，なぜ「活性型」と表現されるのか，さらにビタミン D 誘導体の医薬品化，すなわち「治療薬」としての「D」について解説したい。

ビタミン D の研究を医療の面から考えると，三つの節目として捉えることができる。その第一は，言うまでもなくビタミン D 研究の黎明期で，ビタミン D の発見と抗クル病因子としての生理的意義付けである。そして第二の節目では，ビタミン D の体内での活性化経路の解明と活性本体の発見があり，ビタミン D をめぐる病態生理学の知識が飛躍的に拡大し，かつ活性型ビタミン D そのものと，そのプロドラッグの臨床応用の道が拓けた。さらに第三の節目は，活性型ビタミン D の分化誘導作用の発見で，それまで骨・カルシウム代謝に関与しているだけと思われていた活性型ビタミン D に，新たに生理作用の多様性が加わり，それらの生理作用が臨床上有用なことから，誘導体を合成して生理作用に強弱を持たせることで，合目的的な医薬を開発する機運が高まった。現在は第三の節目で開発された，いくつかの医薬品が実際に臨床の現場で役立っている。以下それぞれの節目を詳しく紹介しながら上記のテーマに言及し，さらに将来展望についても私見を述べたい。

4.2　第一の節目におけるビタミン D の生理的意義の発見[1]

クル病は古くからヨーロッパを中心に多く見られた骨疾患であり，McCollum らがこれは栄養障害によるもので，その因子がビタミン D であることを明らかにしたのは 1925 年のことである。同じ頃，Steenbock らは食品に紫外線を照射すると抗クル病成分が生成することを発見していた。また，Hess や Windaus，Askew らは，プロビタミン D であるエルゴステロールや 7-デヒドロコレステロールに紫外線を照射するとプレビタミン D が生成し，これが熱異性化してできる物質が，ビタミン D_2（一般名：エルゴカルシフェロール）およびビタミン D_3（一般名：コレカルシフェロール）であることを見出した（図 1）。化合物としてのビタミン D_2 およびビタミン D_3 の構造が初めて確認され，これらが不足することでクル病になること，すなわち骨・カル

---

*　Noboru Kubodera　活性型ビタミン D 誘導体研究所；（元）中外製薬㈱

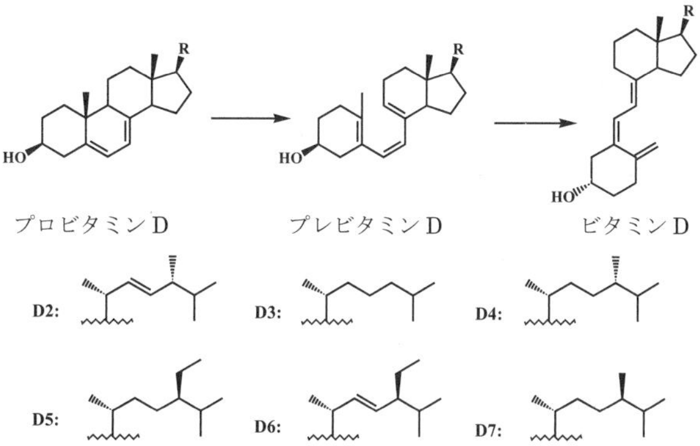

第4章　薬剤・サプリメントとビタミン

図1　ビタミンDの生成とこれまでに確認されている種々のビタミンD

シウム代謝にビタミンDが重要であることが明らかにされたのが，第一の節目の大切な知見であるが，ビタミンDがどのような機序でこの代謝に関与するのかは，この時点では全く分からなかった。

　ビタミンD_3は皮膚にある7-デヒドロコレステロールが日光の紫外線を受けて生成するか，あるいは主として魚介類からも摂取される。一方，ビタミンD_2は主にキノコ類に多く含まれ，食物から摂取されるが，米国などではミルクや乳製品に添加されている。一部は皮膚で合成されるものの，体外から経口摂取される必要のあるビタミンDのことを，天然型ビタミンD（native vitamin D）と呼ぶ。この点では「D」は間違いなく栄養素としてのビタミンの位置づけである。現在までにビタミンDは側鎖の違いによりD_2〜D_7の6種類が確認されており，通常ビタミンDと言う場合は，ビタミンD_2かビタミンD_3のどちらか一方，あるいは両方を意味している。生理作用が解明されているのもこの2種類で，他の詳細は不明である（図1）。

4.3　第二の節目における活性型ビタミンDの発見と臨床応用[2]

　第二の節目の重要な知見は，DeLucaやKodicekらによる活性型ビタミンD（active vitamin D）の発見である。食物から摂取されたか，あるいは皮膚で合成されたビタミンDはそのままでは生理的に活性ではなく，まず肝臓で側鎖が水酸化を受けて25-ヒドロキシビタミンDとなり，次いで腎臓でもA環の1位が水酸化されて1,25-ジヒドロキシビタミンDに変換され，これが生物学的作用を発揮する活性体であることが明らかにされた。特に腎臓での水酸化反応には種々の生理的な調節がかかっていることが明らかとなり，ビタミンDをめぐる病態生理学は飛躍的な発展をとげた。生体の必要性に応じて活性型に変換され，生理作用を発揮する点において，活性型ビタミンDは間違いなくホルモンとしての位置づけであり，ビタミンDがD-ホルモンと称される所以である。図2にはビタミンD_3の場合の活性化経路を示した。25-ヒドロキシビタミンD_3（一般名：カルシフェジオール）は，vitamin D binding protein（DBP）と呼ばれる特異的キャリアータンパクに結合して，長期的かつ安定的に血流循環している。そのため，

101

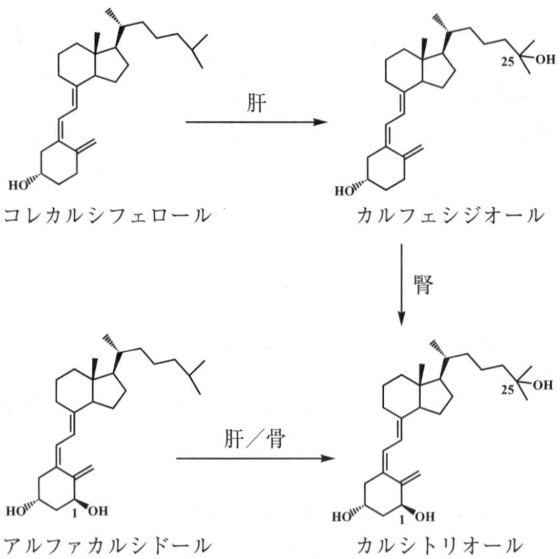

ビタミンの科学と最新応用技術

図2　ビタミンD_3（コレカルシフェロール）の活性化経路と第二の節目で医薬品として登場した
　　アルファカルシドールとカルシトリオール

血中の 25-ヒドロキシビタミン D を測定することでビタミン D が充足しているか否かを判断できる。カルシフェジオールは必要に応じて腎臓で 1,25-ジヒドロキシビタミン D_3（一般名：カルシトリオール）に変換され，これが活性体として小腸，骨，腎臓，副甲状腺等をはじめとする標的臓器に運ばれ，核内にある vitamin D receptor（VDR）と結合していろいろな生理作用を発揮する。

　また第二の節目の重要な知見として，腎臓に障害のある患者では 25-ヒドロキシビタミン D の水酸化がうまく行われず，ビタミン D の活性化障害に起因するビタミン D 欠乏に陥ることも明らかにされた。これを補うためにすでに活性型となったビタミン D，すなわちカルシトリオール，あるいはそのプロドラッグである 1α-ヒドロキシビタミン D_3（一般名：アルファカルシドール）を投与することが試みられた。すなわち活性型ビタミン D の臨床応用である。アルファカルシドールは肝臓で 25 位が水酸化されてカルシトリオールとなることが確認され，日本でまずアルファカルシドール（商品名：アルファロール®，ワンアルファ®等）が，腎性骨疾患や副甲状腺機能低下症の治療薬として登場し，後に骨粗鬆症治療薬に適応拡大された[3]。また，カルシトリオール（商品名：ロカルトロール®等）も，本邦や欧米で医薬品として使用されるに至り，活性型ビタミン D の臨床適応が可能となった（図2）。不足するとクル病となる「栄養素」から出発したビタミン D が，活性化経路の解明により「治療薬」にまで発展したのが，第二の節目の大きな功績である。

102

第4章　薬剤・サプリメントとビタミン

4.4　第三の節目における活性型ビタミン D 誘導体の創薬研究[2, 4]

　本邦でアルファカルシドールが医薬品として登場したのは 1981 年のことであり，ビタミン D の活性化経路の解明と欠乏を補うための医薬品の登場で，ビタミン D の創薬研究はひとまず決着をみたものと思われ始めていた。ところが，アルファカルシドールの上市と時を同じくして，マウスおよびヒトの骨髄性白血病細胞が，活性型ビタミン D によって正常細胞のマクロファージへと分化誘導されるという画期的な発見が行われ，これによってビタミン D の研究史に新しいページが開かれることとなった[5]。同時に VDR が体のいろいろな臓器や組織に存在することも見出され，それまで，骨・カルシウム代謝にのみ関与しているものと思われていた活性型ビタミン D が，分化誘導作用をはじめ細胞増殖抑制作用や免疫調節作用等いろいろな生理作用に関わっていることも明らかになってきた。さらにビタミン D 欠乏や低カルシウム血症を治療するために，アルファカルシドールを投薬されていた患者で，同時に患っていた関節リウマチや難治性皮膚疾患である乾癬の予後が良いことが，臨床的に示される症例が増加していた。しかし併発しているこれらの疾患の治療効果をさらにあげようとして，アルファカルシドールの投与量を増やすと，副作用として血中カルシウムが上昇してしまい，目標とする効果に到達できないこともわかってきた。乾癬や関節リウマチに活性型ビタミン D が奏効する理由の詳細は不明であったが，基礎の分野で発見された分化誘導作用と関連づけて考察されることが多くなっていた。そこで新しい誘導体を合成し，主作用としての *in vitro* 分化誘導作用と，副作用としての *in vivo* カルシウム作用を指標として，その作用に強弱を持たせようとする創薬研究が本邦を中心に，世界中で活発に行われはじめた。

　我々も逸早くこの研究に着手し，側鎖を修飾した誘導体の中から *in vitro* の分化誘導作用を強く持ちつつ，*in vivo* の血中カルシウム上昇作用は弱い誘導体としてマキサカルシトール（商品名：オキサロール®）を得，この誘導体は二次性副甲状腺機能亢進症（2HPT と略す）治療用注射剤および乾癬治療用軟膏剤として，2000 年および 2001 年にそれぞれ上市され，現在医療の現場で患者の役に立っている。マキサカルシトールは，カルシトリオールの側鎖の炭素原子が酸素原子に変えられた構造を有しており，DBP に対する親和性がカルシトリオールに比べて著しく低く，その結果，血液中や小腸，副甲状腺等の臓器から速やかに消失することで，カルシウム作用が弱いことが説明されている（図3）[6, 7]。

　一方，マキサカルシトールとは逆の生理作用プロフィールを持つ誘導体が，A 環部を修飾したものの中に見出され，それがエルデカルシトールである[8]。エルデカルシトールは *in vitro* の分化誘導作用は弱いものの，*in vivo* のカルシウム作用を強く保持していた。カルシウム作用が強いことは，その投与量の設定如何によっては骨に対して強い効果を発揮するのではないかと考え，当時はまだ一般的ではなかった閉経後骨粗鬆症のモデルである卵巣摘出ラットを作製・確立して検討したところ，予想通りエルデカルシトールに強烈な骨効果を確認することができた。エルデカルシトールは，カルシトリオールの A 環部の 2 位にヒドロキシプロポキシ基が導入された構造を有しており，上述のマキサカルシトールとは逆に DBP に対する親和性がカルシトリ

103

オールよりも強く，血液中や骨での半減期が長いことが確認されているが，このことがエルデカルシトールの骨に対する強い作用といかに関連しているかは，今後の検討により明らかにされることを期待したい。エルデカルシトールはその後の前臨床試験および臨床試験の難関を突破し，この4月にエディロール®の商品名で，骨粗鬆症治療用経口剤として医療の現場に登場した。エルデカルシトールの詳細な骨作用はここでは省略するが，特徴ある新しい活性型ビタミンD誘導体として骨粗鬆症患者に福音をもたらすことが期待されている（図3）[9, 10]。

図4には我々と同様な創薬活動の結果，開発に成功してこれまでに本邦をはじめ世界で発売

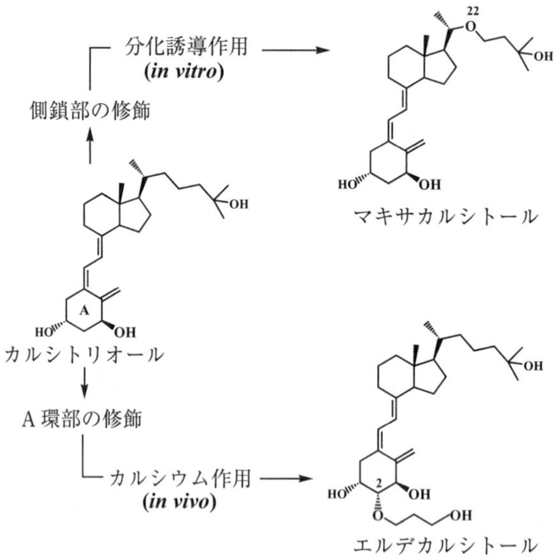

図3 第三の節目の生理作用分離のための創薬研究で登場したマキサカルシトールとエルデカルシトール

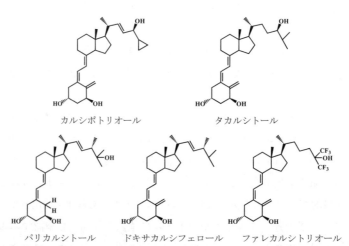

図4 第三の節目の創薬研究から生まれこれまでに医薬品化されたマキサカルシトールとエルデカルシトール以外の種々の誘導体

第 4 章　薬剤・サプリメントとビタミン

されている活性型ビタミン D 誘導体を示した。すなわちカルシポトリオール（商品名ドボネックス®・乾癬），タカルシトール（商品名ボンアルファ®・乾癬），パリカルシトール（商品名ゼンプラー®・2HPT），ドキサカルシフェロール（商品名ヘクトロール®・2HPT）およびファレカルシトリオール（商品名ホーネル®，フルスタン®・2HPT）で，これらはいずれもマキサカルシトール型の生理活性の強弱を示す誘導体であり，その適応疾患は上に示したように乾癬あるいは 2HPT である。一方，癌やアルツハイマー等を適応疾患として研究開発が試みられた誘導体も報じられているが，これまでに実際に上市にこぎつけた誘導体は筆者の知る限りない[11~13]。骨粗鬆症を適応疾患として登場したエディロール®は，久々の活性型ビタミン D 誘導体の医薬品化である。

4.5　おわりに

　栄養素すなわちビタミンとして出発した D が，その代謝経路の解明から活性型を持つホルモンとしての D と認識され，D-ホルモンそのものが治療薬として登場したことで，その生理作用の多様性が見出され，さらに D-ホルモンの誘導体を合成して種々の医薬品が得られるに至ったことを紹介した。カルシトリオールを活性本体と位置づけることに端を発した，先人や私達のビタミン D 誘導体開発への取り組みは，ややもするとカルシトリオールに固執しすぎてきたきらいがある。生体内にはまだ役割がはっきりしていないビタミン D の代謝物が多くあり，これらが生体の恒常性維持のためにいろいろな生理作用を担っている可能性も否定できない。事実そうした知見も最近数多く報告されている。この観点からの新たな医薬品探索も引き続き魅力があることを強調したい。冒頭でも述べたが，ビタミン D_4～D_7 の生理的な意味は依然不明のままである。

　コンピューターに考えさせ，ハイスループットスクリーニングやコンビナトリアルケミストリーのようにロボットに働かせて結果を得る創薬，すなわち現代神器を駆使して力ずくで取り組む創薬を決して否定するものではないが，活性型ビタミン D のような生体成分を基本とする探索と，ランダムスクリーニングでターゲット化合物を拾いあげる探索には，アプローチの方法論に大きな違いがあることを，活性型ビタミン D 誘導体の創薬研究を通して筆者は学んだ。どちらのアプローチに頼ろうが，要は患者に貢献できる良質な医薬に到達できれば良いことである。30 年前にアルファカルシドールが世界に先駆けて本邦で，医薬として医療の現場に登場したことから，第三の節目で紹介したような創薬研究が日本を中心に活発に展開された。今年，新たに医薬として登場するエルデカルシトールの育薬研究から，活性型ビタミン D 誘導体の更なる医薬品化が進むことを夢みながら本項を終えたい。

謝辞
　本項で紹介したカルシトリオール，アルファカルシドール，マキサカルシトールおよびエルデカルシトールに関する我々の，探索研究～創薬研究～育薬研究の遂行に際しては，2009 年 11 月 1 日に享年 77 歳でご

ビタミンの科学と最新応用技術

逝去された故尾形悦郎先生（東京大学名誉教授・癌研究会附属有明病院名誉院長）から，多大なご助言とご
激励を賜りました。尾形先生の在りし日を偲び，心からご冥福をお祈り申し上げます。ありがとうございま
した。

文　　　献

1) 尾形悦郎ほか，ビタミン D のすべて，講談社（1993）
2) 秋澤忠男ほか，ビタミン D Update 2001，中外製薬株式会社（2001）
3) N. Kubodera, *Molecules*, **14**, 3869（2009）
4) D. Feldman *et al.*, Vitamin D 3rd ed, Elsevier Academic Press（2011）
5) E. Abe *et al.*, *Proc. Natl. Acad. Sci. USA*, **78**, 4990（1981）
6) 久保寺登，有機合成化学協会誌，**63**，728（2005）
7) N. Kubodera, *Current Bioactive Compounds*, **2**, 301（2006）
8) K. Miyamoto *et al.*, *Chem. Pharm. Bull.*, **41**, 1111（1993）
9) N. Kubodera, *Mini-Rev. Med. Chem.*, **9**, 1416（2009）
10) 久保寺登，*Med. Chem. News*, **29**，29（2008）
11) 久保寺登，有機合成化学協会誌，**68**，904（2010）
12) L.A. Plum *et al.*, *Nature Rev.*, **9**, 941（2010）
13) N. Kubodera, *Heterocycles*, **80**, 83（2010）

5 ビタミンE誘導体の開発

阿部皓一*

5.1 ビタミンEの概要

ビタミンEの発見年はEvansとBishopにより「生殖に関与する必須な食事性新規因子」として報告された1922年である。その後，1924年にSureによりビタミンEと命名され，1938年にFenholzによりその構造が決定され，1956年にはGreenにより8つのビタミンE同族体が発見されている。ビタミンEは，穀物，緑葉植物，海草類，野菜，植物油，魚類，肉類など自然界に広く分布している無味無臭の液体である。ビタミンEは，少なくとも，4種のα-，β-，γ-およびδ-トコフェロール（Toc）と，4種のα-，β-，γ-およびδ-トコトリエノール（Toc-3）からなる8種類の同族体（図1）の総称である。最近になり，新しいビタミンE同族体であるトコモノエノール類として，3種類のトコモノエノールも同定されている（図2）。ビタミンE同族体の生物活性（ラット胎児吸収試験，ラット溶血試験，ニワトリ筋ジストロフィー試験による生物活性）は，α-Tocを100とすると，β-Tocが12-40，γ-Tocが1-20，δ-Tocが2以下，α-Toc-3が17-29，β-Toc-3が1-5である[1]。Toc-3同族体は対応するToc同族体に比較して生物活性が低いが，いくつかの独自の生理作用を持っている。α-Tocには，天然体（d-α-TocまたはRRR-α-Toc）と合成体（dl-α-Tocまたはall-rac-α-Toc）があり，合成α-Tocは8種類のジアステレオマーの等量混合物である（図3）。天然α-Toc/合成α-Tocの生物活性比は

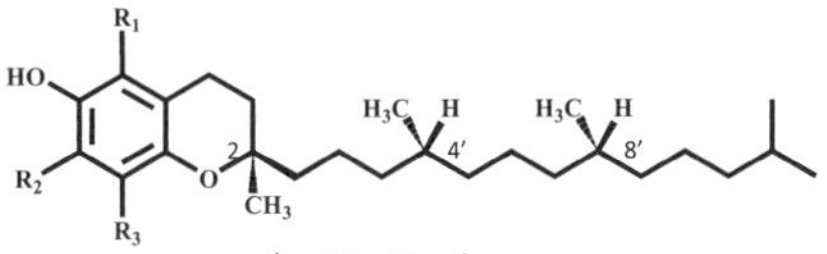

トコフェロール

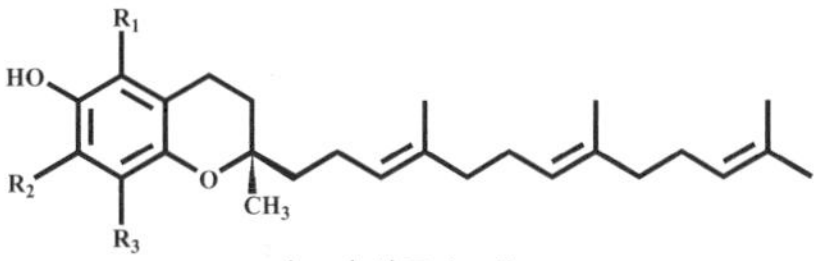

トコトリエノール

種　類	R1	R2	R3
α-	CH3	CH3	CH3
β-	CH3	H	CH3
γ-	H	CH3	CH3
δ-	H	H	CH3

ビタミンE同族体は油にとける無色〜淡黄色の液体で、生体膜に溶け込んで全身に分布する。

生物活性

	ラット胎児吸収試験（％）	ラット溶血試験（％）	ニワトリ筋ジストロフィー試験（％）	相対活性
α−Toc	100	100	100	100
β−Toc	25-40	15-27	12	40
γ−Toc	1-11	3-20	5	10
δ−Toc	1	0.3-2	−	1
α−Toc3	29	17-25	−	30
β−Toc3	5	1-5	−	−

S. Kijima,"Vitamin E", p5, Japan Scientific Societies Press and Kager(1993)を参照

図1　自然界のトコフェロールとトコトリエノールと生物活性

---

* Koichi Abe　エーザイ㈱エーザイジャパン　CJ部ビタミンE情報室　担当部長；芝浦工業大学　システム工学部　生命科学科　非常勤講師

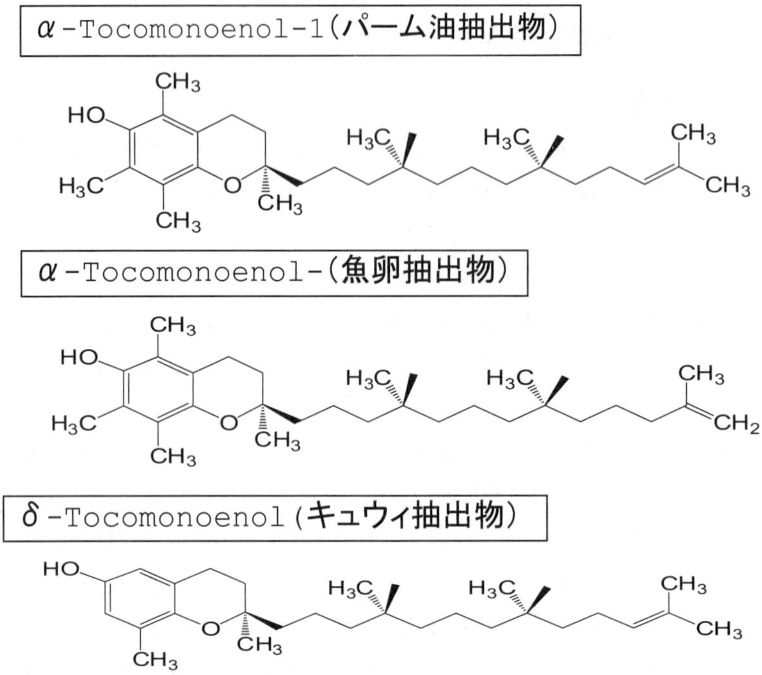

ビタミンの科学と最新応用技術

図2　自然界に存在する Tocomonoenols

1.36 とされている。しかしながら，その比はおよそ 2 であるという考え方もあり混沌としている[2]。一般に医薬品，健康食品，飼料には α-Toc とその誘導体が用いられており，食品・樹脂の抗酸化などには α-Toc，ミックスドトコフェロール（混合 Toc）や δ-Toc が使用されている。α-Toc の作用としては，主として抗酸化作用が知られているが，ほかに生体膜安定化作用，細胞情報伝達調整作用，免疫賦活作用なども明らかになっており，健康維持や種々の疾患予防に使われている。以下，α-Toc とその誘導体を中心に説明する。

5.2　ビタミンE誘導体の種類

　生物活性に関して，α-Toc の側鎖・クロマン環の修飾および切断しにくいエーテル誘導体では活性が下がることが報告されている。しかしながら，試験管内実験では，側鎖に 3 個の二重結合を有するトコトリエノール類[3]，pyran 環を furan 環にした誘導体[4] などが α-Toc に比べて強い抗酸化作用を有することがある。

　一般にビタミンE誘導体はエステル誘導体が多く用いられている。主なビタミンEおよびそのエステル誘導体は，図4，5，表1に示す通りであり，医薬品，化粧品，食品，樹脂，飼料などで多岐の用途に利用されている。

　α-Toc はフリーラジカルを素早く捕捉して抗酸化作用を発揮するが，それ自身はキノン体などの酸化体に酸化されるので，通常の保存状態では安定性が良くない。そこで，反応性の高

108

第4章 薬剤・サプリメントとビタミン

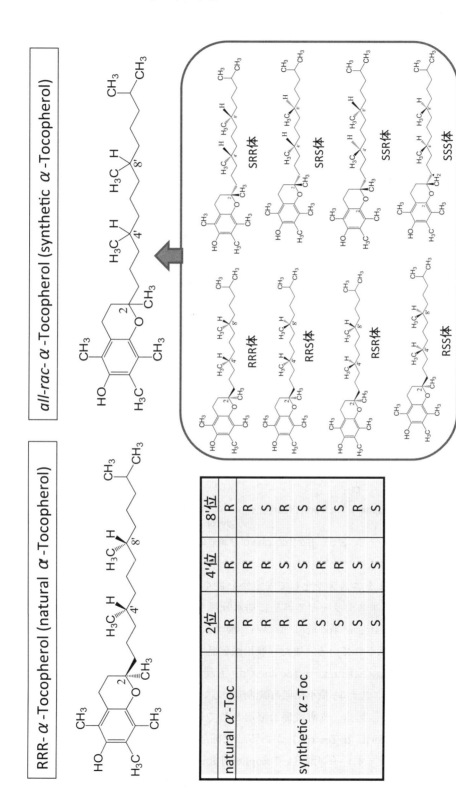

図3 天然 α-Tocopherol と合成 α-Tocopherol の構造

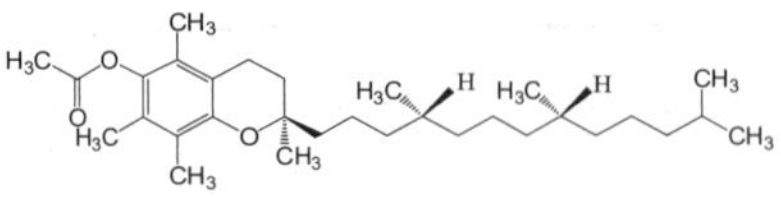

ビタミンの科学と最新応用技術

d-α-Tocopheryl acetate

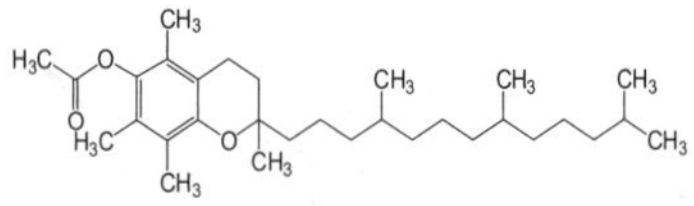

dl-α-Tocopheryl acetate

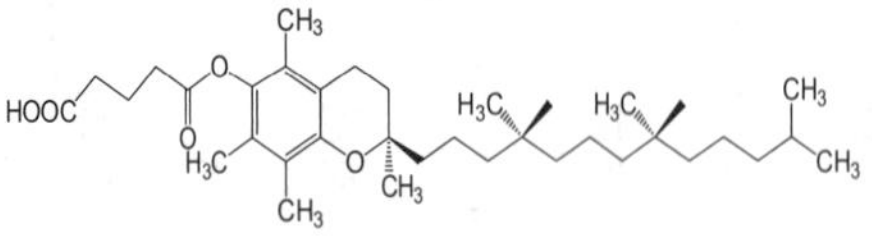

d-α-Tocopheryl acid succinate

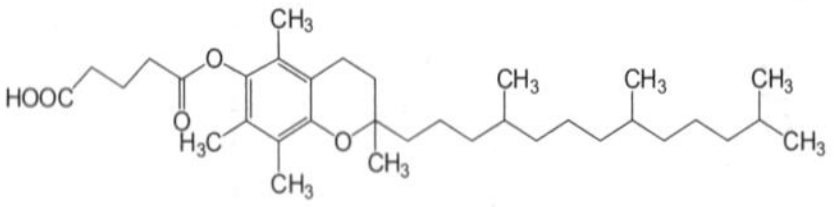

dl-α-Tocopheryl acid succinate

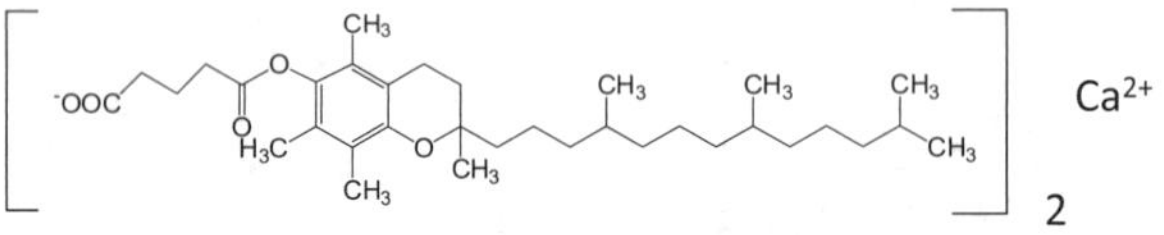

dl-α-Tocopheryl succinate calcium

図4　主な Tocopherol 誘導体の構造（1）

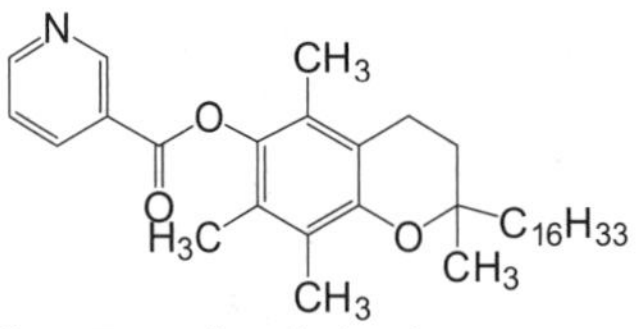

dl-α-Tocopheryl nicotinate

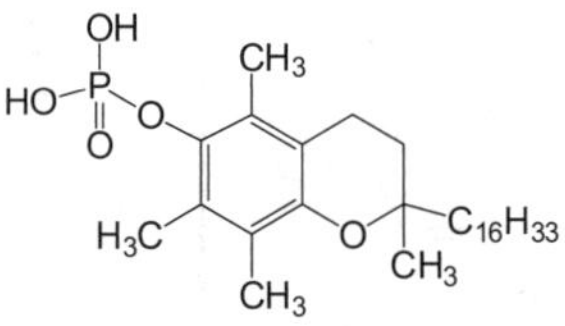

dl-α-Tocopheryl phosphate

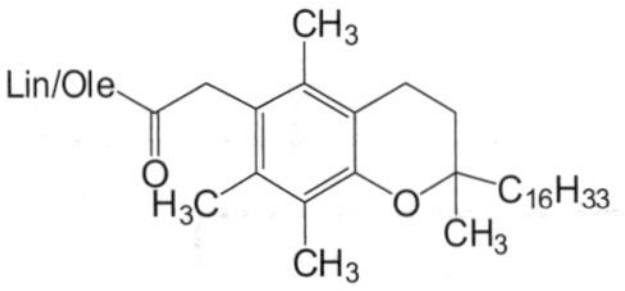

dl-α-Tocopheryl linoleate/Oleate

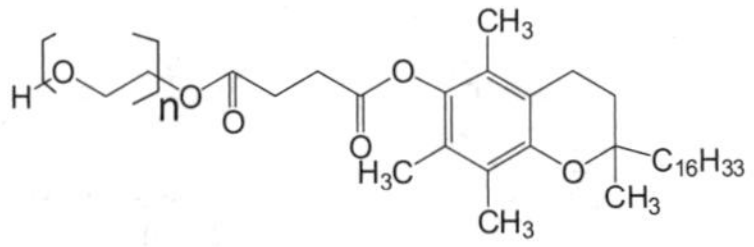

d-α-Tocopheryl polyethylen
glycol 1000 succinate

図5　主な Tocopherol 誘導体の構造（2）

いフェノール性 OH 基 をエステル化して安定性を良くしている[5]。医薬品，化粧品，食品，
飼料などの全般では，エステラーゼで容易に加水分解されて α-Toc になりやすい酢酸エステ
ル（α-Tocopheryl acetate，α-Toc ace）やコハク酸エステル（α-Tocopheryl acid succinate，
α-Toc suc）が多く使用されている。また一般用医薬品ではコハク酸エステルのカルシウム塩
（α-Tocopheryl succinate calcium，α-Toc suc Ca）も利用されている。医療用医薬品では，ビ
タミン E 剤として酢酸エステル，微小循環系賦活剤としてはニコチン酸エステル（α-Tocopheryl
nicotinate，α-Toc nic），褥瘡・皮膚潰瘍治療剤としてレチノイン酸エステル（α-Tocopheryl
retinate，tretion tocoferil，α-Toc ren）がある。化粧品としては，物性・薬効を考慮したニ
コチン酸・リノレン酸／オレイン酸（α-Tocopheryl linoleate/oleate，α-Toc lin/ole）・リン酸
（α-Tocopheryl phosphate，α-Toc phos）などのエステルが使用されている。外国では d-α-

第 4 章　薬剤・サプリメントとビタミン

表 1　ビタミン E とその誘導体の主な用途

区分	成分	用途							
		抗酸化剤など				主剤など			
		医薬品・医薬部外品	化粧品	食品	樹脂	医薬品・医薬部外品	化粧品	食品	飼料
天然・天然型	d-α-Toc	○	○	○		○	○	○	
	d-δ-Toc	○	○	○	○				
	ミックスド Toc	○	○	○					
	d-α-Toc ace					○	○		
	d-α-Toc suc					○			
	d-α-Toc phos						○		
	TPGS					○			
合成	dl-α-Toc	○	○	○	○	○	○		
	dl-α-Toc ace					○	○	○	○
	dl-α-Toc suc Ca					○			
	dl-α-Toc nic					○	○		
	dl-α-Toc lin/ole						○		
	dl-α-Toc ret					○			

Toc: tocopherol, ace: acetate, suc:succinate, lin: linoleate, ole: oleate,
TPGS: d-α-Toc polyethylene glycol 1000 suucinate, ret: retinate

Tocopheryl polyethylene glycol sucinate（TPGS）が界面活性剤または吸収促進性水溶性ビタミン E 製剤として用いられている。なお，トコフェロールエステルの英語名には Tocopheryl XXX と Tocopherol XXX があるが，本章では Tocopheryl XXX とした。

5.3　ビタミン E 誘導体の生物活性・国際単位

α-Toc の生物活性の目安としてビタミン E の国際単位（IU）を dl-α-Toc ace 1 mg を 1 IU とする規準が決められており，生物活性比，分子量換算により，dl-α-Toc 1.10，d-α-Toc ace 1.36，d-α-Toc 1.49，dl-α-Toc suc 0.89 および d-α-Toc suc 1.21 IU/mg と定められている。dl-α-Toc suc Ca，dl-α-Toc nic，dl-α-Toc lin/ole，dl-α-Toc phos，dl-α-Toc phos，d-α-Toc polyethylene glycol sucinate（TPGS），d-α-Toc ren については特に記載がない。

5.4　ビタミン E 誘導体の物性

α，γ，δ-Toc は無色～赤褐色澄明の粘性の液体で，わずかに特異なにおいがあるか又はにおいはない[6, 7]。α-Toc の酢酸エステルである dl-α-Tocopheryl acetate（dl-α-Toc ace）および d-α-Tocopheryl acetate（d-α-Toc ace）は無色～黄色澄明の粘性の液で，においはない[6, 8]。α-Toc のコハク酸エステルである dl-α-Tocopheryl acid succinate（dl-α-Toc suc），d-α-Tocopheryl hydrogen succinate（d-α-Toc suc）および dl-α-Tocopheryl succinate calcium（d-α-Toc suc Ca）は白色～帯黄白色の粉末または細かい塊である[6, 8, 9]。dl-α-Tocopheryl nicotinate（dl-α-Toc nic）は黄色～だいだい黄色の液体又は固体である[6]。dl-α-Toc linoleate/oleate は液体でわずかなにおいがある[10]。d-α-Tocopheryl polyethylene Glycol 1000 succinate

ビタミンの科学と最新応用技術

（TPGS）は帯黄色のワックスで特ににおいはない[10]。

5.5 ビタミンE誘導体の吸収

α-Toc誘導体間のバイオアベラビリティをヒトにおいて比較した報告はないが，酢酸またはコハク酸エステルなどのα-Tocエステルは消化管中のエステラーゼで加水分解されて，ほとんどがα-Tocとなってリンパ経由で吸収されるので，IU換算では分子量で補正している。ところが，ニコチン酸エステルは，一部，未変化体のままで吸収される[11]。また，慢性胆汁うっ滞症の小児患者では胆汁によるα-Tocのミセル化ができないためにビタミンE欠乏状態になり，大量のα-Tocを経口投与しても効果がない。しかしながら，水溶性のTPGSを投与すると吸収され症状が寛解される[12]。

5.6 注目される誘導体
5.6.1 コハク酸エステル

α-Toc sucは天然物にも存在し，古くからα-Tocのエステルとして汎用されている。α-Toc sucはクロマン環のOH基がコハク酸とエステル結合されているため，抗酸化活性を有しないにもかかわらず，未変化体そのもので多様な作用を持っている[13]。α-Toc sucは特異的にがん細胞のアポトーシスを誘導し，がん細胞を死滅させることから，抗ガン活性が注目されている。そのメカニズムとしては，NADPH oxidaseの活性化によるスーパーオキシドの産生の可能性が指摘されている。α-Toc sucの抗がん活性の活性部位はクロマン環ではなくて，コハク酸部位であり解離可能なカルボン酸パートが重要である。実際，マロン酸やシュウ酸誘導体ではコハク酸よりもがん細胞のアポトーシスを誘導するが，正常細胞に対してもアポトーシスを誘導する。α-Toc sucは長い間，ビタミンE誘導体として安全に使用されている。今後，さらなる研究が必要と考えられるが，有効性と毒性とのバランスを考慮してα-Toc sucは新規抗がん剤として期待されている。

5.6.2 リン酸エステル

α-Tocは生体内でフリー体として存在すると考えられていたが，リン酸エステル体であるα-Toc phosが生体組織に存在することが判明している[14]。α-Toc phosが細胞内でα-Tocと相互変換でき，存在量も少ないことからα-Tocの活性本体である可能性が指摘されている[15]。α-Toc phosは皮膚への浸透性がよく，皮膚内でα-Tocになり，抗炎症作用を発揮するので，化粧品に使用されている。また，試験管試験で動脈平滑筋細胞の増殖阻害作用，脂質過酸化抑制などが確認されており，高コレステロール食モデル実験でα-Tocよりも優れた動脈硬化予防があることが発表されている[16]。リン酸エステルとしては，dl-α-Tocopheryl phosphate sodiumまたはdi-d-α-Tocopheryl phosphateとd-α-Tocopheryl phosphateの混合体が使用されている。

5.6.3 ジメチルグリシン誘導体

α-Tocを安定化するために酢酸エステルやコハク酸エステルにしているが，これらのエステ

112

第4章　薬剤・サプリメントとビタミン

ルは脂溶性であるために，扱いにくい面がある。水溶性化と易加水分解性を考慮して，ジメチルグリシン誘導体が作成されている。その際，トコフェロール部分として α-Toc よりも抗炎症作用が強い γ-Toc を採用して，新しい水溶性誘導体，γ-Tocopherol-N,N-dimethylglycinate hydrochloride（γ-TDMG）が発表されている。γ-TDMG は動物実験で UV 照射時の皮膚に対して優れた保護効果があり[17]，新しい化粧品素材として注目されている。

5.6.4　モノグルコシド

α-Tocopherol monoglucoside（TMG）は，γ-TDMG と同様に，水溶化のために，イソフィトール側鎖をモノグリコシドに変換した新しい水溶性誘導体である[18]。TMG はクロマン環を有しているので，分布する場所は違うが，α-Toc と同様に抗酸化作用がある。TMG は，実験動物レベルながら，大腸炎予防作用，放射線庇護作用[19] などが報告され，将来的に新しい化合物として期待されている。

5.6.5　その他の誘導体

クロマン環と側鎖を変換し，強力な抗酸化作用を有するようにデザイン化された BO-653[20]，抗がん活性を期待されているトコトリエノール誘導体シリーズ[21] などのビタミン E 誘導体があり，新規の適用が期待されている。

5.7　おわりに

1922 年にレタスから発見されたビタミン E は医薬品，化粧品，食品，飼料などの幅広い分野で使用され，需要の拡大から天然体に加えて合成品も製造されている。さらに，その誘導体もエステル体を中心に合成され，古くから酢酸・コハク酸・ニコチン酸エステルなどが汎用されている。最近では，活性本体の可能性があるリン酸エステルと抗がん活性を有する活性本体コハク酸エステルが注目されている。次の世代の誘導体として，ジメチルグリシン誘導体および側鎖を変換したモノグリコシドが水溶性誘導体として注目されているし，抗がん活性があるトコトリエノールの誘導体が期待されている。

文　　　献

1) Kijima S "Chemistry of vitamin E" in 'Vitamin E' ed by Mino M *et al.*, pp3-12, Japan Scientific Societies Press（1993）

2) Hoppe PP and Krennrich G, Bioavailability and potency of natural-source and all-racemic α-tocopherol in the hhuman: a dispute, *Eur. J. Nutr.*, **39**, 183-193

3) Serbinova E *et al.*, Free radical recycling and intramembrane mobility in the antioxidant properties of alpha-tocopherol and alpha-tocotrienol, *Free Radic. Biol. Med.*, **10**, 263-275（1991）

ビタミンの科学と最新応用技術

4) 向井和雄，新しいビタミン E 誘導体の合成と生体内における活性酸素消去のメカニズム，油化学，**40**，1-10（1991）

5) Papas AM, Oil-soluble antioxidants in foods, *Toxicol Ind Health*, **9**, 123-149（1993）

6) 第 16 改正日本薬局方，pp2612-2622（2011）

7) 食品，添加物等の規格基準，pp2257-2264

8) European Pharmacopoeia 6.0, pp3086-3096（2008）

9) 日本薬局方外医薬品規格，pp290-291（2002）

10) Cosmetic Ingredient Review Expart Panel, Final report on the safety assessment of tocopherol, tocopheryl acetate, tocopheryl linoleate, tocopheryl linoleate/oleate, tocopheryl nicotinate, tocopheryl succinate, dioleyl tocopheryl methylsilanol, potassium ascorbyl tocopheryl phosphate, and tocophersalan, *Int. J. Toxicol.*, **21**, 51-116（2002）

11) 朝野芳郎ほか，ヒトにおけるユベラニコチネートの血中動態の研究，基礎と臨床，**16**，5714（1982）

12) Sokol RJ *et al.*, Treatment of vitamin E deficiency during chronic chilidhood cholestasis with oral d-alpha-tocopheryl polyethylene glycol-1000 succinate, *Gastroenterology*, **93**, 975-985（1987）

13) 濱進，小暮健太朗，ビタミン総合辞典 3.8.4 ビタミン E コハク酸（日本ビタミン学会編），pp112-114，朝倉書店（2010）

14) Ogru E, Giauello R, Libinaki R, Smallridge A, Bak R, Greytenbeek S, Kamar D and West S, "Vitamin E phosphate: an endogenous form of vitamin E" in Free radical and oxidative stress: chemistry, biochemistry and pPathological implications（Galaris D ed), pp127-132, Medimond Sr（2003）

15) 阿部皓一，ビタミン E のリン酸エステルはビタミン E の活性本体か，ビタミン，**80**，289-290（2006）

16) Negis Y, Ayan N, Ozer N, Ogru E, Libinaki R, Gianello R, Azzi A and Zingg JM, The effect of tocopheryl phosphates on atherosclerosis progression in rabbits fed with a high cholesterol diet, *Biochem. Biophys. Res. Commun.*, **450**, 63-66（2006）

17) Yoshida E, Watanabe T, Takada J, Yamazaki A, Karube Y and Kobayashi S, Topical application of a novel, hydrophilic γ-tocopherol derivative reduces photo-inflammation in mice skin, *J. Invest. Dermatol.*, **126**, 1633-1640（2006）

18) Murase H, Yamauchi R, Kato K, Kunieda T and Terao J, Synthesis of a novel vitamin E derivative, 2-(alpha-D-glucosidase-catalyzed transglycosylation, *Lipids*, **32**, 73-78（1997）

19) Ueno M, Inano H, Onoda M, Murase H, Ikota N, Kagiya TV, Anzai K, Modification of mortality and tumorigenesis by tocopherol-mono-glucoside（TMG）administered after X irradiation in mice and rats, *Radiat Res*, **172**, 519-524（2009）

20) Noguchi N, Iwaki Y, Takahashi M, Komuro E, Kato Y, Tamura K J, Cynshi O, Kadama T and Niki E, 2,3-Dihydro-5-hydroxy-2,2-dipentyl-4,6-di-tert-butylbenzofuran: design and evaluation as a novel radical-scavenging antioxidant against lipid peroxidation, *Arch. biochem. Biophys.*, **342**, 236-243（1997）

21) Elnagar AY, Wali VB, Sylvester PW and El Sayed KA, Design and preliminary structure-activity relationship of redox-silent semisynthetic tocotrienol analogues as inhibitors for breast cancer proliferation and invasion, *Bioorg. Med. Chem.*, **18**, 755-68（2010）

6 ビタミン K_2 誘導体の開発

中川公恵[*]

6.1 はじめに

　ビタミン K は，血液凝固に関与するタンパク質の特定のグルタミン酸残基の γ 位炭素をカルボキシル化する酵素（γ-グルタミルカルボキシラーゼ：γ-glutamylcaroxylase，GGCX）の補因子として発見された。しかし，その後，骨や血管を含めて幅広い組織で GGCX が存在することが明らかとなり，今日では，ビタミン K は血液凝固以外にも様々な生命反応に関与すると考えられるようになっている。骨にはオステオカルシン（osteocalcin：OC），マトリックス Gla タンパク質（matrix Gla protein：MGP），プロテイン S などのビタミン K 依存性タンパク質が存在する。わが国では，ビタミン K_2（menaquinone-4：MK-4）が骨吸収抑制作用と骨形成促進作用を併せ持つことから，骨粗鬆症治療薬として臨床応用されている。近年，MK-4 が肝臓や小腸，腎臓，骨組織に発現する核内受容体である SXR（steroid and xenobiotic receptor）のリガンドとして遺伝子の転写を活性化することや，MK-4 が protein kinase A（PKA）を活性化することが示され，GGCX を介した作用と独立した作用を持つことが明らかにされている。最近，この MK-4 が生体内で他のビタミン K 同族体から変換されて生成することおよびそれを担う酵素が明らかにされた。このことから，MK-4 は，ビタミン K の中でも活性型ビタミン K として生体内でホルモンとしての働きを担っているといえる。ビタミン K には側鎖構造の異なる同族体が存在するが，医薬品として臨床応用されているのは，ビタミン K_1（phylloquinone：PK）と MK-4 であり，海外では納豆に多く含まれる MK-7 がサプリメントとして市販されている。ビタミン K に関して，新規の誘導体開発は数少ない。ビタミン K 同族体の中で，MK-4 に様々な生理作用があり，かつ MK-4 が生体内で合成されることから，今後ビタミン K 誘導体研究は MK-4 を軸として展開されるといえる。本稿では，ビタミン K の構造や体内分布，生理作用，生体内における生合成などについて概説し，ビタミン K 誘導体開発への展望を述べる。

6.2 ビタミン K の化学構造

　ビタミン K は，2-メチル-1,4-ナフトキノン環を基本骨格として，3 位の側鎖構造の違いにより同族体に分類される。天然には，植物の葉緑体で産生されるビタミン K_1（phylloquinone：PK）と細菌や動物体内で産生されるメナキノン類（menaquinone-n：MK-n，n = 1～14）がある。前者は，3 位にフィチル基を持ち，緑黄色野菜や豆類に含まれ，後者はイソプレニル基を持ち，肉類・鶏卵・乳製品・発酵食品などに含まれる[1]（図1）。一般に食物由来のビタミン K の大部分は PK で，納豆（MK-7 を含む）などわずかな例外を除けばメナキノン類の摂取は少なく，その大半は MK-4 である。MK-4 は，基本的には菌類による主たる産生物ではなく，PK から変換生成されることにより動物体内に存在する。この PK から MK-4 への変換は，腸内

---

[*]　Kimie Nakagawa　神戸薬科大学　衛生化学　講師

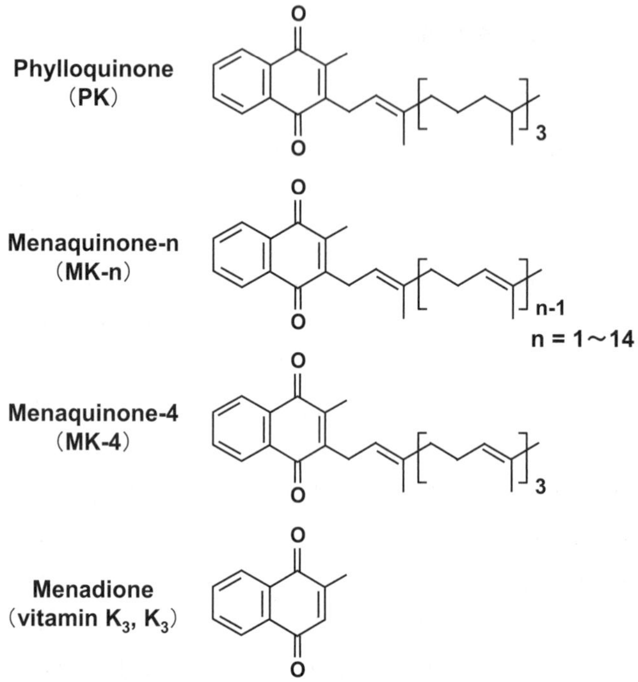

ビタミンの科学と最新応用技術

図1　ビタミンK同族体の化学構造式

細菌の作用とは関係なく起こることが証明されており，組織特異的に起こる[2,3]。ビタミンK同族体の中で3位の側鎖がないメナジオン（ビタミンK_3：K_3）は，鳥類や哺乳類の組織においてMK-4へアルキル化されることから，K_3は合成品として動物飼料のビタミンK供給源として広く使われている。最近では，ヒトにおいてPK摂取後の尿中にK_3が検出されたことから，K_3はPKの代謝物であることが示唆されている[4]。

6.3　ビタミンKの体内分布

　食物中に脂溶性成分として存在するビタミンKは，消化管内で胆汁酸塩類と膵液によって遊離型となり，小腸上部から吸収される。その後，脂質輸送タンパク質であるキロミクロン（CM）に抱合され，リンパ管を経て血流中へ移行する。腸管からのビタミンKの吸収率は，食物中の脂質含量やCMへの取り込み率などによって大きく影響を受け，健康成人での吸収率は高い場合で70〜80％，低い場合には10〜20％程度である。小腸から分泌された未成熟なCMは，血中でアポリポタンパク質C（ApoC）およびE（ApoE）が付加されて成熟型CMとなり，末梢組織の細胞膜表面に存在するリポプロテインリパーゼ（LPL）により分解を受けてキロミクロンレムナント（CR）に加水分解される。食事から摂取されたPKの70〜90％はCRに取り込まれた形で血液中を循環し，残りのわずかな部分が低密度リポタンパク質（LDL）や超低密度リポタンパク質（VLDL）に取り込まれた形で循環する[5]。CRの一部は，肝細胞の膜表面に発現

116

するリポプロテイン受容体関連タンパク質1（LRP1）またはLDL受容体（LDLR）を介して肝臓内に取り込まれる。また，他の一部は骨芽細胞などの末梢組織の細胞膜表面に発現するLRP1およびLDLRと結合し，受容体介在性エンドサイトーシスにより細胞内に移行する[6]。

6.4 ビタミンKサイクル

標的組織に移行したビタミンKは，細胞の小胞体においてビタミンKサイクルと呼ばれる変換サイクルによって代謝され，ビタミンK依存性タンパク質である血液凝固因子や骨基質タンパク質を活性化する酵素GGCXの補因子として作用する。ビタミンKサイクルにおいて，ビタミンKは，まずビタミンKリダクターゼ（vitamin K quinone reductase：VKQR）によりキノン体からヒドロキノン体に還元される。ヒドロキノン体は，GGCXの補因子として作用し，ビタミンK依存性タンパク質のグルタミン酸（Glu）残基のγ位に空気中の二酸化炭素を導入してγ-glutamyl carboxyl化し，カルシウム結合能を持った活性型であるγ-carboxyglutamic acid（Gla）へ変換させる。この過程で，ビタミンK自身は空気中の酸素を導入し，エポキシド体に酸化される。エポキシド体は，ビタミンKエポキシドリダクターゼ（vitamin K epoxide reductase：VKOR）によって再びキノン体に還元され，ビタミンKサイクルを循環する[7]（図2）。このビタミンKサイクルでは，PKもMK-nも同様に酸化還元される。クマリン系誘導体のワルファリンは，VKQRとVKORを阻害することでビタミンKサイクルを停止させる。その結果，血液凝固因子の活性化が阻害され，抗凝固作用を示すことから，ワルファリンは血栓塞栓症の治療薬として臨床応用されている。

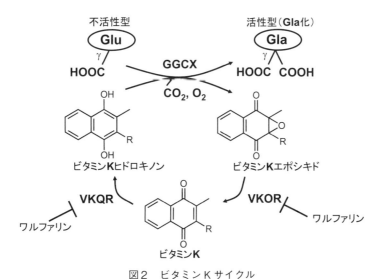

図2　ビタミンKサイクル

ビタミンの科学と最新応用技術

6.5 ビタミンKの生理作用

6.5.1 血液凝固に対する作用

　ビタミンK依存性血液凝固因子として，第Ⅱ因子（プロトロンビン），第Ⅶ因子，第Ⅸ因子，第Ⅹ因子の4つが知られている。これらの凝固因子は，肝臓での生合成の最終段階にビタミンK存在下で分子中のグルタミン酸がγ-カルボキシル化され，カルシウム結合能を獲得して血小板のリン脂質と結合する。ビタミンKが欠乏するとグルタミン酸のγ-カルボキシル化が起こらずPIVKA（protein induced by vitamin K absence）として産生される。PIVKA-Ⅱは，ビタミンK欠乏状態で産生される活性のない第Ⅱ因子であり，ビタミンK欠乏症の診断に用いられている。ビタミンK欠乏症の代表的なものは，新生児一次性出血症（新生児メレナ），突発性乳児ビタミンK欠乏性出血症などがあり，成人では，食事摂取が不十分な場合や閉塞性黄疸などの場合に発症しやすい。

6.5.2 血管石灰化に対する作用

　ビタミンK依存性タンパク質のうち，MGP（matrix gla protein）は血管の中膜石灰化を強く抑制するため，ビタミンKが動脈石灰化に有効であることが示唆されている[8]。血管平滑筋細胞が産生するMGPは，ビタミンK依存的にGGCXによってγ-カルボキシル化されてグラ化MGPとなり，これがBMP-2（bone morphogenetic protein-2）と結合することで血管平滑筋細胞の骨芽細胞様細胞への分化が抑制される。ビタミンKが不足するとBMP-2との結合性を持たない低グラ化MGP（uncarboxylated-MGP：uc-MGP）が生成し，石灰化が進行することになる[9, 10]。

6.5.3 骨に対する作用

　骨は，骨芽細胞による骨形成と破骨細胞による骨吸収が繰り返されることにより常にリモデリングされている。骨芽細胞は骨基質タンパク質であるオステオカルシン（OC）を産生する。ビタミンKはこの骨芽細胞におけるOC産生を促進するだけでなく，GGCXを活性化することによりOCをグラ化して活性型にし石灰化促進作用を示す。ビタミンKが不足すると，骨ヒドロキシアパタイト結晶に対して結合性を持たない低グラ化OC（ucOC）が生成し，血中へ移行する。したがって，ucOCは骨代謝におけるビタミンK不足のマーカーとして臨床的に用いられており，血中ucOC濃度の測定が，骨粗鬆症におけるビタミンK製剤の選択時やビタミンK製剤の効果判定の補助的指標にされている。また，GGCXを介した作用以外に，ビタミンKには核内受容体steroid and xenobiotic receptor（SXR）を介した遺伝子発現調節作用もある[11, 12]。SXRは肝臓や小腸，腎臓，骨組織にて発現を認める核内受容体であり，リガンドが結合すると核内受容体retinoid X receptor（RXR）とヘテロダイマーを形成し，標的遺伝子のプロモーターあるいはエンハンサー上のSXR応答配列（SXR responsive element：SXRE）に結合し，標的遺伝子の転写を制御する。生理的なリガンドとして二次胆汁酸が知られており，ほかにリファンピシンなどの薬剤もリガンドとなる。近年，ビタミンK同族体のうちMK-4が，SXRのリガンドとしてSXR応答遺伝子の転写を活性化することが報告されている。骨芽細胞では，MK-4依

第4章　薬剤・サプリメントとビタミン

存性の SXR 応答遺伝子として tsukushi, matrilin-2, CD14 が誘導される。この他，骨芽細胞において MK-4 は growth differentiation factor 15（GDF15）および stanniocalcin 2（STC2）を誘導する。これは SXR リガンドであるリファンピシンでは誘導されず，GGCX の siRNA によるノックダウンの影響も受けないことから，SXR や GGCX を介さずに GDF15 や STC2 の発現が誘導されているといえる。これらの遺伝子は protein kinase A（PKA）依存的に誘導されることから，MK-4 には PKA 活性を介した作用も存在すると考えられている[13]。この他，*in vitro* では破骨細胞の形成と骨吸収を抑制する作用があることが報告されている。

6.6　メナキノン-4 の生合成

　ヒトやマウス，ラットは MK-4 をほとんど摂取していないにも拘らず，組織中に MK-4 が高濃度に存在するが，これは摂取したビタミン K が生体内で MK-4 に変換されていることによる。MK-4 が生体内で合成される事実は，1958 年に Martius らによって初めて報告され[14]，1998 年に Thijssen らによっても PK や K_3 が MK-4 に変換されることが示されている[15]。最近筆者らは，ビタミン K 同族体の 1,4-naphthoquinone 骨格にある水素原子をすべて重水素に置換した重水素標識体を合成し，LC-APCI-MS/MS を用いて MK-4 重水素標識体の生成を調べた。その結果，重水素標識した同族体を投与したマウスの組織，神経細胞や骨芽細胞などの培養細胞で MK-4 重水素標識体が生成され，MK-4 が生体内および細胞内で合成されることが初めて科学的に実証された[16]。

　この MK-4 生合成を担う酵素は，筆者らの研究により同定された。一般に，大腸菌や枯草菌などの菌類は，生存するために電子伝達系において MK-n を利用しているため MK-n を合成する経路を持つ。これら菌類における MK-n の生合成は，アミノ酸であるフェニルアラニン，チロシン，トリプトファンの生合成経路の中間体であるコリスミ酸を出発物質として，*men* 遺伝子群の産物である酵素により行われる[17]。筆者らは，菌類の MK-n 合成に関与する酵素のうち，isoprenyl 側鎖を 1,4-naphthoquinone 骨格に付加する反応を担う酵素 MenA に着目し，MenA のヒトホモログ *UbiA prenyltransferase domain containing 1*（UBIAD1）を見いだした[18]。この UBIAD1 の発現を骨芽細胞で siRNA によりノックダウンすると，MK-4 生合成活性は著しく低下し，逆に発現を増加させると MK-4 生合成活性は有意に増加する。さらにバキュロウイルスにより UBIAD1 を発現させた昆虫細胞（Sf9 細胞）では著しく高い MK-4 の生合成が認められ，そのミクロソーム画分を用いた *in vitro* での酵素活性測定系でも MK-4 の生合成が認められる。この UBIAD1 による MK-4 生合成活性は，基質として側鎖を持たない K_3 のみならず，側鎖を持つ PK を用いた場合においても同様に起こる（図 3）。この UBIAD1 は，全身の組織に発現しており，その発現量と各組織における MK-4 の生合成活性，内因的に存在する MK-4 の量はほぼ一致する[18]。このことから，組織中に存在する MK-4 は，UBIAD1 によって生合成されたものに由来すると考えられる。また，UBIAD1 は小胞体に局在することから，MK-4 の生合成と小胞体に発現する GGCX や VKOR による K サイクルは密接に関連していると考えられ

119

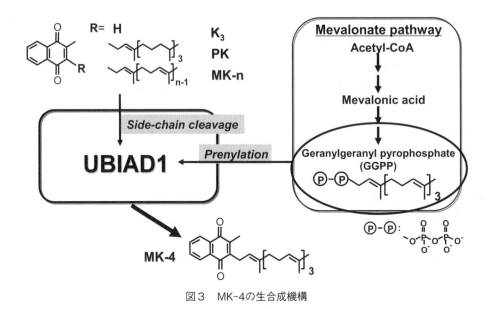

図3　MK-4の生合成機構

6.7　メナキノン-4生合成の生物学的意義

　MK-4には，GGCXの補因子としての働きの他にSXRのリガンドとして遺伝子発現を誘導する作用もある[11,12]。これまでに明らかにされているMK-4の標的組織は，主に肝臓と骨だが，MK-4もUBIAD1も全身の組織に存在することから，MK-4にはもっと多くの生理機能があると考えられる。特に脳には，他の組織と比べてMK-4が高濃度に存在し，UBIAD1発現も高い。脳におけるMK-4の機能は現在のところ不明であるが，MK-4は神経細胞を酸化ストレスから保護し生存性を高める作用や，神経幹細胞を神経細胞に分化誘導する作用を示す[19,20]。したがって，脳神経細胞の形成や維持にMK-4は重要な役割を担っていると考えられ，アルツハイマー病やパーキンソン病などの脳神経変性疾患の予防や治療に有用である可能性が示唆される。骨では，MK-4はGGCXの補因子やSXRリガンドとして骨形成を促進する。ヒトが主として摂取するPKや納豆等に含まれるMK-7が，骨の中でMK-4に変換されることは，MK-4が持つ骨形成作用を引き出すための機構であると考えられる（図4）。現在，臨床では骨粗鬆症治療薬としてMK-4製剤が用いられているが，食事からPKやMK-7を十分に摂取して骨中のMK-4量を増加させることで，骨粗鬆症の予防や治療ができる可能性もあると考えられる。今後，MK-4の生合成を担う酵素UBIAD1により，効率的にMK-4に変換されるビタミンK誘導体を開発することで，新たなビタミンK製剤が創製できると考えられる。

　また，UBIAD1はコレステロール代謝異常を伴うSchnyder corneal dystrophy（SCD）の原因遺伝子として報告されていることから[21〜23]，ビタミンKが脂質代謝において何らかの重要な

第 4 章　薬剤・サプリメントとビタミン

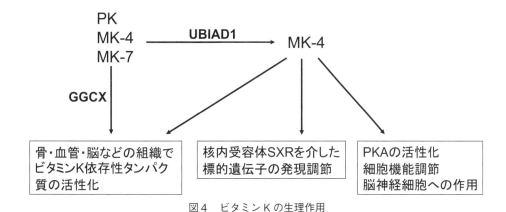

図 4　ビタミン K の生理作用

役割を担っていることも示唆される。UBIAD1 の機能をさらに解明することで，ビタミン K の新たな分子標的や生理作用も明らかになるものと期待される。

6.8　ビタミン K 製剤・ビタミン K サプリメント・保健機能食品

ビタミン K は，医薬品としては PK，MK-4 が利用されている。PK 製剤は，ビタミン K が不足して起こる出血や出血しやすい状態の治療に用いられている。主には，各種薬剤投与中に起こる低プロトロンビン血症，胆道及び胃腸障害に伴うビタミン K の吸収障害，肝障害に伴う低プロトロンビン血症，新生児の低プロトロンビン血症の予防及び治療，ビタミン K 欠乏が推定される出血の治療がある。MK-4 製剤は，分娩時出血，抗生物質服用中に起こる低プロトロンビン血症，クマリン系殺鼠剤中毒時に起こる低プロトロンビン血症の治療に用いられる他，新生児出血症及び新生児低プロトロンビン血症の治療にも用いられている。また，MK-4 製剤は，わが国では骨粗鬆症治療薬として臨床応用されており，骨粗鬆症患者の疼痛緩和および骨折予防に有効であることが証明されている。

ビタミン K のサプリメントには，PK や MK-4，MK-7 を主剤とするものの他，カルシウムやビタミン D と組み合わせたもの，総合ビタミン剤に含まれているものなどがある。食品では，MK-7 産生能を高めた納豆菌を用いて作られた納豆が開発されている。健常者では，日常の食事からビタミン K を摂取している量で血液凝固系におけるビタミン K の必要量は十分に満たされているが，骨代謝に重要な OC や動脈石灰化阻害に働く MGP のグラ化を指標とすると不足している場合がある。このことから，骨代謝や動脈石灰化予防などを目的として，このようなサプリメントや食品が摂取される場合が多い。

6.9　おわりに

ビタミン K は，側鎖構造の違いにより PK や MK-n といった同族体が存在するが，これらのうち栄養素として食事より摂取するのは PK，MK-4，MK-7 がほとんどである。ビタミン

121

ビタミンの科学と最新応用技術

Kは多くの同族体があるが，主として研究されているのは栄養素として摂取するPK，MK-4，MK-7である。ビタミンK同族体が，いずれも生体内でUBIAD1という酵素によりMK-4に変換されることから，これまで摂取あるいは投与したビタミンKの生理作用であると思われていたものの一端は，変換生成したMK-4の作用である可能性が高いといえる。このことから，ビタミンK誘導体を創製する上では，誘導体そのもの自身の作用のみならず，MK-4への変換の有無や効率を視野に入れた研究が今後は必要になるといえる。ビタミンK同族体の中で，とりわけ様々な生理作用を持ちUBIAD1により生体内で生成するMK-4は，ビタミンという枠を超え，もはやホルモンとして機能しているといえる。今後は，MK-4を分子基盤としてMK-4よりも作用の強いビタミンK誘導体を開発することや，UBIAD1という酵素特性を基にMK-4への変換効率の高い誘導体を開発することで，新たなビタミンK製剤を創製できるものと期待される。

文　　　献

1)　Booth SL, Suttie JW, *J. Nutr.*, **128**, 785-788（1998）

2)　Davidson RT, Foley AL, Engelke JA, *et al.*, *J. Nutr.*, **128**, 220-223（1998）

3)　Ronden JE, *et al.*, *Biochem. Biophys. Acta*, **1379**, 69-75（1998）

4)　Thijssen HH, *et al.*, *Br. J. Nutr.*, **95**（2），260-266（2006）

5)　Lamon-Fava S, *et al.*, *Am. J. Clin. Nutr.*, **67**（6），1226-1231（1998）

6)　Niemeier A, *et al.*, *J. Bone Miner. Res.*, **20**（2），283-293（2005）

7)　Oldenburg J, *et al.*, *Vitam. Horm.*, **78**, 35-62（2008）

8)　Luo G, *et al.*, *Nature*, **386**（6620），78-81（1997）

9)　Wallin R, *et al.*, *Thromb. Haemost.*, **84**（6），1039-1044（2000）

10)　Wallin R, *et al.*, *Thromb. Res.*, **122**（3），411-417（2008）

11)　Tabb MM, *et al.*, *J. Biol. Chem.*, **278**, 43919-43927（2003）

12)　Ichikawa T, *et al.*, *J. Biol. Chem.*, **281**, 16927-16934（2006）

13)　Ichikawa T, *et al.*, *J. Mol. Endocrinol.*, **39**（4），239-247（2007）

14)　Martius C, *et al.*, *Biochem. Z*, **331**, 1-9（1958）

15)　Ronden JE, *et al.*, *Biochim. Biophys. Acta*, **1379**, 16-22（1998）

16)　Okano T, *et al.*, *J. Biol. Chem.*, **283**, 11270-11279（2008）

17)　Meganathan R. In: Neidhardt FC, *et al.*, editors. Escherichia coli and Salmonella: cellular and molecular biology. 2nd ed. Washington, D.C: American Society for Microbiology, pp. 642-656（1996）

18)　Nakagawa K, *et al.*, *Nature*, **468**（7320），117-121（2010）

19)　Li J, *et al.*, *J. Neurosci. Res.*, **87**, 1997-2005（2009）

20)　Li J, *et al.*, *J. Neurosci.*, **23**, 5816-5826（2003）

21)　Orr A, *et al.*, *PLoS ONE,* **2**, e685（2007）

第 4 章　薬剤・サプリメントとビタミン

22)　Weiss JS, *et al.*, *Invest. Ophthalmol. Vis. Sci.*, **48**, 5007-5012 （2007）

23)　Nickerson ML, *et al.*, *PLoS One*, **5** （5）, e10760 （2010）

7　マーケティングとビタミン

7.1　ビタミンサプリメントの黎明
7.1.1　マーケティングとビタミンという表題

青山勝彦[*]

　マーケティングという場合のビタミンは，その中心は間違いなくサプリメントとしてのビタミンということになるであろう。なぜなら，マーケティングという技術は優れて最終消費財マーケットにおける技術だからだ。そして最終消費財マーケットにおけるビタミンといえば，それはとりもなおさずサプリメントとしてのビタミンということになる。

　もちろん，医薬品としてのビタミン，食品添加物としてのビタミンに，マーケティングが不在とか，不要とか言っているのではない。しかし処方箋医薬品としてのビタミンにはもともとマーケティングはなく，食品添加物としてのビタミンにもマーケティングは不要である。唯一 OTC としてのビタミンにマーケティングらしきものが見られるが，それとてサプリメントとしてのビタミンのマーケティングの外延として論じれば足りるであろう。

7.1.2　ビタミンサプリメントとは何か

　ビタミンは言うまでもなく必須栄養素である。栄養素として食品中に発見され，分離同定され，やがて抽出法や合成法が確立されて，順次医薬品や食品添加物に指定されていった。したがってビタミンには，その由来から，もともとの食品成分としてのビタミンと，それを抽出し化学的に合成した食品添加物としてのビタミン，さらに医薬品としてのビタミン，という三つの側面があると考えられる。

　英語圏の先進国，特にアメリカでは，1950 年代以後，微量成分の測定・分析法の急速な発達がライフサイエンス分野にも積極的に応用されるようになり，それによって医学・栄養学の急速な発達を促した。そのため 1950 年以前の栄養学を「古典的栄養学」，それ以後を「進歩的栄養学」と区別する考えが生じた。「進歩的栄養学」は，測定・分析上は化学的合成品の食品添加物のビタミンと，もともとの食品成分としてのビタミンとを，医学的・栄養学的に同等のものと見なす。早く 1960 年代には，食品添加物を使ったサプリメントとしてのビタミンが市場に登場していた。

7.1.3　ビタミンサプリメント―わが国では

　我が国においては，21 世紀の今日から見るとまことに信じられないことであるが，1970 年当時の薬務行政において，もとの食品成分として以外のビタミンは，もっぱら医薬品として見なされていた。そのため，主として化学合成品の食品添加物としてのビタミンは，ひたすら栄養強化目的（例：ポリライス）または酸化防止目的（例：プラッシー）でのみ一般の食品に添加し，使用することを認められ，サプリメントとしてのビタミンは事実上禁止されていた。唯一例外のごとく小麦胚芽油由来の「天然系 VE 剤」のみが，わざわざ「調味用」という表示を条件に JSD

　＊　Katsuhiko Aoyama　オルト㈱　代表取締役

第4章 薬剤・サプリメントとビタミン

規格に合格するというきわめて偏頗なものであった。余談だが，この「調味用」という表示を忠実に受けて，カプセルに針で穴をあけてVEを食材に振りかけて食した実例もあったという，なんだか不思議の国のアリスのような話ではないか。

　一方また，栄養行政および栄養教育においても，依然として「古典的栄養学」に基づき，ビタミンやミネラルなどの微量栄養素類は，もっぱら栄養基準（所要量表）において定められた数種類の栄養素のみ（6種のビタミンと2種のミネラル）に限定されていた。さらにその8種類の栄養素の所要量以上の摂取と，その8種類以外の栄養素の摂取とは，事実上抑制されるという，まことに偏った指導が行われていた。これらのため，我が国においては，サプリメントとしてのビタミンは，きわめて特殊な展開を余儀なくされた。

7.1.4　ビタミンサプリメントの黎明―渡辺正雄らの功績を中心に

　我が国における，サプリメントとしてのビタミンの展開を考えるとき，村田晃 佐賀大学農学部教授，安田和人 帝京大学医学部教授，糸川嘉則 京都大学医学部教授ら先進的な医学・栄養学者と並んで，在野の栄養学研究者で「ビタミン・ミネラル市場の展望」（昭和55年 富士経済社）の著者，渡辺正雄や著述家の今村光一，同じく丸元敏生らの貢献を欠かすことができない。

　渡辺（科学史家，渡辺正雄教授とは同名異人）は，東京大学農学部で生化学を学んだ後，三菱レイヨンにおいて1950〜1960年代に高分子化学技術製品の国内への導入と市場化に多大な業績を挙げた。50歳代半ば当該事業担当の常務取締役を最後に退任，無農薬・有機肥料による自然農法の研究に没頭した。渡辺がサプリメントとしてのビタミンの前提となる栄養学に取り組んだのは，この有機農法の研究の延長であった。つまり渡辺は，自然農法研究から自然療法としての栄養の研究に進んだのである。渡辺らは，1960年代以後の「進歩的栄養学」を研究し，1976年の「マクガバンレポート」も参考にして，何故アメリカを始め各国で市場化されているビタミンサプリメントが我が国においても必要か，そして何故将来我が国においても大きなマーケットを形成しえるのか，ということを明らかにしていった。

7.1.5　サプリメントが何故必要とされるのか

　第二次世界大戦後，平均寿命の伸長と同時に成人病（生活習慣病）の急速な蔓延が始まった。成人病は産業近代化の申し子ともいうべく，身体的活動量の低下，カロリー過剰，ストレスの増大などを原因としている。

　産業の急速な近代化のもたらしたものは，深刻な環境汚染と食生活の激変であった。それはとりもなおさず，過少栄養の時代から過剰栄養の時代への劇変であり，と同時に農薬や化学肥料を多用した農産品の増加，利便と味覚とを追及した精製加工食品の氾濫，それに伴う食品添加物の激増，食生活における外食利用機会の増大である。これらの汚染と激変は相乗的に働いて，一方でビタミンなど微量栄養素の摂取量の減少を招くばかりでなく，一方また微量栄養素の要求量の増大をも招くと渡辺らは考えた。渡辺らによれば，カロリー栄養の過剰の時代は，同時に微量栄養素の過少の時代でもあった。今では誰でも知っていることだが当時においては革新であり隔世の感がある。

125

図1は小麦の精白などにおけるビタミンの損失例である。VB_1を例に取ると，歩留まり70％の精白でおよそ8割，60％精白でおよそ9割のVB_1が失われることがわかる。渡辺らが一方で自然農法による農産物の身土不二・一物全体を推し進めながら，他方またサプリメントの効用を説いた論拠であり，まことに渡辺らの先見である。

渡辺らは，自然農法の推進者であり食品の過度の工業化には批判的な立場でありながら，ビタミンについては元来の生体内成分であるという立場を貫いた。生体内成分であるということは，たとえ化学的に合成された成分であっても，消化され吸収された後は，体内の代謝に参加し体内成分と同化するか，あるいは完全に排泄される，ということだ。だから渡辺らはビタミンについては，脂溶性ビタミンのごく一部を除いては，過剰摂取による副作用はほとんど認めない。きわめて安全性が高く，しかも有効性が高いという立場を早くからとった。この安全性の主張は今世紀に入って糸川らの「食事摂取基準」の設定でようやく公知となったが，当時としては画期的な主張だったといえる。渡辺らはサプリメントを，自然食に代わる次善の策とした。

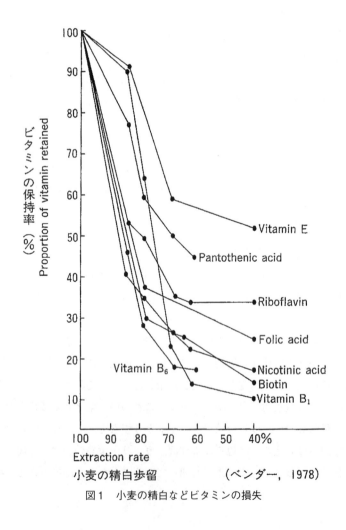

図1　小麦の精白などビタミンの損失

第 4 章 薬剤・サプリメントとビタミン

7.1.6 ノーベル賞受賞者，ポーリング博士の VC 大量投与

VB 群や，VE の，所要量の数倍～数十倍の大量投与による薬理効果については，20 世紀半ば
に優れた研究（B_1 については武田ら，B_3 についてはホッファー，E についてはシュート）が行
われてきたことは，夙に良く知られている。

VC の大量投与については，ストーン博士の 1960 年代の研究に続き，生化学賞と平和賞の 2
回のノーベル賞受賞者で後に栄養療法に参加し「分子矯正医学」を創始したライナス・ポーリン
グ博士らの 1970 年代の研究があまりにも有名だ。ビタミン C の，がんその他の疾患の予防効果
の研究は，正統派医学者との間で激しい論争を引き起こし，今世紀に入って未だに論争は続いて
いるが，近年に高濃度ビタミン C 点滴療法として多数臨床例が報告されるようになってきた。
ポーリング博士らの研究と主張がサプリメントの普及に果たした役割は限りなく大きい。

ポーリング博士らの主張はいたって単純であった。ビタミン C のような安価で，安全で，効
果的な成分の大量摂取をサプリメントとして認めないのは医薬業界の怠慢であり，嫉妬ではない
か，というものだ。怠慢なのは，ビタミンはいわゆるジェネリックであって医薬業界の利益にな
らないからであり，敵視するのはケースによっては医薬より安全で高い効果が期待できるからで
はないか，というものだった。

21 世紀になって，ビタミン類は日米ともに処方箋薬もしくは保険指定薬から外されていった
が，外されていったのは効果がないからだという謂われのない無知な中傷に近い言説が我が国で
まかり通っているのもこの嫉妬の変形か。

7.1.7 ウィリアムズ教授の「完全栄養」

同じ「分子矯正医学」派だが，もう少し穏やかで漸進的な研究で正統派の医学とも折り合いを
つけてきたのが生化学者・栄養学者 ロジャー・J・ウィリアムズ テキサス大学教授である。

ウィリアムズ博士は，1960 年当時アメリカで公認されていた 3 種のビタミンと 2 種のミネラ
ルのみを添加した「強化パン」と，全粒粉に 40 種あまりの必須栄養成分を全て強化した「特別
強化パン」とで，ラットの比較飼育試験を行った。その結果，「強化パン」グループでは，約 90
日で発育不全などにより 2/3 が死亡したが，「特別強化パン」グループでは，7 倍も早く成長し
ただけでなく，何代にもわたって健全な子孫を生み続けた。ここからウィリアムズ博士は「生
命を支える不可欠の鎖」「完全栄養」という考えを提唱する。すなわち栄養成分は全て生体内で
チームを組んで働くから，どれか特定の栄養成分を単一体で摂るのではなく，全ての必須栄養成
分を欠かさず総合的に摂ることが望ましい，という考えだ。

今日的に見ればきわめてシンプルで常識的としか言いようがないが，当時はこれが最も先端の
研究だったのだから隔世の感は否めない。しかしこの「完全栄養」をいち早く肥満治療の臨床に
適用したのが「フォーミュラ食」であり，さらにこの「フォーミュラ食」が一般消費者マーケッ
トに応用されることによって後年「VLCD」という画期的な新カテゴリーダイエットが発明され
たことを考えると，ウィリアムズ博士の研究の功績は大きいというべきであろう。

127

7.1.8 ウィリアムズ博士の「保健量」

ウィリアムズ博士の研究のもう一つの功績は，栄養必要量の「遺伝的その他の個体差」の発見である。各栄養素のアメリカでいう推奨摂取量，当時の我が国では所要量というのは，あくまでも90％以上の健常者の必要をカバーできる各栄養素の最少必要量を統計学的な方法で設定したに過ぎない。統計学的な標準偏差の分布からして，どの栄養素の推奨摂取量（所要量）にしても，最低数％の人はその栄養素の推奨量では実際の個別の必要量がカバーされない。

図2は，前述のポーリング博士の紹介している，健康な学生グループと，統合失調症グループの経口投与したビタミンCの6時間後尿中排出量の比較である。これによると統合失調症者では健常者に比べて体内でのビタミンCの消費が10倍も多く，それだけ多く補給しなければならないとされる。ビタミンCについて言えば，この統合失調症者グループは推奨栄養量（所要量）でカバーされないロングテールグループに入る。この統合失調症者へのビタミンCの10倍投与は，医学的に薬理投与といわれるものに近い。しかしウィリアムズ博士らは，統合失調症者に限らず一見健常者であっても個体差によっては推奨摂取量の5〜10倍の大量のビタミンCを必要とする数％の人の存在を明らかにしている。そしてその人たちの必要量を，ウィリアムズ博士らは，保健摂取量（保健量）と呼ぶことを提唱した。

ところで，一つ一つの栄養素ごとに，その推奨量（所要量）摂取では必要量を満たせない数％の例外的な固体が存在すること，そして必須栄養素は四十数種，主なビタミン・ミネラルだけで二十数種あるわけだからその一種ごとには数％であっても栄養素全体で見ると，推奨量（所要量）摂取では健康を維持する必要量を満たせない個体数がはるかに大量になることは当然である。わずか10個の栄養素が独立因子として数％の例外を生じるとしても，全体の30〜50％が推奨量では不足する。実際にウィリアムズ博士らは先の「強化パン」の比較飼育試験に続いて，今度は「推奨量強化食」と，推奨量の5倍レベルの「保健量強化食」とでラットの比較飼育試

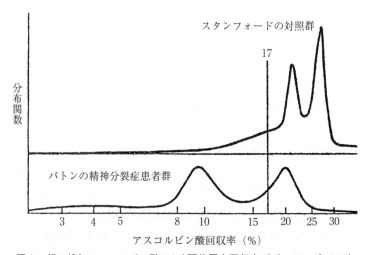

図2　経口投与アスコルビン酸の6時間後尿中回収率（ポーリング1972）

第 4 章　薬剤・サプリメントとビタミン

験を行って，保健量摂取の有効性を明らかにしている。この 20 数種のビタミン・ミネラルの保健量（推奨量の 5～10 倍量）を処方したものが今のマルチビタミンミネラルの主流になっている。

7.1.9　渡辺正雄とビタミン B 群サプリメントの開発

　渡辺正雄は，昭和 59 年に著した「ミネラル栄養学」（富士経済社）において分子矯正医学などの栄養療法を紹介し，ストレスや老化，汚染とラディカル酸化，フリーラディカルの発生とアンチオキシダントとしてのビタミンやミネラルのメカニズムを明らかにしている。ビタミン C や E がそれ自体アンチオキシダントであることは以前から知られていたが，B 群とミネラルが体内で抗酸化酵素の必須素材として使われることを一般書レベルで明示したのは渡辺が最も早い。またこの著書で渡辺は，従来の医学検査のみならず，血中ビタミン濃度や毛髪など組織中のミネラル分析など生化学的検査の有用性を説き，テーラーメード型の栄養処方の可能性を予告した。

　渡辺のもう一つの，あるいは最大の功績の一つはビタミン B 群サプリメントの開発に突破口を開いていったことだ。

　我が国では当時の薬務行政において，ビタミンサプリメントはもっぱら医薬品として見なされていたことは先述した。サプリメントとしては何故か，シャクリー社やインペックス社など主に外資系の販売会社の VE 剤や VC 剤のみが例外的に市場化されていた。そこで渡辺とその薫陶を受けたサプリメント開発者らが焦点を合わせたのがビタミン B 群（B_1，B_2，ナイアシン，パントテン酸，B_6 などの複合体を群という）であった。1980 年代初頭，当時千駄木にあった渡辺研究室は渡辺と渡辺の薫陶を得た開発関係者らの熱気に包まれていた。開発者らが最初に取り組んだのは，B 群の供給源としての食品素材の探査であった。当時副次的な食品素材の微量栄養成分分析などは，たとえ所要量表所収であってもほとんど行われておらず，ましてや所要量表所収以外の栄養成分の分析データなどは全くない状態だった。開発者らは渡辺が紹介する海外文献を探査した。

　その結果，最も良い供給源として最終候補に残ったのは酵母であった。酵母はもともと B 群の豊富な食材である。その上酵母はその育つ培地によっては B 群のみでなく色々な栄養素をさらに豊富に含ませることができる（この技術は後年ミネラル酵母の開発に応用される）。しかし酵母はあくまで自然食品素材であるから，その含む B 群の量は，種類や産地によって同一でなく，同じ種同じ産地であってさえ，さらにロットごとでバラつきが出る。このバラつきの欠点をカバーする目的で用いられたのが栄養強化用の食品添加物のビタミンであった。あくまでも主原料は酵母である。まことにコロンブスの卵の発想ではないか。

　この酵母を用いたビタミン B 群サプリメントは 1982 年秋オルト社から試験的に発売され，翌年これがベースとなって大正製薬社の「ビオディナ」シリーズとして本格的な販売が始まった。「ビオディナ」はその後 10 年余りの寿命であったが，このわが国で最初の本格的なビタミンサプリメントが大衆薬の最大手から発売されたことの意義は，1980 年代を通じて，C，E 以外の

129

ビタミンの科学と最新応用技術

サプリメントの原則禁止から容認へと行政の舵が大きく変わることの一つのきっかけになったか
もしれない。

7.2 サプリメントマーケットの展開と未来

木村忠明*

7.2.1 再び伸びに転じた健康食品市場

　健康食品の市場は2010年,メーカー出荷額で前年をやや上回り6700億円とみられる。これは末端に換算すると約1兆2000億円を超える市場となっているとみられるが,これに特定保健用食品市場規模を加えると,市場規模は2兆円に達するものとみられる。

7.2.2 通販の伸びが市場の伸び支える

　日本通信販売協会企業実態調査によると,2009年に通販市場は4兆3100億円に達し,2000年の2兆3900百億円から10年間でほぼ倍増している。この通販の伸びは日本経済がマイナス成長となった2001年やリーマンショックで深刻な不況に陥った2008年の時期にも一貫して伸びている。他の流通が比較的低迷しているなかにあって,通信販売は一人勝ちの様相を呈している。これはインターネットの普及が大きく影響しているが,これに最近ではモバイル通販も加わり,将来にわたって通販市場の伸びが期待される要因となっている。

　健康食品の販売チャネルとしても,通販の伸びは大きい。この象徴的な企業としてサントリーウエルネスがあるが,すでに600億円の売り上げに達して,まだ伸びは続いている。

　2008年の日本通信販売協会の調査では取扱商品の中で健康食品や化粧品はここ10年の花形になっている。通販企業の健康食品の取り扱い率（2008年調査）は他の商品を抑えてトップの41％で,続いて化粧品,食料品の順となっている。この傾向はやはりここ数年同様の傾向があり,健康食品通販はネット,テレビ,新聞,雑誌,ラジオなどありとあらゆる媒体でみかけるよ

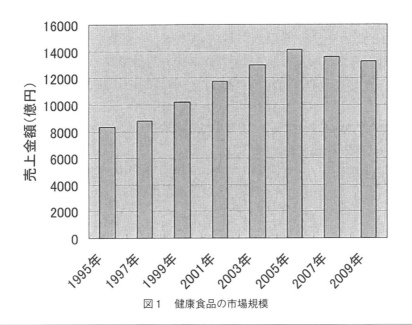

図1　健康食品の市場規模

---

*　Tadaaki Kimura　㈱ヘルスビジネスマガジン社　代表取締役会長

うになっている。

7.2.3　ベーシックなビタミンサプリ

ビタミンサプリメントの市場はアメリカではミネラルと並んでベーシックな健康食品としてみなされてきた。健康食品を利用する一般の消費者はまずマルチタイプのビタミン，ミネラルを摂り，その上で足りないビタミン，ミネラルやその他のハーブなどの機能性の健康食品を摂るというのが一般的なライフスタイルである。このためアメリカではビタミンサプリの健康食品の市場に占める割合も高い。市場の半分近くがビタミン・ミネラルで，このうちマルチビタミンの割合が多く，単体のビタミンではビタミンC，ビタミンEの売り上げが大きい。

日本の市場でも類似の傾向がありマルチビタミンやミネラルを加えたもの，さらにビタミンC，ビタミンEがこれに続いている。ただし日本ではビタミンの市場は健康食品全体の2割程度に過ぎず，末端金額で2500億円弱の市場とみられる。

7.2.4　ビタミンサプリが市場形成された理由

アメリカでビタミンがミネラルとセットで栄養補助食品として広く使われるようになったのはマクガバンレポートとライナス・ポーリング博士の主張が広く世の中に知られるようになってからだ。

マクガバンレポートは1976年，1977年の2年にわたって，アメリカの上院で行われた栄養問題特別委員会の報告のことで，後に大統領候補にもなった民主党の有力議員ジョージ・マクガバンが委員長に就任した。この委員会ではがん，心臓病，脳血管疾患から統合失調症まで，アメリカで問題になっている現代病の原因は何なのかを，2年間かけて世界中の学者を議会に呼んで公聴会を開いた。

この結果，脂肪，炭水化物，たんぱく質などの多量栄養素の過剰とビタミン・ミネラルなどの微量栄養素の欠乏やアンバランスという誤ったアメリカの食生活が，現代病を引き起こしている原因だということが明らかになった。このためアメリカ政府が現代病を予防するため，誤った食生活を改める食事の目標「ダイエタリーゴール」を定め，新たな健康政策に乗り出した。これがその後，飽食の時代の栄養政策として，世界中の健康政策を一変させることになった。

7.2.5　日米の産業形成にも大きな影響

この栄養政策は産業にも大きな影響を与えた。多量栄養素の摂取を抑える産業としてダイエット産業を生み，微量栄養素の欠乏やアンバランスを解消するため，ビタミンなどの栄養補助食品の産業が誕生した。

日本では，渡辺正雄の「ビタミン・ミネラル市場の展望」の出版された翌1981年（昭和56年）は画期的な年となった。アメリカのマクガバンレポートを抄訳した「今の食生活では早死にする」（今村光一著）が出版され，たちどころにベストセラーになった。

一方，もう一つの本の存在も忘れるわけにはいかない。高単位のビタミンC摂取を主張するライナス・ポーリング博士の「がんとビタミンC」（共立出版）も同じ年に発売された。ビタミンCをグラム単位で摂ることががんや風邪，インフルエンザの予防や治療に効果があるという

第4章　薬剤・サプリメントとビタミン

博士の主張は学者やマスコミを巻き込んで大きな話題となった。これでビタミンブームに火がついた。

7.2.6　"栄養補助食品"の登場

この時期まで健康食品ではクロレラ，ローヤルゼリー，高麗人参が市場を支える"御三家"とされ，大半が訪問販売で販売されていた。ところが1970年代後半，ネットワークビジネスといわれるアメリカの新たな訪問販売が見られるようになる。日本シャクリーが1975年に，日本インペックスが1981年に相次いで設立された。これらのアメリカ系の企業の主力商品はプロテインやビタミンCやEなど栄養素を錠剤やカプセルにした健康食品だった。「栄養補助食品」という名称はこれらの企業が命名したものだ。

7.2.7　ビタミンEに製粉企業など大手が参入

この頃，日本の大手食品企業もビタミンEの分野に参入した。日清製粉はすでに1975年に「リブロン小麦胚芽油」を発売，1979には年豊年製油（現J-オイルミルズ）が「豊年エルフ」で，日本製粉は1980年に「ハイガッツE」を発売して参入し，これ以降に大半の大手の製粉，製油企業が参入を果たした。

これらに企業の製品は「小麦胚芽油」と「ビタミンE」の2種に分類される。小麦胚芽油は比較的ビタミンEの含有量が低く，一方，逆に豊年エルフなどの製油企業は総トコフェロールで1カプセル中に120 mg含有するなど多く含んでいるのが特徴だった。これは医薬品のビタミンEとの違いを意識して天然を強調する小麦胚芽油とアメリカ型の栄養補助食品を意識した考え方の違いが背景にあったが，次第に高単位が主流になっていく。

これら製粉，製油企業が大手食品企業の核となって次第に食品医薬品企業の中にも栄養補助食品を発売する企業が増え，ビタミンE以外にビタミンCさらにマルチタイプのビタミンなどに広がり，健康食品から栄養補助食品（サプリメント）への流れが出来てくる。

7.2.8　西武のバイタミンショップ

1982年にはアメリカでベストセラーになっていたアール・ミンデル博士の「ビタミンバイブル」が小学館から発売されベストセラーになった。これはビタミンサプリがさらに消費者に認知される大きな力になった。西武百貨店の本店にバイタミンコーナーが誕生してビタミンブームの報道で度々取り上げられ，アメリカ型のビタミンショップとして一躍話題になった。

翌1983年大正製薬が「ビオディナ」シリーズを発売しこれ以降，製粉，製油，製菓，飲料等の食品企業の参入ラッシュが続くことになる。1984年には健康食品全体で市場も末端で約4000億円に達した。わずか5年前で5倍の市場に成長する伸びを記録した。このうちビタミンの市場は1000億円近くに達した。

7.2.9　健康食品の規格基準づくり

「出る杭は打たれる」で，こうしたなか健康食品の品質問題が浮上した。なんの品質を保証する基準もなかったため，"野放し状態"としてマスコミも問題視するようになっていた。このため1985年に厚生労働省の公益法人として財団法人日本健康食品協会（現在の日本健康・栄養食

品協会）が認可され，健康食品の品質基準づくりを行うことになった。この規格基準はJAFAと呼ばれ，今では61品目を超えるまでになっているが，消費者の信頼を得るために一定程度貢献した。

7.2.10 アメリカで制度化の動き

同じころアメリカで効果の表示を巡って新たな問題が生まれていた。1984年のケロッグのふすまのシリアル製品のパッケージに食物繊維のがん予防効果を表示した。これは従来，薬事法違反として取り締まりの対象になった。ところがFDA（食品医薬品局）はそれまでの方針を転換して，予防対策で健康食品などに健康に効果表示を認める法制化に舵を切った。10年の歳月を要したが，健康食品の効果表示は1994年に「栄養補助食品健康教育法（DSHEA）」として立法化された。以降，病名と栄養素がその危険を下げる効果「健康強調表示」と体の構造や機能への効果「構造機能表示」が認められ，健康食品などに効果表示が可能になった。

これはアメリカで市場拡大の追い風になったばかりか，以後コーデックスに舞台を移して，国際的に影響を与えていく。

7.2.11 日本で機能性食品からトクホへ

1984年から1986年の文部省は特定研究班による「食品機能系統的解析と展開」をテーマに，全国の国立大学を挙げて学際的な大研究に乗り出した。この結果，食の機能を第1次機能の栄養機能，第2次機能の感覚機能，第3次機能の生体調節機能に分類，この第3次機能の生体調節機能を活かして生活習慣病などの予防に役立つ食品として機能性食品の創製が提案された。

この画期的な研究を受けて，1987年に厚生省は機能性食品の制度化に向けて検討に入ることを明らかにした。1991年には特定保健用食品として機能性食品の表示制度化が行われた。ただし対象はいわゆる"明らか食品"に限られ，きわめて偏頗な制度となった。厚労省の担当者は世界で初めての食品の効果表示だと胸を張ったが，肝心のJAFAを含むサプリメントタイプは取り残されることになった。

7.2.12 抗酸化・抗炎症機能の時代へ

また1990年代は日米ともに抗酸化栄養素の時代でもあった。1990年にアメリカの国立がん研究所（NCI）がデザイナーフードプロジェクトをスタートした。これは植物化学成分（フィトケミカル）を研究して，がん予防食品をつくり，予防を促進するといったものだった。

この結果，カロチノイドやポリフェノールなどの新たな成分が次々に発見され，新たな健康食品が誕生する。βカロチン，ルテイン，イソフラボン，アスタキサンチン，オメガ3などだ。活性酸素が体の老化に関与して様々な病気を引き起こすことが解明され，同時にそれらの症状には共通して慢性的な炎症が潜んでいることがわかってくると，こうした抗酸化成分や抗炎症成分が健康食品素材としてもてはやされる。その一方でビタミンCやEなどのビタミン・ミネラルの抗酸化機能も見直されるきっかけになった。

7.2.13 栄養補助食品企業に新たな時代が

1990年代，日本の健康食品市場は激変する。

第4章 薬剤・サプリメントとビタミン

一つは大塚製薬の参入であり，もう一つはファンケルの参入である。大塚製薬はアメリカの
ファーマバイド社を買収，1993年にはアメリカのナショナルブランドの「ネイチャーメイド」
の国内販売を開始した。このアメリカスタイルのビタミン・ミネラルの製品群はドラッグストア
やコンビニの健康食品の棚のイメージを一新した。これは健康食品が低価格路線を辿るきっかけ
となった。さらにファンケルがこの低価格化に拍車をかける。

ファンケルは安全志向の化粧品の通信販売企業として知られていたが，1994年ビタミン・ミ
ネラルなどの栄養補助食品で市場に参入した。新聞，雑誌に載ったファンケルの広告は「ファン
ケルが健康食品を作るとこうなります！」という刺激的なコンセプトを打ち出したものだった
が，事実上の「価格破壊宣言！」だった。

一方，1990年代同じ通販企業でもサニーヘルス社のVLCD「マイクロダイエット」は，低価
格路線をとらず世界的に見てもまれに見るブランドとして成長を遂げた。

7.2.14 テレビ発の健康食品ブームとドラッグストア

この時期ドラッグストアは急速に店舗を増やし大型化していた。この急成長を支えていたの
が，新聞の生活関連商品の折り込みチラシによる安売りだった。そしてこの安売りの対象の一つ
に健康食品があった。高額の健康食品が2,000円や場合によっては1,000円台で手に入る。この
ためテレビでブームになると，ドラッグストアの店頭で類似した商品が飛ぶように売れるという
現象が次々に生まれた。杜仲茶のブームは1993年にテレビが火付け役になって一大ブームを引
き起こしたが，ドラッグストアはこれらのブームで健康食品を売りまくった。こうしたビジネス
モデルは2007年のテレビ関西の「発掘！あるある大辞典」がやらせ問題で事件となり，健康番
組がテレビから姿を消すまで続いた。

7.2.15 ネットワークビジネスが拡大

一方1990年代アメリカの訪問販売の巨大企業が相次いで上陸して成功を収めた。これらは
ネットワークビジネスという新たな名前で呼ばれ，不況による追い風を受けてアメリカ系の企業
にもかかわらず売り上げを伸ばした。なかでも日本アムウェイやニュースキンなどのように売り
上げが1000億円を超える企業も出た。これらの企業の大半が主力商品の中に栄養補助食品（サ
プリメント）のシリーズを持ち，そのなかにビタミン・ミネラルなどの商品は必ず揃えていた。

1990年代後半にはこれらMLMを含めた訪問販売の市場は4000億円を超えたと言われ，こ
の大半がサプリメントの売り上げだった。

7.2.16 通販の価格破壊と健康食品の大衆化

1990年代がドラッグストアとネットワークビジネスの時代だとすると，2000年以降は通信販
売の時代となった。

ファンケルの低価格による市場拡大戦略は日陰の存在だった健康食品を「表通りに引き出す」
（池森氏）ことに成功した。ビタミンなどの低価格サプリメントの通販は世の中の話題を誘うだ
けでなく，ビジネス的にも極めて大きな成功を収めた。ファンケル参入の翌年には同様な市場を
狙ってDHCがやはり通販で参入し，小林製薬などが続き，1997年にはサントリーが本格参入

ビタミンの科学と最新応用技術

した。1990年代後半から2000年半ばまでの健康食品の市場はこれら通販企業が市場を席巻することになる。

これらの通販はビタミン・ミネラルなどの栄養補助食品にハーブや日本型の機能性食品を加えた豊富な品揃えと千円前後の低価格が特徴で，大衆化をもたらした。

7.2.17　栄養補助食品にも効果表示が

大衆化とともに求められたのが，効果などの製品情報を公開することだ。

厚生労働省は2001年に特定保健用食品に栄養機能食品を加えて，保健機能食品制度に拡充した。これはコーデックスの方針に従わず，「いわゆる健康食品」の存在を認めようとしない日本政府の動きに業を煮やしたアメリカが1996年「市場開放苦情処理対策本部（OTO）」に提訴し，厚労省がようやく重い腰を上げたものだ。

これで新たに認められた栄養機能食品はビタミンCなど12種類のビタミン，カルシウムや鉄などの5種類のミネラルを対象にしたガイドライン型の制度が設けられ，国が定めた食事摂取量の下限から上限の範囲を含むものであれば，「カルシウムは骨や歯の形成に必要な栄養素です」といったきわめて限定された栄養の効果を表示することが許された。

この制度はビタミン・ミネラルの補助食品の普及に一定の役割を果すものと期待されたが，消費者には全く魅力に欠けるものだった。ビタミンなどサプリメントマーケットから消費者の得る情報は，すでに制度が認めた効果表示をはるかに上回るものになっていたからだ。ちなみにサプリメントという呼び名も，このころ制度の名づける呼び名を駆逐して消費者にすっかり定着した。

7.2.18　医療への健康食品の利用へ

もう一つの動きがサプリメントの医療への活用の動きである。

1994年にアメリカの国立衛生研究所（NIH）の中にOCAMという機関が誕生した。連邦政府が今まで医療で行われてきた治療ではない代替医療に目を向け，これらのエビデンスを明らかにして，効果のあるものをアメリカの医療に採り入れるための研究を開始した。この研究対象にサプリメントを使ったものが多数含まれている。これは通常の医療の行き詰まりと，自然療法などアメリカ国内で行われてきた代替医療の医者たちの存在が無視できないものとなったためで，国はマクガバンレポートの指摘を形にせざるを得なくなった。1998年にNIHから独立して国立補完代替医療センター（NCCAM）に格上げされ，数十万件のエビデンスが積み上げられているという。この動きは世界中に波及している。

日本に1997年，1998年に相次いで代替医療の学会が誕生した。なかでも東大の渥美和彦名誉教授を中心にしたグループは後に日本統合医療学会を結成，医療へ取り入れるための動きを続けている。

一方，政権交代による2010年に厚生労働省内に統合医療のプロジェクトチームを立ち上げ，10億円の研究費を計上して研究を開始した。また厚生労働省の研究班ががんに効果があると言われる健康食品の臨床試験へ動いていることも注目されている。これらの背景には健康食品を病

第4章 薬剤・サプリメントとビタミン

気の治療に生かす道が探られており，将来医療への応用が行われる可能性が高い。

7.2.19 注目されるビタミンの効果

こうしたなかビタミンで注目される動きが出てきている。その一つが葉酸であり，もう一つがビタミンＤである。葉酸はアメリカの健康強調表示で摂取が胎児の神経管障害のリスクを下げることを国も認めているが，日本でも2000年に厚生労働省が妊婦への葉酸摂取を奨励している。このため妊婦の間に葉酸のサプリメントを摂る人が増え，マタニティサプリという言葉も生まれている。

さらに女子栄養大学と坂戸市が葉酸を市民に摂取させ，認知症や脳梗塞を予防する運動が脚光を浴び，葉酸のサプリメントが注目されている。

またビタミンＤのがんや糖尿病などへの新たな効果が発表されアメリカでブームとなっている。

ビタミンＣでもがんへの効果がNIHの研究者により2005年に再発見され，高濃度ビタミンＣ点滴療法がアメリカで広がりを見せている。これは日本にも波及して点滴療法研究会など医者の集まりが相次いで誕生，米国では1万人の医者が，日本では400名の医者がこの療法に取り組んでいる。こうした新たな効果研究は新たなビタミンサプリメントの市場を作り出している。

7.2.20 2030年には6000億円市場にも

高齢社会の受け皿に健康食品市場が構築されてきたことは間違いない。いわゆる「団塊の世

表1　U.S. Condition-Specific Supplement, OTC, Rx Sales & Growth in 2009（$bil）

Condition	Supplement Sales（$）	Supplement Growth（%）	OTS Sales（$）	OTS Growth（%）	Rx Sales（$）	Rx Growth（%）
General Health	4,340	4	n/a	n/a	n/a	n/a
Cold/Flu/Immune	1,940	6	5,770	2	8,220	16
Sports/Energy/Weight Loss	7,070	3	560	-12	150	-11
Brain Health/Mental Acuity	510	10	n/a	n/a	3,970	17
Insomnia	260	12	330	4	2,100	-3
Mood/Depression	430	11	n/a	n/a	26,630	1
Menopause	400	4	120	0	2,210	5
Heart Health	1,880	8	470	2	18,910	4
Joint Health	1,600	0	520	-4	11,230	14
Sexual Health	480	-1	90	15	1,960	12
Bone Health	1,670	8	n/a	n/a	4,440	-11
Gastrointestinal Health	1,090	11	4,520	1	13,640	-1
Diabetes	970	3	n/a	n/a	14,780	17
Vision Health	340	6	540	3	5,730	13
Hair/Skin/Nails	520	10	2,830	0	2,430	37
Anti-Cancer	1,220	0	980	3	8,010	9
Anti-Aging	300	3	n/a	n/a	n/a	n/a
Sum of 17 Conditions	25,000	5	16,740	1	124,430	7
Others	1,880	30	1,800	2	175,870	4
Total	26,880	6	18,540	1	300,300	5

Source：Nutrition Business Journal

代」が65歳に達する2012年（平成24年）には高齢者は3000万人を超え，2018年（平成30年）には3500万人，2042（平成54年）年には3863万人でピークを迎える。

　現在の健康食品の購買者の大半は60歳，70歳の高齢者であり，これらの人口が増え続ける2030年代後半までは健康食品の需要は増え続けることになりそうだ。市場規模も，2兆5000億円から3兆円へ成長する可能性を秘めている。ビタミンサプリメントは今後とも健康食品の中でベーシックな位置を保ち続けると見られる。アメリカでは健康食品の半分がビタミン・ミネラルサプリの売上げで，ビタミン・ミネラルの半分がマルチタイプといわれている。

　一方わが国では市場の全体の20～25％をビタミン・ミネラルサプリが占めている。この傾向に今後大きな変化はないとすると，2030年代後半の末端市場規模が健康食品全体で2兆5000億円から3兆円に達し，ビタミンサプリメント市場は5000億円から6000億円台を占めることになりそうである。

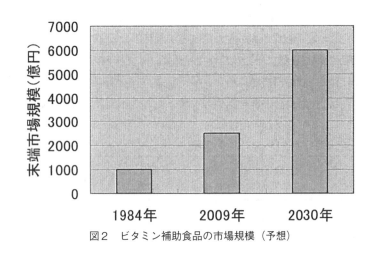

図2　ビタミン補助食品の市場規模（予想）

第5章 ビタミンの検査・栄養状態の判定

渭原　博[*1], 橋詰直孝[*2]

1　はじめに

　ビタミンと同属体（ビタマー）の検査は，全血，血液細胞（分離した赤血球，白血球，血小板），血清（血漿），尿が試料として測定される。また代謝されたビタミンの尿中排泄量の測定や，ビタミンが関与する代謝（代謝活性や代謝物）の測定も行われる。

　ビタミンとビタマーの検査は，多くのビタミンにおいて体蓄積量の栄養学的評価であり，体組織（細胞）を試料とした測定が求められる。しかし，体組織（細胞）は日常的な測定試料として採取することは難しいので，採血によって得られる血液（血液細胞）で代用される。血液濃度が体蓄積量を反映する（血液細胞÷体細胞）。

　血清（血漿）を試料とした検査は，数日前のビタミン摂取量が反映される。代謝されたビタミンの尿中排泄量の測定からは，ビタミンの組織飽和量を知ることができる。欠乏状態では，摂取したビタミンは体組織に取り込まれるので排泄量は少なく，飽和状態では，余分摂取量が尿中排泄される。ビタミンが関与する代謝活性と代謝物の測定も有用な栄養の指標となる。

　これらの検査において栄養状態の判定は，「欠乏症」，「潜在性欠乏」「充足」，「過剰症」として分類される。「欠乏症」は，正常な代謝を営むうえでビタミンの体蓄積量が不十分な状態で，臨床的な欠乏症状が認められることが多い。「潜在性欠乏」とは，ビタミンの測定値において欠乏が考えられるが，臨床症状が顕れていない状態で，「低値」として区分されることもある。「充足」とは，ビタミン栄養が充たされた体蓄積量と摂取量にある状態のことで，「正常また基準値」とも表現される。「過剰症」は，副作用が考えられる測定値と摂取量の状態である。

　本章では，これらのビタミンの検査において，血液を試料とする検査，血清（血漿）を試料とする検査，尿を試料とする検査，そして関連する代謝の検査において，検査項目と栄養状態の判定値について詳述する。臨床症状に基づく検査については，第6章「疾患とビタミン」を参照されたい。

---

*1　Hiroshi Ihara　東邦大学　医療センター大橋病院　臨床検査部　技師長
*2　Naotaka Hashizume　和洋女子大学　家政学群　生活科学系　教授

ビタミンの科学と最新応用技術

2 ビタミン B₁

2.1 血液の検査

(1) 全血総ビタミン B₁ 濃度

B₁ ビタマーには，チアミン（T），チアミン 1 リン酸（TMP），チアミン 2 リン酸（TPP または TDP），チアミン 3 リン酸（TTP）がある。これらは赤血球と血漿の両分画に含まれ，その総量が全血総ビタミン B₁ 濃度であり，体蓄積量を反映する。

チアミン塩酸の分子量は 337.3 Da であるが，全血総ビタミン B₁ 濃度は分子量 300.8 Da 当量で表示される。栄養状態の判定値（表 1）も 300.8 Da 当量での値である。

ビタミン標準化検討協議会で求めた基準値は，28〜56 ng/ml[1] にあるが，多くの検査センター（三菱化学メディエンス，エスアールエル，ビーエムエル）では，欠乏の診断のための判定値を 20 ng/ml としている。この値では潜在性ビタミン B₁ 欠乏が見落とされる[2, 3]。

(2) B₁ ビタマーの分画測定

体内でのビタミン B₁ の分布は，細胞外液（血漿と髄液）では T と TMP からなる。赤血球では T，TMP，TPP からなる[4]。血漿で検出される TPP は赤血球由来（溶血）で，髄液で検出される TPP は赤血球由来もしくは穿刺による組織由来あるいは神経組織からの病的溶出と考えられる。赤血球で検出される TTP は，赤血球内酵素アデニル酸キナーゼ（ミオキナーゼ）により TPP からの生成と考えられる[5]。B₁ ビタマーは分子量が異なるので基準値（表 2）は nmol/L で表示した[6, 7]。

表 1　全血総ビタミン B₁ 濃度による栄養状態の判定

判定	全血総ビタミン B₁ 濃度（ng/ml）
欠乏症	< 20
潜在性欠乏	20〜27
充足	≧ 28

表 2　B₁ ビタマー濃度の基準値

	T	TMP	TPP	TTP	総ビタミン B₁
全血	男　性：2〜18 nmol/L 女　性：2〜17 nmol/L	男　性：5〜47 nmol/L 女　性：4〜60 nmol/L	男性：70〜229 nmol/L 女性：63〜200 nmol/L	男　性：0〜4 nmol/L 女　性：0〜3 nmol/L	男性：89〜262 nmol/L（27〜79 ng/ml） 女性：80〜235 nmol/L（24〜71 ng/ml）
血清（血漿）	1〜15 nmol/L	1〜16 nmol/L	0〜2 nmol/L	< 0 nmol/L	
髄液	8〜28 nmol/L	23〜66 nmol/L	0〜11 nmol/L	< 0 nmol/L	
24 時間尿	37〜953 μg/ 日（31〜800 μg/g クレアチニン）				
早朝尿	39〜524 μg/g クレアチニン				

第5章　ビタミンの検査・栄養状態の判定

2.2　血清の検査

サプリメントの影響を考えるときには，全血と同時に血清（血漿）中の総ビタミン B_1 濃度も測定する。サプリメント中のチアミン（T）は血清（血漿）中に検出される。もしくはサプリメントの影響を受けない全血 TPP 濃度を測定し，ヘモグロビン補正値（基準値：270～460 ng/g），また赤血球数補正値（基準値：80～140 × 10^{-10} ng）を計算する[8]。

2.3　尿の検査

尿中に排泄されるビタミン B_1 には多くの異化代謝物があるがチアミンが測定されている。24時間尿（蓄尿）のチアミン排泄量が組織飽和度ならびに数日前の食事摂取量の評価に用いられる（表2）。早朝第1尿（μg/g：尿チアミン／クレアチニン比）は，24時間チアミン排泄量ならびに全血総ビタミン B_1 濃度を反映する[9]。

2.4　関連する検査

(1)　赤血球トランスケトラーゼ活性の測定

ビタミン B_1 を補酵素とする赤血球トランスケトラーゼの酵素活性を測定してビタミン B_1 の充足度を評価する（表3）。溶血液に TPP を添加して添加前後のトランスケトラーゼ活性を測定し増加度（TPP 効果または TDP 効果）を計算する[10]。尿チアミン／クレアチニン比が低いほどTPP 効果が高く，また食事からのビタミン B_1 摂取量が高いほど TPP 効果は低い[11]。

(2)　乳酸・ピルビン酸濃度の測定

ビタミン B_1 が不足するとピルビン酸はクレブスサイクルに入ることができず，血液中にピルビン酸と乳酸が増加する（乳酸アシドーシス）。全血ピルビン酸濃度，血液 pH と重炭酸濃度が測定される。

3　ビタミン B_2

3.1　血液の検査

B_2 ビタマーには，リボフラビン（RF），フラビンモノヌクレオチド（FMN），フラビンアデニンジヌクレオチド（FAD）があるが，全血総ビタミン B_2 濃度として測定される。全血総ビタミン B_2 濃度の基準値（リボフラビン当量）は5～10 μg/dl である[12]。FAD が86％，FMN が10％，RF が4％を占める。検査受託会社の全血総ビタミン B_2 濃度の基準値は，三菱化学メディ

表3　TPP 効果による栄養状態の判定

判定	TPP 効果（%）
欠乏症	$\geqq 25$
潜在性欠乏（低栄養）	15～24%
充足	0～15%

エンス：11.9〜20.4 μg/dl，エスアールエル：66.1〜111.4 ng/ml である。

3.2　血清の検査

血清濃度は，0〜5 μg/dl で FAD が 63%，FMN が 12%，RF が 25% を占める[12]。

3.3　尿の検査

過剰分は RF として尿中に排泄される。赤血球内濃度や血清濃度よりも，尿 RF 排泄量が指標とされる。尿 RF 排泄量は組織飽和度を反映する（表4）。摂取量が少ないと低下する（表4）。摂取量が 1.1 mg/day 以上となると尿中排泄量（＞ 100 μg/day）が急激に増加する[13]。

3.4　関連する検査

赤血球内濃度や血清濃度よりも，赤血球グルタチオンレダクターゼ（GR）活性が指標とされる。FAD を添加して赤血球 GR 活性の上昇度（activity coefficient：長期の栄養状態を反映する）を求める（基準値：＜ 1.20）[13]。欠乏症では，1.3 以上となる（表5）。

4　ビタミン B_6

B_6 ビタマーには，ピリドキシン（PN），ピリドキサル（PL），ピリドキサミン（PM）と，それぞれのリン酸化物（PNP，PLP，PMP）がある。PLP が補酵素として機能する。

4.1　血液の検査

赤血球 PLP 濃度が体蓄積量を反映するが，血清濃度，尿排泄量，赤血球 AST 活性化指数と相関するため実施されない[14]。

表4　尿リボフラビン排泄量による栄養状態の判定

判定	尿リボフラビン排泄量	
	μg/day	μg/g クレアチニン
欠乏症	＜ 40	＜ 27
潜在性欠乏	40〜119	27〜79
充足	≧ 120	≧ 80

表5　赤血球グルタチオンレダクターゼ活性による栄養状態の判定

判定	赤血球 GR 活性の上昇度
欠乏症	1.40
潜在性欠乏	1.20〜1.40
充足	＜ 1.20

第5章　ビタミンの検査・栄養状態の判定

4.2　血清の検査

血漿 PLP 濃度（ピリドキサル当量）の基準値は，男性，6〜40 ng/ml，女性，4〜19 ng/ml にある。5 ng/ml 未満を欠乏，7 ng/ml 以上を充足とする[15〜18]。

4.3　尿の検査

過剰の摂取分（筋蓄積量を超える量）は，4-ピリドキシン酸（4-PA）として尿中に排泄される。組織飽和量の指標となる（3.0 μmol/day 以上を充足とする）[18]。

4.4　関連する検査

（1）PLP 効果

赤血球に PLP を添加して AST（aspartate aminotransferase），ALT（alanine aminotransferase）活性の増加（赤血球酵素活性化指数）を求める。AST では，＞1.85 を欠乏とする（表6）。ALT では，＞1.25 を欠乏とする[16]。

（2）尿キサンツレン酸排泄量

トリプトファンを負荷して尿キサンツレン酸排泄量を調べる[16]。尿シスタチオニン，尿ホモシステイン排泄量も指標とされる[15〜17]。

5　ビタミン B_{12}

5.1　血液の検査

赤血球は代謝にビタミン B_{12} を必要としないので，全血や赤血球濃度の測定は有用でない。

5.2　血清の検査

血清ビタミン B_{12} 濃度は体内蓄積量を反映するが，食事摂取量を反映しない。海外の報告ではビタミン B_{12} 欠乏を評価するための下限値は，血清濃度で 200 pg/ml（150 pmol/L・シアノコバラミン当量）とされている[19]。検査受託会社の基準値は統一されていないので，検査案内の基準値を参考とする[20]。しかしビタミン B_{12} 欠乏では血清ビタミン B_{12} 濃度は組織蓄積で補われるため，栄養の判定（表7）に注意が必要とされる（欠乏例の5%は血清ビタミン B_{12} 濃度が基準値の範囲にある）。

表6　PLP 効果による栄養状態の判定

判定	赤血球 AST 活性化指数
欠乏症	＞1.85
潜在性欠乏	1.70〜1.85
充足	＜1.70

ビタミンの科学と最新応用技術

表7　血清ビタミン B_{12} 濃度による栄養状態の判定

判定	血清濃度（pg/ml）
悪性貧血	＜ 50
欠乏症	＜ 100
潜在性欠乏	100～200
充足	≧ 200

5.3　尿の検査

　血液中のビタミン B_{12} はトランスコバラミンと結合して輸送される。過剰分（血漿トランスコバラミンの結合能の限界）は尿中に排泄されるので組織飽和量の指標となる[19]。

5.4　関連する検査

（1）血清メチルマロン酸濃度

　ビタミン B_{12} が欠乏すると血清（血漿）メチルマロン酸濃度が増加し，尿中排泄量も増大する。血清濃度の基準値は 638 nmol/L（75 μg/l）以下[21] である。

（2）血漿総ホモシステイン濃度

　ビタミン B_{12} が欠乏すると血漿総ホモシステイン濃度が増加する。またホモシステインはホモシスチンとなり尿中に排泄される。

（3）デオキシウリジン抑制試験

　葉酸欠乏とビタミン B_{12} 欠乏を分別できる。

（4）末梢血塗抹標本における好中球の核分葉数

　分葉好中球（4～5分葉）が5%以上を過分葉とする。過分葉はビタミン B_{12} 濃度欠乏でも起こるが，血清ビタミン B_{12} 濃度，血清メチルマロン酸濃度，血漿ホモシステイン濃度の変化に遅れる。

（5）末梢血赤血球

　葉酸が欠乏すると大球性貧血（巨赤芽球性貧血）が起こる。平均赤血球容積（MCV）が 100 fl をカットオフ値とする。また大赤血球も認められる。ビタミン B_{12} 欠乏でも大球性貧血が認められる。赤血球の変化は血清ビタミン B_{12} 濃度，血清メチルマロン酸濃度，血漿ホモシステイン濃度の変化に遅れる。

（6）N-ホルムイミノグルタミン酸の尿排泄量

　葉酸欠乏またビタミン B_{12} 欠乏でも尿中へのウロカニン酸と N-ホルムイミノグルタミン酸の排泄量が増加する。

（7）シリング試験

　欠乏の原因が内因子の不足，あるいは小腸（回腸）での吸収障害か鑑別する検査であるが，国内で実施できるアイソトープ試薬は入手できない。

144

第5章　ビタミンの検査・栄養状態の判定

6　葉酸

6.1　血液の検査

赤血球葉酸濃度が組織の栄養状態（体蓄積量）を反映する。血清葉酸濃度と赤血球葉酸濃度は相関する。海外の報告では葉酸欠乏を評価するための下限値は，赤血球濃度で 140 ng/ml（305 nmol/L：5-メチルテトラヒドロ葉酸当量）とされている（表8）[22]。

6.2　血清の検査

葉酸の栄養状態の判定には血清葉酸濃度が測定される。血清濃度は数日前（3〜7日）の摂取量を反映して変動するので，血清濃度が基準値内でも巨赤芽球性貧血を認めることがある。海外の報告では葉酸欠乏を判定するための下限値は，血清濃度で 3 ng/ml（7 nmol/L：folic acid 当量）とされている（表8）[22]。検査受託会社の基準値は統一されていないので，検査案内の基準値を参考とする[23]。

6.3　尿の検査

尿中葉酸排泄量の測定により過剰摂取を知ることができる。尿中排泄量（5〜40 μg/day）は摂取量の 10%以下であり尿細管で再吸収される。

6.4　関連する検査

（1）末梢血塗抹標本における好中球の核分葉数

分葉好中球（4〜5分葉）が5%以上を過分葉とする[24]。過分葉が認められたら葉酸欠乏を考える。

（2）末梢血赤血球

葉酸が欠乏すると大球性貧血（巨赤芽球性貧血）が起こる。平均赤血球容積（MCV）が 100 fl をカットオフ値とする。また大赤血球も認められる。

（3）N-ホルムイミノグルタミン酸の尿排泄量

葉酸が欠乏すると尿中へのウロカニン酸と N-ホルムイミノグルタミン酸の排泄量が増加する[25]。

（4）デオキシウリジン抑制試験

採取した骨髄細胞（もしくはリンパ球，全血）に ^{3}H でラベルしたチミジンを加え培養する。

表8　葉酸濃度による栄養状態の判定

判定	血清濃度	赤血球濃度
欠乏症	< 3.0 ng/ml	< 140 ng/ml
潜在性欠乏	3.0〜5.9 ng/ml	140〜159 ng/ml
充足	≥6.0 ng/ml	≥160 ng/ml

145

ビタミンの科学と最新応用技術

この時の DNA への ^{3}H チミジンの取り込み（カウント）を 100％とする。次にデオキシウリジンと ^{3}H でラベルしたチミジンを加え培養する。骨髄細胞に十分量の葉酸があれば，DNA への ^{3}H チミジンの取り込みは少ない（＜ 10％）。取り込みが 20％以上ならば葉酸あるいはビタミン B$_{12}$ 欠乏を考える[26]。

(5) メチオニン負荷試験

メチオニン負荷により血漿ホモシステインが上昇するが，メチレンテトラヒドロ葉酸還元酵素（MTHFR）活性低値では上昇量が大きい（健常者で＋13～＋22 nmol/mL の上昇；MTHFR 遺伝子多型ホモ変異型では，＋41.4 nmol/mL の増加）と報告されている[27]。

(6) 血漿総ホモシステイン濃度

血清葉酸濃度と血漿総ホモシステイン濃度とは有意の負の相関関係（r＝－0.35，p＜ 0.005）にある[28]。血漿総ホモシステイン濃度は，葉酸の組織蓄積量の減少により増加する。

(7) MTHFR 遺伝子

一塩基多型（SNP）遺伝子検査が実用化されている[29~31]。MTHFR に遺伝子多型が認められている。日本人における変異の割合は，ホモ変異型（TT 型，酵素活性が低下），中間型（CT型，酵素活性は，やや低下），正常型（野生型，CC 型：酵素活性は普通）が，それぞれ 14％，42％，44％（男性）また 13％，46％，41％（女性）と報告されている[29]。ホモ変異型（TT型），中間型（CT 型）の血清葉酸濃度の平均値は，正常型の 81％，86％である[30]。

7 ナイアシン

ナイアシンは，ニコチン酸とニコチン酸アミド（別名，ニコチンアミド，また，ニコチナミドともよばれる）の総称である。ニコチン酸アミドは NAD や NADP の構成成分となる。還元型が NADH と NADPH である。

7.1 血液の検査

全血総ニコチン酸アミド濃度の基準値は，4.7～7.9 μg/ml にある[32]。血中の主たるナイアシンビタマーはニコチン酸アミドである。全血 NAD 濃度は 30 μg/ml である。赤血球 NAD 濃度は 90 μg/ml，白血球 NAD 濃度は 70 μg/ml と報告されている[33]。

赤血球 NAD/MADP 比が体蓄積量の鋭敏な指標となる。赤血球 NAD/MADP 比が，＜ 1.0 の時に潜在性欠乏を考える[33]。

7.2 血清の検査

血清 NAD 濃度は微量（0.5 μg/ml）である[33]。

第 5 章 ビタミンの検査・栄養状態の判定

7.3 尿の検査

過剰に摂取したナイアシンは肝臓でメチル化され尿中に排泄される［N^1-メチルニコチンアミド（MNA），N^1-メチル-2-ピリドン-5-カルボキサミド（2-ピリドン），N^1-メチル-4-ピリドン-3-カルボキサミド（4-ピリドン）］[33〜35]。尿中の代謝産物は血液濃度よりも鋭敏な栄養の指標となる。

7.4 関連する検査

(1) 尿 N^1-メチルニコチンアミド（MNA）排泄量

ナイアシンの代謝産物である MNA の尿排泄量から摂取状態が評価できる。＜ 2.4 mg/day を摂取量の低下，＜ 0.8 mg/day で欠乏を考える：随時尿（空腹時）では，＜ 0.5 mg/g クレアチニンを欠乏とする（0.5〜1.59 を低栄養，1.6〜4.29 を充足，＞ 4.3 を過剰摂取とする）[33]。

(2) 尿 2-ピリドン/MNA 比

尿中の 2-ピリドン/MNA 比が栄養の指標となる。尿中の 2-ピリドン/MNA 比が，＜ 1.0 の時に欠乏を考える。MNA に先行して 2-ピリドンの排泄量が低下する[33, 34]。尿 2-ピリドン濃度（mg/g クレアチニン）での評価は，＜ 2.0 を欠乏，2.0〜3.9 を低栄養，＞ 4.0 を充足とする[33]。

8 パントテン酸

パントテン酸ビタマーには，パンテテイン，コエンザイム A（補酵素 A，CoA），アシルキャリアー蛋白質がある。食物中にはコエンザイム A として含まれ，消化によりホスホパンテテイン，パンテテインとなり，さらにパントテン酸を遊離する。

8.1 血液の検査

全血，赤血球パントテン濃度が組織蓄積量を反映する[36]。赤血球中のパントテン酸はコエンザイム A として存在する[37, 38]。全血パントテン酸濃度の基準値は，200〜1,800 μg/l と考えられる[37]。

8.2 血清の検査

血清濃度は食事の影響を受けるので有用性が低い。血清中では遊離パントテン酸として存在する。

8.3 尿の検査

尿中には遊離パントテン酸として排泄される。尿排泄量（摂取量を反映）は 1〜15 mg/day（≧ 2.0 mg/g クレアチニン）で，1 mg/day を低栄養とする[37]。

ビタミンの科学と最新応用技術

9 ビオチン

9.1 血液の検査

全血濃度の報告例は少ない[39]。

9.2 血清の検査

血清総ビオチン濃度は，ビオチン（58%），ビスノルビオチン（41%），ビオチンスルホキシド（2%）の総和である。血清総ビオチン濃度の基準値は，1.6〜3.7 ng/ml にある[40]。

9.3 尿の検査

血清総ビオチン濃度よりも，尿ビオチン排泄量が鋭敏な指標となる[40〜42]。成人の尿ビオチン排泄量は，4.0〜25.0（μg/g クレアチニン）にある（8〜10 μg/day）[42]。

9.4 関連する検査

（1）尿中有機酸

ビオチン欠乏により有機酸（3-ヒドロキシイソ吉草酸（3-HIA），プロピオン酸，メチルクロトニルグリシン）の尿排泄が増加する[40]。尿中 3-HIA の排泄増加はビオチン欠乏症に特有であり，早期診断に有用である[43, 44]。

（2）血清ビオチニダーゼ活性

ビオチニダーゼ欠損症（ビオチン依存症）では，血清ビオチニダーゼ活性（基準値，3.4〜7.5 nmol/min/mL）が指標となる。健常者の平均値から 10%以下を完全欠損，30〜10%を部分欠損とする[40]。

10 ビタミンC

10.1 血液の検査

体内蓄積量の評価には白血球内濃度が測定される（表9）。

表9 ビタミンC栄養の判定値（総ビタミンC濃度）

判定	血清（血漿）濃度 (mg/dl)	白血球内濃度 (μg/10^8WBC)
顕性欠乏症	< 0.20	< 10
潜在性欠乏	0.20〜0.40	10〜20
潜在性欠乏（体蓄積量で補給される）	0.40〜0.69	10〜20
充足	≧ 0.70	20〜53

WBC：白血球（好中球濃度の測定が求められる）。

第5章　ビタミンの検査・栄養状態の判定

10.2　血清の検査

　総ビタミンC濃度（アスコルビン酸とデヒドロアスコルビン酸の総和）はアスコルビン酸当量で表示される。基準値は 0.70〜1.38 mg/dl とされる（表9）[45]。健常者血漿中のデヒドロアスコルビン酸濃度は 0.04 mg/dl 以下である[46]。

10.3　尿の検査

　組織飽和度の評価には尿中排泄量が用いられる。随意尿の，（デヒドロアスコルビン酸）／（総アスコルビン酸）比は 10〜50％にある[47]。尿中のデヒドロアスコルビン酸濃度は，0.09〜1.38 mg/dl にある[47]。

11　ビタミンA

11.1　血液の検査

　摂取されたビタミンA（レチノール）は血漿中をカイロミクロンに取り込まれ肝臓に輸送される。肝臓に蓄積されたビタミンAは，体内需要に応じてレチノール結合蛋白（RBP），プレアルブミン（トランスサイレチン）と結合して血中（血漿）に放出される。このため全血は試料とされない。

11.2　血清の検査

　血清レチノール濃度が測定される（表10）[48]。過剰症の判定値は，100〜140 μg/dl と考えられる[49, 50]。血清濃度は肝蓄積量が枯渇（＜ 20 μg/g）後に低下する。血清濃度は肝蓄積量で補われ恒常性が保たれる（欠乏の症状を発症しない）。肝組織を採取しての測定が栄養の良い指標となるが一般的でない。

11.3　尿の検査

　尿は試料とされない。

11.4　関連する検査

(1)　レチノール結合蛋白（RBP）

　血清RBP濃度が増加していれば，血清レチノール濃度も増加していると考えられる（レチ

表10　ビタミンA栄養の判定

判定	血清レチノール濃度（μg/dl）
欠乏症	＜ 10
潜在性欠乏	10〜30
充足	30〜100
過剰症	≧ 100

ビタミンの科学と最新応用技術

ノールが測定できない場合は，RBP 検査で代替えされる：相関係数 = 0.774，p < 0.05：n
= 57)[51]。成人男性の基準値は 3.6〜7.2 mg/dl，成人女性 105 名から求めた基準値は 2.2〜5.3
mg/dl にある[52, 53]。

(2) 血清脂質

脂肪に溶けて吸収されるので，血清レチノール濃度は血清脂質（中性脂肪，リン脂質，コレス
テロール）濃度の影響を受ける。血清レチノール濃度は血清総コレステロール濃度と有意に相関
（r = 0.170，p < 0.01：n = 212）し，中性脂肪濃度とも有意に相関（r = 0.141，p < 0.05：n
= 212）する[51]。

(3) レチノールパルミチン酸エステル

動物性脂肪に含まれるレチニルエステルは消化によりレチノーと脂肪酸に分解され，再び脂肪
酸と結合して小腸絨毛より吸収される。小腸絨毛上皮細胞での水解と摂取脂肪酸との再エステル
化によって吸収される。再構築されるレチニルエステルは retinyl palmitate と retinyl stearate
が多く，retinyl olate，retinyl linolate へも構築される。空腹時の組成は，食習慣の影響を大き
く受け，retinyl palmitate が 39%（基準値：0〜5 μg/dl：性差はない），retinyl olate が 30%，
retinyl linolate が 16%，retinyl stearate が 15% にある[54]。

(4) β-カロチン

β-カロチンは植物細胞（緑黄色野菜）の脂質に溶けて存在する。小腸絨毛上皮細胞で 2 分子
のレチナール，レチノールを経て，レチノールエステルに変換されカイロミクロンのコアに取り
込まれる（プロビタミン A）。β-カロチンの一部は，そのままの型で吸収されカイロミクロンの
コアに取り込まれる。カイロミクロンはリンパ，左鎖骨下静脈より循環系に入り，これが血清
β-カロチン（基準値：10〜100 μg/dl）として測定される。β-カロチンをレチノールの供給源と
する食習慣患者での，低レチノール血症の診断に β-カロチンが用いられる。

(5) Relative dose-response（RDR）test

肝蓄積量の評価に用いる。空腹時と retinyl palmitate の経口投与 5 時間後に採血してレチ
ノール（出来れば RBP 濃度）濃度を測定する。retinyl palmitate は肝臓に取り込まれ，ホロ
-RBP として血清中に放出される。増加濃度より RDR（%）を計算する。20% 以上の場合，肝
蓄積量の欠乏を考える[49, 50]。

RDR（%）= ［(5 時間後濃度−投与前濃度) / (5 時間後濃度)］ × 100

12 ビタミン D

主たる D ビタマーは，25-ヒドロキシビタミン D_3 と 1.25-ジヒドロキシビタミン D_3 である。
D_2 ビタマーは微量のため，ビタミン D 濃度（D_2 + D_3）はビタミン D_3 当量で表記される。

150

第 5 章　ビタミンの検査・栄養状態の判定

12.1　血液の検査

血液は試料とされない。

12.2　血清の検査

ビタミン D 栄養の判定には，食事摂取量と皮膚産生量の総和を反映する 25- ヒドロキシビタミン D_3 の血中濃度が有効な指標とされる。血清 1.25-ジヒドロキシビタミン D_3 濃度はビタミン D 栄養状態を反映しない。血清 25-ヒドロキシビタミン D_3 濃度が極度に低下しても，血清 1.25-ジヒドロキシビタミン D 濃度は生理的濃度の範囲に保たれる。

血清 25-ヒドロキシビタミン D 濃度の基準値は 7〜41 ng/ml にあるが，ビタミン D 栄養の判定指標としてのカットオフ値は 20 ng/ml とされる。血清 25-ヒドロキシビタミン D 濃度が 20 ng/ml 以下になると血清副甲状腺ホルモン（PTH）濃度が急激に増加する。この閾値がビタミン D 不足の判定指標となる（表 11：健常者の 95％分布範囲から求めた基準値は，ビタミン D 不足の判定指標にならない）[56, 57]。血清 1.25- ジヒドロキシビタミン D 濃度の基準値は 20〜60 pg/ml にある（表 12）。

12.3　尿の検査

尿は試料とされない。

12.4　関連する検査

(1)　血清カルシウム，血清無機リン，骨型アルカリフォスファターゼ

ビタミン D 欠乏では，血清中の無機リン濃度の低値が認められる。血清アルカリフスファターゼ活性と副甲状腺ホルモン（PTH）濃度は増加していることが多い。血清カルシウム濃度は低値〜基準値内にある[58, 59]。

表11　血清25-ヒドロキシビタミン D 濃度による栄養状態の判定

判定	血清ヒドロキシビタミン D_3 濃度（ng/ml）
欠乏症	＜ 5
中程度の摂取不足	5〜12
軽度の摂取不足	12〜20
充足	20〜60
過剰症	＞ 150

表12　血清1.25-ジヒドロキシビタミンD濃度

成人（基準値）	20〜60 pg/ml
成長期	20〜70 pg/ml
欠乏症	〜 0 pg/ml

ビタミンの科学と最新応用技術

(2) 副甲状腺ホルモン（PTH）

副甲状腺ホルモン（PTH）は，副甲状腺から分泌されるホルモンで，カルシトニンとビタミンDと協調して体中のカルシウム濃度の恒常性に働く。

13 ビタミンE

主たるEビタマーは，α-トコフェロールである。β, γ, δ-トコフェロールは栄養の評価に用いられない。

13.1 血液の検査

赤血球（0.09〜0.18 μg/dl）また血小板（0.66〜1.50 μg/dl）中濃度の測定が，体蓄積量を反映する[60]。

13.2 血清の検査

赤血球また血小板中濃度の測定が体蓄積量を反映するが，細胞分離などが煩雑なため血清（血漿）濃度が測定される。

血清α-トコフェロール濃度の基準値は，0.49〜1.09 mg/dl である（表13）。血清α-トコフェロール濃度は，体蓄積量や摂取量を反映しないが，欠乏状態にある者ではビタミンE投与量に応じた応答が認められる[61]。

13.3 尿の検査

尿中代謝物に2,5,7,8-テトラメチル-2（2'-カルボキシエチル）-6-ヒドロキシクロマン（α-CEHC）のグルクロン酸抱合体があるが，抗酸化代謝物ではない[62]。α-CEHC は利用されなかったα-トコフェロールとも考えられる（過剰摂取分）。血清α-トコフェロール濃度が1.29 mg/dl を超えると，尿中α-CEHC 排泄量が増加する[63]。

表13　ビタミンE栄養の判定

判定	血清 α-トコフェロール濃度				赤血球溶血試験
	μmol/L	mg/dl	総脂質補正 mg/g	総コレステロール補正 mg/g	%
欠乏症	< 11.6	< 0.50	< 0.70	< 3.0	> 20
低値（潜在性欠乏）	11.6〜16.2	0.50〜0.70	1.42〜2.42	4.33〜7.42	10〜20
充足	≧ 16.2	≧ 0.70			≦ 10

第5章　ビタミンの検査・栄養状態の判定

13.4　関連する検査

(1)　血清脂質

　血清ビタミンE濃度は血清脂質濃度に依存するので，高脂血症を示す疾患では誤った高値を示す。逆に低脂血症を示す未熟児・新生児では誤った低値となる[60]。血清 α-トコフェロール濃度は血清総コレステロール濃度，中性脂肪濃度とも有意に相関する。中性脂肪よりもコレステロール濃度との相関が高い[64,65]。そのためビタミンE濃度の脂質（総脂質あるいはコレステロール）補正が必要とされる。

(2)　赤血球溶血試験

　被験者の洗浄赤血球に過酸化水素溶液を加え溶血阻止度を測定する。赤血球膜の α-トコフェロール含量が高い程，溶血は阻止され，溶血度は血清 α-トコフェロール濃度に反比例する（表13）。血清 α-トコフェロール濃度が 0.26〜0.52 mg/dl の範囲にある場合には，過酸化水素による溶血反応が上昇する。血清 α-トコフェロール濃度が 0.60 mg/dl にあれば溶血反応を阻止できる[66]。

14　ビタミンK

　主たるKビタマーには，K_1（フィロキノン）と K_2（メナキオン：主にMK-4とMK-7）がある。

14.1　血液の検査

　血液は試料とされない。

14.2　血清の検査

　血漿ビタミン K_1 濃度の基準値は，0.15〜1.25 ng/ml（ビタミン K_2：2 ng/ml）にある[67]。血漿 MK-4 濃度は，0.04 ± 0.01 ng/ml（< 0.10 ng/ml）にある。

　血清濃度による欠乏の診断は難しく，ビタミンK欠乏により変化する代謝項目（プロトロンビン時間，PIVKA-Ⅱ，ucOC）で診断される。

14.3　尿の検査

　尿は試料とされない。

14.4　関連する検査

(1)　プロトロンビン時間

　プロトロンビン時間の延長はビタミンK不足による GGCX（γ-グルタミルカルボキシラーゼ）活性の低下である。プロトロンビン（蛋白濃度）が50％よりも低下したときにビタミンK

153

欠乏を考える。第II因子の他，ビタミンK依存性凝固蛋白には，第VII，IX，X因子がある。

(2) PIVKA-II

PIVKA-II（Protein Induced by Vitamin K Absence-II）の測定はプロトロンビン時間の測定よりもビタミンK欠乏に対して鋭敏である。PIVKA-IIが1.0 μg/ml以上に増加したときにビタミンK欠乏を考える。

(3) 低カルボキシル化オステオカルシン

ビタミンKが不足すると骨芽細胞中のオステオカルシン（OC）は，低カルボキシル化オステオカルシン（under-γ-carboxylated osteocalcin：ucOC）として血液に放出され循環する。血清ucOC濃度と血清ビタミンK濃度は負の相関関係を示すことより，ucOC濃度が高値であれば低ビタミンK栄養状態であることが判定できる。ucOCが4.5 ng/ml（骨粗鬆症患者のカットオフ値）以上のときにビタミンK欠乏を考える。

文　　　献

1) Y. Itokawa *et al.*, *Biofactors*, **10**, 295（1999）
2) 佐々木健至ほか，精神神経学雑誌，**112**，97（2010）
3) 渭原博ほか，生物試料分析，**33**，179（2010）
4) C. M. E. Tallaksen *et al.*, *Eur. J. Clin. Pharmacol.*, **44**, 73（1995）
5) Y. Egi *et al.*, *Biochim. Biophys. Acta.*, **1160**, 171（1992）
6) H. Ihara *et al.*, *J. Anal. Bio-Sci.*, **28**, 241（2005）
7) 渭原博，モダンフィジシャン，**27**，1191（2007）
8) H. Ihara *et al.*, *J. Anal. Bio-Sci.*, **34**, 218（2011）
9) H. Ihara H *et al.*, *J. Clin. Lab. Anal.*, **22**, 291（2008）
10) D. B. McCormick *et al.*, "Tietz Textbook of Clinical Chemistry, 2nd ed.", p.1275, W.B. Saunders Company（1994）
11) H. E. Sauberlich, "Laboratory Tests for the Assessment of Nutritional Status, 2nd ed.", p.37, CRC Press（1999）
12) 安田和人ほか，日本臨床，第6版（広範囲，血液・尿化学検査，免疫学的検査），p.148，日本臨床社（2004）
13) H. E. Sauberlich, "Laboratory Tests for the Assessment of Nutritional Status, 2nd ed.", p.55, CRC Press（1999）
14) R. S. Gibson, "Principles of Nutritional Assessment, 2nd ed.", p.624, Oxford University Press（2005）
15) 安田和人ほか，日本臨床，第6版（広範囲，血液・尿化学検査，免疫学的検査），p.151，日本臨床社（2004）
16) 早川享志，モダンフィジシャン，**27**，1205（2007）
17) 依田卓ほか，モダンフィジシャン，**27**，1208（2007）

18) H. E. Sauberlich, "Laboratory Tests for the Assessment of Nutritional Status, 2nd ed.", p.71, CRC Press（1999）

19) Institute of Medicine, "Dietary Reference Intakes for Thiamin, Riboflavin, Niacin, Vitamin B_6, Folate, Vitamin B_{12}, Pantothenic Acid, Biotin, and Choline", p.306, National Academy Press（1998）

20) 渭原博ほか，臨床化学，**39**，58（2010）

21) H. E. Sauberlich, "Laboratory Tests for the Assessment of Nutritional Status, 2nd ed.", p.143, CRC Press（1999）

22) Institute of Medicine, "Dietary Reference Intakes for Thiamin, Riboflavin, Niacin, Vitamin B_6, Folate, Vitamin B_{12}, Pantothenic Acid, Biotin, and Choline", p.201, National Academy Press（1998）

23) M. B. Satterfield *et al.*, *Anal. Bioanal. Chem.*, **385**, 612（2006）

24) H. E. Sauberlich, "Laboratory Tests for the Assessment of Nutritional Status, 2nd ed.", p.120, CRC Press（1999）

25) P. Gimsing *et al.*, *Am. J. Hematol.*, **49**, 121（1995）

26) A. C. Petty *et al.*, *J. Clin. Pathol.*, **39**, 1155（1986）

27) 湯浅直樹ほか，臨神経，**48**，422（2008）

28) 渭原博，日本臨床栄養学会雑誌，**25**，273（2004）

29) Y. Moriyama *et al.*, *Atherosclerosis*, **164**, 321（2002）

30) M. Hiraoka, *J. Nutr. Sci. Vitaminol.*, **50**, 238（2004）

31) Y. Ozarda *et al.*, *Cell Biochem. Funct.*, **27**, 568（2009）

32) 総合検査案内，エスアールエル㈱

33) H. E. Sauberlich, "Laboratory Tests for the Assessment of Nutritional Status, 2nd ed.", p.161, CRC Press（1999）

34) 橋詰直孝，日本臨床，第6版（広範囲，血液・尿化学検査，免疫学的検査），p.191，日本臨床社（2004）

35) 田口寛，モダンフィジシャン，**27**，1221（2007）

36) B. R. Eitenmiller *et al.*, "Vitamin Analysis for the Health and Food Sciences", p.487, CRC Press（1998）

37) 安田和人ほか，日本臨床，第6版（広範囲，血液・尿化学検査，免疫学的検査），p.198，日本臨床社（2004）

38) 安田和人，モダンフィジシャン，**27**，1231（2007）

39) H. E. Sauberlich, "Laboratory Tests for the Assessment of Nutritional Status, 2nd ed.", p.185, CRC Press（1999）

40) 福井徹ほか，日本臨床，第6版（広範囲，血液・尿化学検査，免疫学的検査），p.194，日本臨床社（2004）

41) B. R. Eitenmiller *et al.*, "Vitamin Analysis for the Health and Food Sciences", p.478, CRC Press（1998）

42) 渡邊敏明ほか，生物試料分析，**27**，403（2004）

43) Institute of Medicine, "Dietary Reference Intakes for Thiamin, Riboflavin, Niacin, Vitamin B_6, Folate, Vitamin B_{12}, Pantothenic Acid, Biotin, and Choline", p.374, National Academy Press（1998）

44) 福井徹ほか，モダンフィジシャン，**27**，1235（2007）

45) 藤原葉子ほか，日本栄養・食糧学会誌，**54**，41（2001）

46) I. Koshiishi *et al.*, *Clin. Chem.*, **44**, 863（1998）

47) H. Ihara *et al.*, *J. Anal. Bio-Sci.*, **29**, 447（2006）

48) H. Ihara *et al.*, *J. Nutr. Sci. Vitaminol.*, **46**, 257（2000）

49) H. E. Sauberlich, "Laboratory Tests for the Assessment of Nutritional Status, 2nd ed.", p.195, CRC Press（1999）

50) 渭原博ほか，基準値と異常値の間—その判定と対策—，改訂6版，p.594，中外医学社（2004）

51) 渭原博ほか，生物試料分析，**34**，65（2011）

52) 河合忠ほか，臨床病理，**44**，429（1996）

53) 三浦信樹ほか，臨床病理，**57**，195（2009）

54) H. Ihara *et al.*, *Clin. Chem. Enzym. Comms.*, **7**, 365（1997）

55) M. Fujita *et al.*, *Am. J. Clin. Nutr.*, **90**, 217（2009）

56) 岡野登志夫，モダンフィジシャン，**27**，1255（2007）

57) 渭原博ほか，臨床化学，**38**，140（2009）

58) 渭原博ほか，基準値と異常値の間—その判定と対策—，改訂6版，p.594，中外医学社（2006）

59) 岡崎亮，日本臨床，第6版（広範囲，血液・尿化学検査，免疫学的検査），p.167，日本臨床社（2004）

60) 玉井浩，日本臨床，第6版（広範囲，血液・尿化学検査，免疫学的検査），p.175，日本臨床社（2004）

61) H. E. Sauberlich, "Laboratory Tests for the Assessment of Nutritional Status, 2nd ed.", p.249, CRC Press（1999）

62) 瀧谷公隆，モダンフィジシャン，**27**，1265（2007）

63) Institute of Medicine, "Dietary Reference Intakes for Vitamin C, Vitamin E, Selenium, and Carotenoids", p.186, National Academy Press（2000）

64) 渭原博，臨床化学，37，Supp. 1（第48回日本臨床化学会年次学術集会要旨集），58（2008）

65) 渭原博ほか，生物試料分析，**34**，65（2011）

66) 厚生労働省策定，日本人の食事摂取基準（2010年版），p.130，第一出版（2010）

67) 岡野登志夫，モダンフィジシャン，**27**，1268（2007）

第 6 章 疾患とビタミン

1 ビタミン欠乏症

糸川嘉則[*]

1.1 ビタミン欠乏症とは[1)]

ビタミン摂取量が不足して発生する病気をビタミン欠乏症という。ビタミンには種々な種類があるが，まず共通する欠乏の段階について述べることにする。図1は充足度と健康状態の関係を図示したものである。この図の横軸はビタミン摂取量を示すが，保健量と最少必要量という限

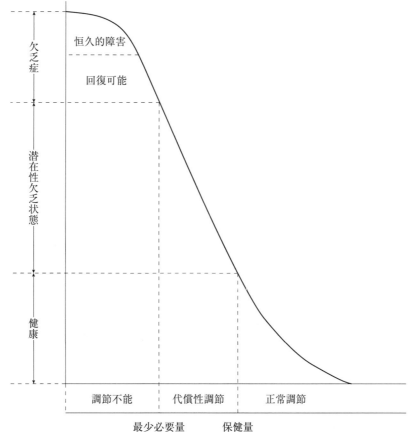

図1 ビタミンの充足度と健康との偏りの関係

---

* Yoshinori Itokawa 仁愛大学 学長

ビタミンの科学と最新応用技術

界的な量があると考えられる。まず保健量はこの数値より多ければ，ヒトが通常の生活で無理を
せずに活動できる量である。この量より低い摂取量であればヒトは何か無理をして（例えば腸管
吸収を促進したり，ホルモンを余分に分泌したりするなど）健康を維持する量である。次の最少
必要量はこの量より少ない摂取量であると健康障害が発生するという数値である。国民健康・栄
養調査では集団を対象にした数値として推定平均必要量，推奨量を決めているが，この図の数値
は個人個人によって異なる数値である。この保健量と最少必要量の間の摂取量をしていると潜在
性ビタミン欠乏状態と呼ばれる状態になる。最少必要量より低い摂取を続けると健康障害（ビタ
ミン欠乏症）が発生し，軽度で緩徐であれば回復可能であるが，欠乏の程度がひどく，また長期
間にわたると回復不可能となり恒久的欠乏症に陥ることになる。

　表1はビタミン欠乏の諸段階を示す。最も初期のビタミン欠乏はまずそのビタミンが最も使
用される標的組織で欠乏する（ビタミン B_1 の場合は神経組織）。そうすると貯蔵組織（肝臓な
ど）からビタミンが輸送されて補給されるから，貯蔵組織のビタミンが低下するが，症状はなく
血液中ビタミンの低下も認められない。

　次の段階は生化学的欠乏で，血液や尿に含まれるビタミン量が低下する。こうなると血液や尿
のビタミンを測定することにより欠乏状態を把握することができる。それ以上にビタミンが欠乏
するとビタミンが身体内組織内に存在しビタミンと結合しているタンパク質からなるレセプター
（酵素もその一種である）と結合できなくなる生理的欠乏になる。酵素とビタミンとの結合状態
を調べることによりビタミンの状態を判定できる場合がある。さらに欠乏状態が続くと欠乏症の
症状は示さないが，疲労感，倦怠感，食欲不振，免疫量低下などいわゆる不定愁訴を訴えるよう
になる。さらに，欠乏状態が進むとビタミン欠乏症となる。

　これはあくまでも理論的な記載であり，実際にはこの順番で進むとは限らない。そして，初期
的欠乏から不定愁訴までの範囲を潜在性ビタミン欠乏状態と考えることが適切であろう。

　図2は女子大学生にビタミン B_1 を添加した強化米を6か月間食べさせた学生と強化米を与え
なかった対照（正常者）と，京都大学病院で脚気と診断された患者（性，年齢はまちまちであ
る）の血液中ビタミン B_1 濃度を測定した結果をプロットしたものである。脚気患者のビタミン
B_1 濃度の上限（40 ng/ml）以下を示す者は潜在性ビタミン B_1 欠乏状態と判定して良いであろ
う。正常者でも半数以上の潜在性ビタミン B_1 欠乏者が検出されたことになる。第1章3節の図

表1　ビタミン欠乏の諸段階

Ⅰ　標的組織のビタミン不足 →　ビタミン貯蔵組織でのビタミン量低下	初期的欠乏	
Ⅱ　血液，尿のビタミン低下	生化学的欠乏	潜在性欠乏状態
Ⅲ　酵素，レセプターとの結合障害	生理学的欠乏	
Ⅳ　不定愁訴	臨床的欠乏	顕在性欠乏状態 機能障害 形態的障害
Ⅴ　欠乏症		
Ⅵ　回復不能の欠乏症		

第6章 疾患とビタミン

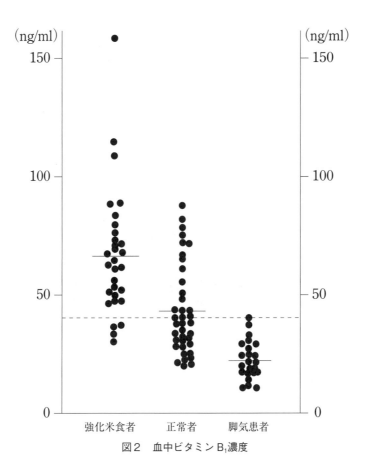

図2 血中ビタミンB_1濃度

1に示す推定平均必要量に達しない者の比率はすべて潜在性ビタミン欠乏状態と考えると，ビタミン不足は我が国で深刻な問題としてとらえるべきであろう。

1.2 ビタミン欠乏症
主な欠乏症のみについて述べる。その他のビタミン欠乏症についてはビタミンの概要（1章3節図1）を参照されたい。
1.2.1 水溶性ビタミン欠乏症
(1) ビタミンB_1欠乏症
① 脚気（Beriberi）

脚気の自覚症状としては全身倦怠，四肢の知覚障害，心悸亢進などがあり，心臓が拡大し，最低血圧は著しく低下し，神経症状としては腱反射消失，伸展筋の麻痺，運動障害が起こる。もう一つの主要な症状は浮腫であるが，発生する場合と発生しない場合があり，100年以上も前から湿式脚気，乾式脚気と呼ばれていた。写真1にこの2種類の脚気を示す。湿式脚気は心臓疾患が主体で心臓の拍出力が低下し循環血液量が増加し，浸透圧により水分が血管外に漏出し浮腫を

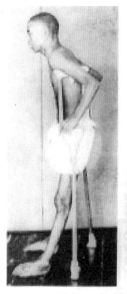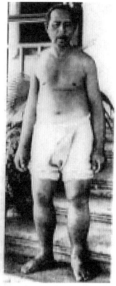

写真1　乾式脚気と湿式脚気
Funk：Beriberi より転載

生じる。乾式脚気は末梢神経の障害で写真2に示すように神経線維の走行が乱れ，髄鞘（ミエリン）にも空胞変性が発生している。脚気は完全に末梢神経の疾患であり通常中枢神経は侵されない。

② ウエルニッケ・コルサコフ症候群（Wernicke-Korsakoff syndrome）

1881年 Wernicke は眼球運動麻痺（写真3），歩行運動失調，意識障害を主要な症状とする患者の記載をし，Wernicke 脳症と呼ばれるようになった。1887年 Korsakoff は記銘力欠損，見当識喪失，健忘症，作話症などを主要な症状とする精神病患者を報告し Korsakoff 症と呼ばれた。この両病変は病変の部位は脳幹で，ウエルニッケ病が進展するとコルサコフ症に移行することから，一括してウエルニッケ・コルサコフ症候群と呼ばれるようになった。症候群は慢性アルコール中毒により発症することが多いが感染症，肝硬変，悪性腫瘍なども誘因になる。しかし，この疾患の直接原因はビタミン B_1 欠乏とされており，初期の症状である眼球運動麻痺などにはビタミン B_1 投与が有効である。運動失調の回復には時間がかかり，コルサコフ症になってしまえば回復不能となる。

図3はウエルニッケ脳症がコルサコフ症に移行する際に発生する点状出血の好発部位を種々な論文を参考に図に示したものである。このような出血が発生すると致死的になる。

③ ビタミン B_1 欠乏症に関する残された問題

脚気は東洋の米を主食とする地域に多発する末梢神経の病気である。一方，ウエルニッケ・コルサコフ症候群は欧米に多発しアルコール多飲と関係が深く中枢神経の病気である。なぜビタミン B_1 欠乏が2種類の病態で発生するのか明確になっていない。ビタミン以外に何か副因子があ

第6章 疾患とビタミン

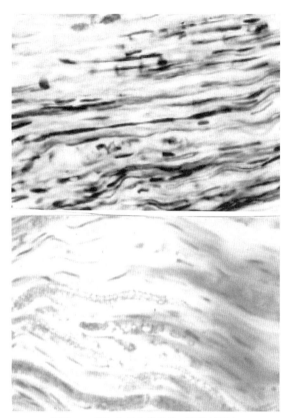

写真2　脚気患者末梢神経の顕微鏡写真
上：神経線維染色，太い部と細い部があり変性が著しい
下：髄鞘（ミエリン）染色，空胞変性が認められる

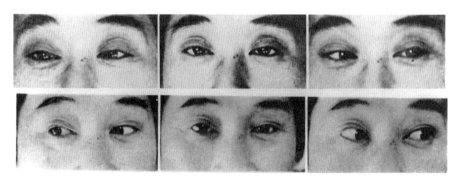

写真3　ウエルニッケ脳症の外転神経麻痺
上段：治療前，下段：治療後
山本禎司ら（1981）

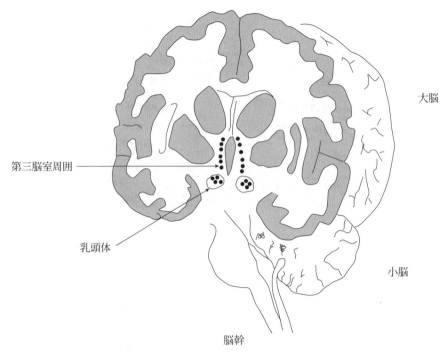

図3 ウエルニッケ脳症がコルサコフ症に移行する際に点状出血が発生する脳内の部位

ると考えられる。

(2) ビタミン B_2 欠乏症

ビタミン B_2 欠乏症は咽頭痛が起こり，口角炎（写真4），舌炎，口唇炎（写真5）が発生する。また，顔の中央部，鼻の周囲などに脂性のぬか状の突出物が沢山出来る脂漏性皮膚炎，貧血，眼の角膜充血，白内障などが生じる。これらの症状はいずれもビタミン B_2 欠乏症に特異的なものではないので，診断を確定するためには血中ビタミン B_2 濃度の測定などの検査が必要である。わが国でも戦前，戦後にかけて多くのビタミン B_2 欠乏者が存在したと思われる。

1950年シビ・ガッチャキ病と呼ばれていた戦後青森県の農民に多発した病気がビタミン B_2 欠乏症によるものであると報告されている。津軽地方の方言で「シビ」は「ひび」の事，「ガッチャキ」は「痔」の事を意味する。患者はこの両症状の他に口角炎，口唇炎など前述のビタミン B_2 欠乏症状を示し，血中ビタミン B_2 濃度も低化していたが，脱脂粉乳を与えることにより，血中ビタミン B_2 濃度も上昇し症状も軽快している。しかし，主な原因はビタミン B_2 欠乏としても，他のビタミン類や蛋白質欠乏などが発病に関与していた可能性は残されている。

また，抗生物質など薬剤の投与により口角炎などビタミン B_2 欠乏症状が発生し，ビタミン B_2 投与で治癒する場合がある。これは薬物がビタミン B_2 レセプターに拮抗的に働き，ビタミン B_2 の要求量を増加したためと考えられている。

第6章 疾患とビタミン

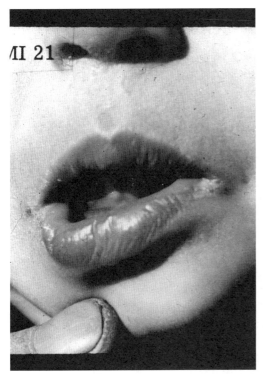
写真4 ビタミンB₂欠乏による口角炎
提供：Institute of Child Health, London David Morley 博士

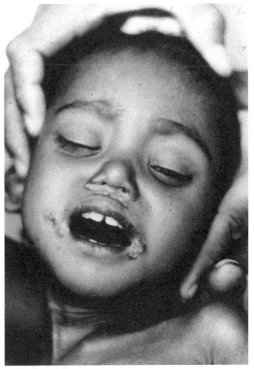
写真5 ビタミンB₂欠乏による口唇炎
提供：Institute of Child Health, London David Morley 博士

(3) ニコチン酸欠乏症（ペラグラ pellagra）

イタリア語の荒れた皮膚 pellagra を意味するペラグラと呼ばれる病気は18世紀ヨーロッパ地方，次いで1990年アメリカ合衆国で大流行を引き起こした。症状は3Dと呼ばれ皮膚炎（dermatitis），下痢（diarrhea），痴呆（dementia）である。皮膚炎は顔，頸部，手足など日光の当たる部分に左右対称に発赤，水疱，褐色色素沈着，皮膚面の粗造，落剥を生じる（写真6）。下痢もひどく出血を伴うこともある。精神，神経症状として頭痛，不眠，眩暈などが起こり，進展すると幻覚，錯乱など精神病になってしまう。

ペラグラは欧米諸国に多発した病気であるが，日本では流行したという記録はあまりない。しかし，近年になってペラグラ患者が散見されるようになってきた。いずれも不規則な食生活をするアルコール症患者であり，食物からのニコチン酸やトリプトファンの摂取量が低く，アルコール摂取によりニコチン酸の消費が増加したためと考えられる。因みにアルコールの分解に関与するアルコール脱水素酵素，アルデヒド脱水素酵素はともにニコチン酸を必要とするものである。

(4) ビタミンB₁₂欠乏（悪性貧血 pernicious anemia）

1849年アディソン（Addison）は鉄材を与えても治らない貧血で，当時は治療法がなく死亡してしまうので，悪性貧血と名付けた。造血組織である骨髄内の赤芽球が巨大化し（写真7）末

ビタミンの科学と最新応用技術

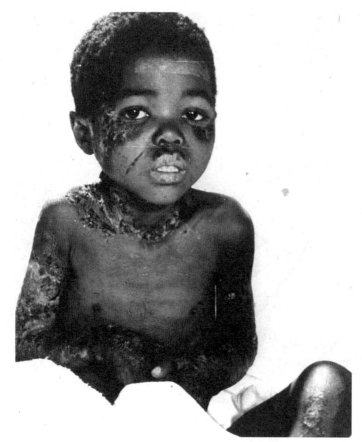

写真6　ペラグラ皮膚炎（ニコチン酸欠乏症）
提供：Institute of Child Health, London David Morley 博士

梢血液中でも赤血球，白血球などが巨大化するが，数は減少する。

　症状は貧血のため全身倦怠，脱力感を訴え，顔色は蒼白になる。痛みの強い舌炎（ハンター舌炎）が起こる。神経症状としては知覚異常，振動感覚消失など脊髄変性に基づくと思われる症状が発生する。

　ビタミン B_{12} 欠乏症が発生する原因としては，食事からのビタミン B_{12} 摂取量の低い事の他に，ビタミン B_{12} が腸管から吸収されないために発生する場合がある。ビタミン B_{12} は胃液中に存在する内因子とよばれる糖蛋白質と結合しないと腸管から吸収されないのである。内因子が分泌されない原因として胃切除など外科的手術によるもの，胃粘膜の萎縮する病気などがある。現在のわが国では悪性貧血患者のほとんどが内因子の不足によるものである。

　もう一つのビタミン B_{12} 欠乏の原因になるのは菜食主義である。ビタミン B_{12} は圧倒的に動物性食品に含まれており，植物性食品にはほとんど含まれていない。牛乳も飲まない厳密な菜食主義者はビタミン B_{12} 欠乏に罹患する可能性が高い。

第6章 疾患とビタミン

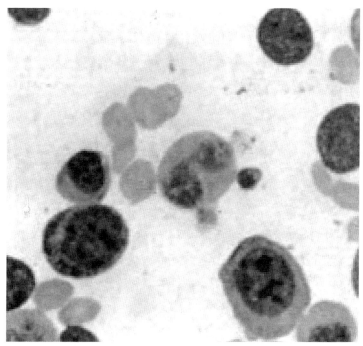

写真7　悪性貧血患者における骨髄中巨大赤芽球
提供：元京都大学内科，稲田雅美博士

(5)　ビタミンC欠乏（壊血病 scurvy）

　この病気の歴史は古く，紀元前450年ヒポクラテス（Hippocrates）は歯ぐきの壊疽の事を記載している。15～16世紀ヨーロッパは壊血病に蹂躙された。特に新大陸発見のための長期航海者は新鮮な食物が手に入らないため壊血病が多発した。1753年イギリスのリンド船長JamesLindはオレンジやレモンを船員に与えて壊血病を予防した。ドラモンド Drummond がビタミンCを発見する約160年前のことである。世界で大流行した病気であるが日本では壊血病が流行したという報告はない。日本は古来より植物性食形態が定着しており，ビタミンCは比較的多く摂っていたのであろう。

　壊血病の症状は疲労感や関節痛がある。毛細血管が弱くなるため身体の各部から出血する。特に歯ぐきが感受性が高い組織で，しばしば潰瘍や壊死を起こす。皮膚では点状に出血したり，広範囲な出血斑がみられたりする。外力を受けた部分に内出血を起こし，血便，血尿をみることもある。

1.2.2　脂溶性ビタミン欠乏症

(1)　ビタミンA欠乏症

　ビタミンA欠乏により最初に見られる症状は暗順応の低下である。これは明暗に対する眼の調節機能が侵されるために発生するもので，網膜色素形成不全症（夜盲症）という。また，ビタ

ビタミンの科学と最新応用技術

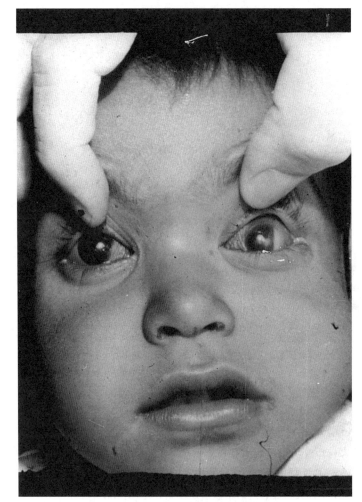

写真8　ビタミンA欠乏による角膜乾燥症
提供：Institute of Child Health, London David Morley 博士

ミンA欠乏により粘膜や皮膚が乾燥して，角化してくる。よくみられる症状は角膜乾燥症（写真8）である。初期は涙の分泌低下やまぶしさを感じやすくなる。病気が進行すると角膜が白濁し視力が著しく低下する。さらにひどくなると角膜潰瘍が発生し，穴があき眼房水が流出し失明する。

粘膜や上皮組織は乾燥し，皮膚炎が起こる。粘膜も弱くなるため下痢，風邪などを起こしやすくなる。上皮組織が角化して魚の鱗のようになる鱗状化成も発生する。これは前癌状態と考えられている。

(2)　ビタミンD欠乏症（くる病 rickets，骨軟化症 osteomalacia）

くる病は紀元前500年に記載されている古い病気で英語の rickets の語源は骨が曲がる症状によるwrikken［曲がる］に由来する（写真9）。骨の変形は下肢骨，上腕骨，頭蓋骨，肋骨など

第6章 疾患とビタミン

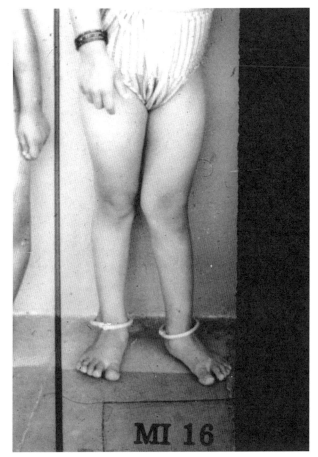

写真9 くる病における骨の変形
提供：Institute of Child Health, London David Morley 博士

種々である。病態は骨基質にカルシウムが沈着しない骨軟化症になることである。従来日本でも冬季日光に恵まれない山陰，北陸地方の幼児，小児にくる病が多発したという記録がある。くる病は小児の疾患で成人には発生しないと考えられていたので，成人のビタミンD必要量にも余り注意されていなかった時代がある。しかし，近年成人，特に高齢者にビタミンD不足状態になり血中副甲状腺ホルモンが上昇し，骨のカルシウムが減少し骨軟化症が発生することが明らかになった。したがって，成人の場合はくる病とは言わないようである。

(3) ビタミンK欠乏症（乳児頭蓋内出血）

昭和50年から乳児頭蓋内出血の症例がしばしば報告されるようになった。出生後元気に育っていた乳児が約1か月後に突然出血傾向がみられるようになり，その時点で頭蓋内出血と判定された場合，すでに手遅れになっている場合が多い。約半分の患者が死亡したり，後遺症を残したりする。しかし，最近ではビタミンK欠乏に対する認識が高まり，頭蓋内出血患者は減少し

ているようである。

文　　献

1)　糸川嘉則，潜在性ビタミン欠乏，臨床成人病，19：1153-1160（1989）

2　ビタミン過剰症

鳴瀬　碧[*1]，平池秀和[*2]

2.1　はじめに

　ビタミンは人体にとって必須の栄養素であるが，食品やサプリメント，薬剤等により過剰にビタミン類を摂取した場合，健康被害を引き起こす危険性がある。

　脂溶性ビタミン類は体内に蓄積する性質を有するため過剰症を起こしやすいことはよく知られている。一方，水溶性ビタミン類は過剰に投与されてもその大部分は尿中に排泄されることから，過剰症が起こることは稀であると言われてきた。しかしながら，近年，一般消費者が健康増進や生活習慣病の予防，あるいは美容目的で水溶性ビタミンを健康食品やサプリメントとして安易に利用するケースや，臨床現場において疾病の治療目的でビタミンB群やビタミンC製剤を高用量で患者に投与するケースが増え，水溶性ビタミンの安全性について再考が加えられている。ここでは，脂溶性および水溶性各種ビタミンの過剰摂取による安全性と問題点について述べる。

2.2　脂溶性ビタミン

2.2.1　ビタミンA

　ビタミンAを大量に摂取することによって毒性があらわれることは昔からよく知られており，古くはビタミンAが豊富に含まれる北極熊やサメ，アザラシなどの肝臓を食べて，ビタミンA過剰症を起こしたことが報告されている[1]。

　日本でのビタミンA過剰摂取による中毒の発症事例としては，1981年3月，静岡県でイシナギ（2mの大魚）の肝臓を煮付けにして食した3家族13名がビタミンA過剰摂取による中毒を発症したという報告がある。この時，中毒患者は，皮膚の落屑，口唇および口腔粘膜の炎症を起こし，特に会話，飲食のための開口が困難になり，頭痛，顔面紅潮，顔面浮腫などを起こした[2]。最近10年間では，2007年に富山市でやはりイシナギの肝臓の煮付けにより14名がビタミンA中毒を起こしている。

　ビタミンAを過剰摂取した場合，急性または慢性の中毒症状を起こす。急性中毒は，大量のビタミンAを摂取した後，数時間からせいぜい1～2日以内に発症し，成人では150,000 μgRE/日（500,000 IU）のビタミンAを摂取した際に起こる。典型的な症状として，頭蓋内圧亢進に起因する頭痛や吐き気，嘔吐，そして発熱，めまい，視覚障害等がある。また，顔面や頭部の皮膚の剥離が起こるのが特徴で，軽症では顔面，頸部などの局所的な落屑に止まるが，重症の場合は，皮膚の落屑が全身に及ぶ。さらに，乳幼児では，やはり頭蓋内圧亢進に起因する大泉門の膨隆が起こる。これらの症状は通常一過性で，摂取中止後1～2日後には症状は消失するた

[*1]　Midori Naruse　仁愛大学　人間生活学部　健康栄養学科　講師
[*2]　Hidekazu Hiraike　帝京短期大学　生活科学科　生活科学専攻　教授

ビタミンの科学と最新応用技術

め，恒久的な症状になることはない[3～5]。現在，臨床治療目的で使用されているビタミンA製剤には 10,000 IU/錠，サプリメントの肝油ドロップには 1,000～2,000 IU/粒のビタミンAが含まれており，ビタミンA製剤であれば一度に 50 錠以上，肝油ドロップであれば一度に 500 粒以上の摂取で急性中毒を引き起こす計算になる。

　一方，ビタミンA過剰摂取による慢性中毒は，急性中毒よりも一般的である。慢性中毒は，急性中毒を生じる量よりも低量のビタミンAを数週間から数年に渡って摂取した後に生じる。その症状は多岐に渡るが，中でも，頭蓋内圧亢進，肝腫大，食欲不振，皮膚の乾燥と掻痒感，脱毛，そして倦怠感等が最も一般的である。その他，皮膚落屑，筋肉痛，骨痛，関節痛，四肢痛，口唇亀裂，小児においては，しばしば骨の変形等が起こり，女性では，稀ではあるが月経異常を起こす。ほとんどの場合，ビタミンAの摂取を中止すると症状は徐々に緩和され，個体差はあるが通常数週間から数ヶ月で回復する。しかしながら，肝腫大から肝線維症や肝硬変を生じた場合など，症状が不可逆的で回復に至らないケースもあり，最悪の場合は死に至る[3～6]。

　また，レチノイドは胚発生過程において形態形成因子として働くため，女性が妊娠前3ヶ月から妊娠初期3ヶ月までにビタミンAを 10,000 IU/日以上摂取した場合に，出生児の頭蓋神経堤などに奇形が発現する率が増加したとの報告があり，妊娠3ヶ月以内あるいは妊娠を希望する女性へのビタミンA 5,000 IU/日の投与は禁忌になっている[7～9]。

　その他，急性あるいは慢性中毒を生じる量よりは比較的少量だが，1,500 μgRE/日（推奨量の2倍）以上のビタミンAを摂取している女性でレチノールの推定摂取量と骨密度が逆相関にあるという報告や，1,500 μgRE/日以上のレチノールを 30 年間摂取した場合や 2,000 μgRE/日以上のレチノールを 18 年間摂取した場合に大腿骨頸部骨折発生のリスクが2倍に増加したという報告等，ビタミンAの摂取量と骨粗鬆症や骨折リスクとの関連性についての様々な報告がある[10～12]。しかしながら，これに関して否定的な報告もあり，骨の健康に対するビタミンAの毒性発現の閾値に関して未だはっきりとした結論は出ていない。

2.2.2　ビタミンD

　ビタミンDには，現在，D_2 から D_7 まで6種類の誘導体がある。そのうち代表的なものは D_2（エルゴカシフェロール）と D_3（コレカシフェロール）で，自然界に広く分布し，カルシウムの代謝調節，骨形成や細胞の分化や増殖などに関与し，生理的にも重要である。

　通常の食事からビタミンDを過剰に摂取することはないが，サプリメントやビタミンD強化食品，そして疾病の治療目的の薬剤投与等によりビタミンDを過剰摂取すると，高カルシウム血症，高カルシウム尿症，食欲不振，嘔吐，吐き気，口渇，多尿，筋無力化，関節痛，骨のびまん性無機物減少，全身性見当識障害などの中毒症状を起こす。ビタミンDを過剰に摂取した場合，血清カルシウムレベルは 12～14 mg/dL まで上昇し，極端な場合，心臓や腎臓などの軟部組織で石灰化が起こり，中毒と気づかないまま放置しておくと死に至る場合がある[12, 13]。また，ビタミンDを妊娠初期に大量に摂取すると，高カルシウム血症による胎児の精神発達と発育の遅延，大動脈弁狭窄などの異常が発生するという報告がある[14]。カルシウムを経口投与した場合

170

第 6 章　疾患とビタミン

は，血漿のカルシウム濃度を維持するために，腸管からのカルシウムの吸収が制御されており，カルシウムの摂取量が多くなってもその吸収量は少ない。従って，大量（3 g/日以上）のカルシウムを長期摂取しない限りは，このような高カルシウム血症は生じない。

　過剰症を起こすビタミン D の摂取量は報告により大きく異なるが，概算によれば，正常な副甲状腺機能とビタミン D 感受性を持つ人が毎日 1,250 μg（50,000 IU）以上を摂取し続けると毒性が発現するとされる[15]。現在，欧米や日本におけるビタミン D の耐容上限量は，成人において 50 μg/日と設定されているが，ヒトにおけるビタミン D の安全性と有効性に関するデータの集積が進んでおり，ビタミン D の安全性に関する知識を抜本的に見直す状況ができている。2007 年に公表されたビタミン D のリスク評価では，大部分の健康成人にとって安全なビタミン D の摂取量は，250 μg/日と結論づけられており[16]，今後耐容上限量の見直しに影響を与えそうである[17]。

　しかしながら，現在，多くのサプリメントに配合されているビタミン D 量は，成人の摂取目安量として 5〜10 μg/日またはそれ以下であり，通常の食事由来のビタミン D 摂取量は，平成 20 年国民健康栄養調査によると 20 歳以上の男性で平均 9.0 μg/日，女性で平均 7.6 μg/日程度である[18]。これら経口で摂取するビタミン D を合算しても，おそらく上述の 50 μg/日も 250 μg/日も超えることはほとんどない[17]。

2.2.3　ビタミン E

　ビタミン E は，脂溶性ビタミンの中でもビタミン A やビタミン D とは異なり，過剰症が起こりにくいビタミンであることが知られている。実際，高用量のビタミン E を数週間から数年に渡って摂取しても重大な副作用はみられないことが多数報告されている[19, 20]。また，日本人を対象とした研究では，健常成人男性に 1 日あたり RRR-α-トコフェロールを 800 mg，28 日間経口投与した結果でも，血小板凝集能，血液凝固作用，肝機能，腎機能等に副作用はみられていない[21]。これらのことから，ビタミン E は，医薬品やサプリメントとして幅広く使用されている。

　ところが 2004 年 11 月アメリカ心臓学会において，「ビタミン E の大量摂取は寿命を短くする」という研究報告がなされ，大きな反響を呼んだ。この報告ではビタミン E のサプリメントを 1 日あたり 400 IU（RRR-α-トコフェロールとして 268 mg）以上摂取した場合，死亡率が 10％高くなったとしているが，これにはいくつかの問題点があり，多くの研究者から批判的な意見が寄せられた[22, 23]。

2.2.4　ビタミン K

　ビタミン K_1 および K_2 類の天然型のものでは，大量に経口摂取しても毒性がないことが報告されている。しかし，合成の水溶性ビタミン K 前駆体であるビタミン K_3（メナジオン）は毒性を引き起こし，ビタミン K_3 を新生児・乳児に 5 mg/日以上与えると，溶血性貧血，高ビリルビン血症，肝腫大，核黄疸を生じること[7]，遺伝的にグルコース-6-リン酸脱水酵素を欠損した患者で溶血を引き起こし，重篤な肝疾患の患者では肝機能を抑制すること等が知られている[24]。これらのことから，現在 K_3 は臨床では使用中止になっている[7]。しかしながら，家畜の飼料に

171

ビタミンの科学と最新応用技術

は経済的効果から未だに K_3 が使用されており，それらの家畜を食べることによるヒトへの K_3 移行量と毒性は解明されていない[25]。

ビタミン K_1 製剤（フィトナジオン）や K_2 製剤（メナテトレノン）は，ビタミン K 欠乏症の予防及び新生児低プロトロンビン血症，分娩時出血，抗生物質投与中に起こる低プロトロンビン血症の治療薬として用いられており[26]，また，メナテトレノンは，骨粗鬆症における骨量・疼痛改善の治療薬としても用いられている[27]。これら治療薬の副作用として，フィトナジオンを妊娠末期の妊婦に大量投与することにより，新生児に高ビリルビン血症が，また新生児や低出生体重児へ直接大量投与することで高ビリルビン血症や核黄疸が現れ，まれにショックを起こすことが報告されている[9, 26]。ビタミン K を静脈投与する場合には，その薬剤に含まれる溶解補助剤も一因とされる血圧低下などのショックが起こることがあり，ビタミン K は経口投与が原則であり，安易に静脈投与すべきでない。また，心臓弁置換手術後などで抗凝固療法中の患者が K_2 を豊富に含む納豆を食べたため血栓が生じたという報告があり，ワルファリンなどで抗凝固療法中は納豆・青汁・クロレラなどのビタミン K を豊富に含有する食物の摂取やビタミン K 製剤との併用は禁忌となっている[25]。

2.3 水溶性ビタミン

2.3.1 ビタミン B_1

ビタミン B_1 を食事やサプリメント，薬剤等により経口的に過剰摂取した場合の人体への悪影響は報告されていない。しかし，筋肉注射や静脈注射等で非経口的にビタミン B_1 を大量投与した場合，まれに不安，搔痒，呼吸障害，吐き気，腹痛，アナフィラキシーショック等の過敏症を引き起こすという報告がある[28, 29]。最近，欧米では，Wernicke 脳症に対するビタミン B_1 大量投与療法が行われ始めており，2010 年 12 月，ヨーロッパ神経科学会により Wernicke 脳症診療ガイドラインが策定された。このガイドラインでは，200 mg の B_1（チアミン）を 1 日 3 回静脈投与することを推奨している[30]。これまで，ビタミン B_1 の静脈内投与に関しては，100 mg のチアミン塩酸塩を 989 人の患者に静脈投与した時，11 人が灼熱感を，1 人が搔痒感を訴えたという報告があるが，これは全体のわずか 1.1 % に過ぎず，この報告ではチアミン塩酸塩の静脈投与については過度の心配を要しないと結論づけている[31]。しかし，上述の 1 日 3 回 200 mg という大量のチアミンを静脈投与した場合の安全性ついての十分な情報はない。今後，安全性に関して，毒性発現の閾値の検討が必要である。

2.3.2 ビタミン B_2

ビタミン B_2 は，過剰に摂取しても速やかに尿中に排泄されることから，過剰症は起こりにくい[32]。

2.3.3 ナイアシン

ナイアシンは，ニコチン酸とニコチンアミドの総称であり，エネルギー代謝，アミノ酸代謝，および解毒反応における酸化還元酵素の補酵素として重要な役割を担っている。ニコチン酸は血

第6章　疾患とビタミン

管拡張作用を有するので，一度に 200 mg 以上を経口摂取するとフラッシング（皮膚の紅潮，発疹，痛み，痒み等）が起こる。さらにニコチン酸の投与量が増すと一過性に血圧が低下する。これらの症状は，ニコチンアミドでは生じない[7, 33, 34]。また，脂質異常症の治療薬としてニコチン酸を 1 g/日以上大量投与した場合，肝機能障害や重篤な胃腸障害が生じたという報告がある。胃腸障害では，消化不良，悪心，嘔吐，下痢などが生じ，肝機能障害では，肝機能の低下および重篤な場合は黄疸や劇症肝炎を引き起こす[34]。大量のニコチン酸を HMG-CoA 還元酵素阻害薬（スタチン）と併用すると，胃腸障害，肝障害に加え，頭痛や筋肉障害を招く恐れがあり，高尿酸血症を悪化させる可能性もある。また，即効型ナイアシンを糖尿病患者が服用すると血糖を調節できなくなるといった報告もある[7]。

2.3.4　パントテン酸

ヒトにおいて，10〜20 g/日のパントテン酸を単独で長期間投与した際に緩やかな下痢を生じたとの報告があるが，その他ほとんど副作用は認められず，「日本人の食事摂取基準 2010 年版」においても耐容上限量の策定は行われていない。動物実験でパントテン酸カルシウムの慢性毒性を検討した報告でも，毒性は認められていない[8]。

2.3.5　ビタミン B_6

ビタミン B_6 は，アミノ酸代謝やグリコーゲン代謝に重要な役割を果たしており，核内受容体と結合してホルモン様作用も示す。

ビタミン B_6 には，ピリドキシン，ピリドキサール，ピリドキサミンの 3 つの形がある。食品中のビタミン B_6 のほとんどは，酵素に結合したピリドキサールリン酸の形で存在しており，植物性食品ではかなりの量がピリドキシンとして存在している。また，サプリメントや医薬品中に含まれるのはピリドキシンである。食品からビタミン B_6 を摂取した場合，過剰摂取に至る危険性はほとんどないが，サプリメントや医薬品から大量にビタミン B_6 を摂取した場合，神経性の健康被害を生じる可能性がある。

月経前症候群（PMS）の治療のために，ビタミン B_6 をピリドキシンとして 2〜6 g/日を毎日数ヶ月程度摂取した女性に，神経障害のひとつである感覚性ニューロパシーが認められたという報告がある。この感覚性ニューロパシーは，ピリドキシンの大用量投与を中止することによって徐々に消失したが，完全に回復には至らなかったようである。多くの場合，このような神経障害が発現するのは，ピリドキシンを 600 mg/日以上を摂取した場合であるが，これには個人差があり，300〜500 mg/日の摂取でも神経障害が発現したケースがある[34]。

また，200 mg/日のピリドキシンを長期間服用した患者に週 1 回高用量（300 mg/日）を追加投与した際，神経障害が発現したという報告があり，低用量の継続摂取が高用量投与を開始した際の副作用発現までの時間を短縮させる可能性が示唆された[35]。

2.3.6　葉酸

葉酸は，C1 代謝系に関与しているビタミンで，核酸合成や DNA メチル化に関わっており，細胞の発育機能の正常化や赤血球の形成過程に重要なビタミンである。近年，欧米をはじめ多く

ビタミンの科学と最新応用技術

の国では，妊娠のごく初期（胎芽期）に葉酸欠乏による神経管閉塞障害（無脳症，二分脊椎症など）の先天性異常の発症予防に葉酸強化食やサプリメントによる積極的な葉酸摂取が推奨されるようになり，それに伴って葉酸高摂取による有害作用についての報告も見られるようになった[36]。

葉酸を過剰摂取した際に生じる副作用としては，1,000 μg/日以上の摂取でビタミン B$_{12}$ 欠乏のマスキングによって貧血の診断を遅延させ，神経症状を悪化させる可能性が報告されている。また，最近になって，低ビタミン B$_{12}$ 栄養状態で高葉酸血漿の高齢者では貧血と認知機能障害を併発するという報告[37]や，低 B$_{12}$/高葉酸血症の被験者で，認知機能障害を引き起こすと考えられる心血管障害等の疾病リスクファクター（ホモシステイン）濃度が上昇するといった報告[38]など，低ビタミン B$_{12}$ 栄養状態と葉酸過剰摂取によるリスク発現との関係が示唆されている[39]。

その他，ヒトでは，葉酸の過剰摂取よって精神状態の変化（過敏症，ほてり），睡眠障害，消化器症状，キサンチンオキシダーゼの阻害等が報告されている[13]。また，葉酸が亜鉛の栄養状態に影響を与えるとの報告があるが，それを否定する報告も多い[8, 40, 41]。

また，てんかん治療に使用される抗痙攣剤の効果や，抗がん剤として使用されているメトトレキサートのような葉酸代謝拮抗剤の効果を減弱することも報告されている[13, 34]。

動物実験では，腎障害，てんかん発作の誘発，神経障害，B$_{12}$ 欠乏のマスキングによる神経症状の惹起等が報告されている[13]。

2.3.7 ビタミン B$_{12}$

ビタミン B$_{12}$ の消化管からの吸収は複雑なメカニズムによって制御されており，食事，サプリメントや薬剤などから過剰に経口摂取してもそのほとんどは吸収されない。また，大量のビタミン B$_{12}$ を筋肉内や静脈内に投与しても過剰症は認められていない[32, 33]。したがって，「日本人の食事摂取基準 2010 年版」においても耐容上限量の策定は行われていない[32]。

2.3.8 ビオチン

ビオチンは水溶性ビタミンの一つであり，生体内ではカルボキシラーゼの補酵素として炭素固定反応に関与し，糖新生，アミノ酸代謝，脂肪酸合成などの代謝に重要な役割を果たしている。ビオチンを多量に摂取しても，速やかに尿中に排泄されるので，一般的には過剰症はみられないと言われている。実際，食事から摂取するビオチン量の 600 倍以上を健常人に経口もしくは静脈投与してもその副作用はみられない等，ヒトへの大量投与における毒性の報告はない[42]。したがって，「日本人の食事摂取基準 2010 年版」においても耐容上限量の策定は行われていない[32]。しかし，ビオチンは哺乳動物胎仔の形態形成や発育に重要な働きをしているため，動物実験では，着床後の妊娠ラットに多量のビオチンを継続的に投与すると胎仔と胎盤の発育抑制や胎仔や胎盤の吸収および卵巣の委縮が起こること[43~45]，非妊娠のラットで過剰のビオチン摂取により肝臓中のタンパク質の機能に影響すること[46]などが報告されている。また，妊娠マウスの胎芽期にビオチン過剰飼料（ビオチン 1%含有）を与えた場合，胎仔に短肢症，小顎症，浮腫などの形態異常の発生率が増加したとの報告がある[47]。さらに最近になって，雄性動物に対する影

第 6 章 疾患とビタミン

響に関して，渡邉は，ビオチンを長期過剰摂取させた雄性ラットにおいて生存精子がほとんど観察されず，ビオチンの過剰摂取により精子形成障害が誘発される可能性があると述べている[48]。

2.3.9 ビタミンC

ビタミンCは大量に摂取しても尿中に排泄されるため，広い摂取範囲で安全であると考えられている。

これまで，高濃度のビタミンCを長期間摂取していた成人や妊娠期間中にビタミンCを大量に摂取していた母親から生まれた乳児が，ビタミンCの摂取を中止した際に，その反動でビタミンCの血中濃度が低下し壊血病を生じると言われてきたが，このような現象を実証する根拠はない[49]。また，高用量のビタミンC摂取と腎臓のシュウ酸結石との関係も推測の域をでていない[34]。しかしながら，シュウ酸カルシウム結石のできやすい人は，ビタミンCの摂取量に注意が必要である。

現在，一般的に確認されているビタミンCの高用量摂取による副作用としては，吐き気，下痢，腹痛等の消化器障害がある[50]。これらの症状は，通常 3 g/日以上のビタミンCを一度に摂取した際に生じ，通常症状の悪化をみることなく 1〜2 週間で消失する[34]。

文　　献

1) Rodahl K, *et al, Biochem J.*, **43**, 166-168（1943）
2) 糸川嘉則，栄養の生理学，裳華房，東京（1990）
3) Bendich A, *et al, Am J Clin Nutr.*, **49**（2），358-371（1989）
4) Hathcock JN, *et al, Am J Clin Nutr.*, **52**（2），183-202（1990）
5) Penniston KL, *et al, Am J Clin Nutr.*, **83**（2），191-201（2006）
6) 橋詰直孝，ビタミン，**64**（7），411-412（1990）
7) 木村修一，小林修平　翻訳監修，専門領域の最新情報　最新栄養学（第 9 版），健帛社，東京（2007）
8) Rothman KJ, *et al, New Eng J Med.*, **333**（21），1369-1373（1995）
9) 治療薬マニュアル 2011，医学書院，東京（2011）
10) Melhus H, *et al, Ann Intern Med.*, **129**, 770-778（1998）
11) Michaelsson K, *et al, N Engl J Med.*, **348**, 287-294（2003）
12) Feskanich D, *et al, JAMA.*, **287**（1），47-54（2002）
13) 日本ビタミン学会編，ビタミン総合辞典，朝倉書店，東京（2010）
14) Pharmacist's Letter/Prescriber's letter Natural Medicine Comprehensive（2006）
15) グッドマン・ギルマン，薬理書—薬物治療の基礎と臨床—（第 11 版），廣川書店，東京（2007）
16) Hathcock JN, *et al, Am J Clin Nutr.*, **85**, 6-18（2007）
17) 末木一夫，ビタミン，**84**（9），437-439（2010）

175

18) 厚生労働省，国民健康・栄養の現状—平成20年厚生労働省国民栄養調査報告より—，第一出版，東京（2011）

19) Hathcock JN, *et al, Am J Clin Nutr.*, **81**（4），736-745（2005）

20) Kappus H, *et al, Free Radic Biol Med.*, **13**, 55-74（1992）

21) Morinobu T, *et al, J Nutr Sci Vitaminol.*, **48**（1），6-9（2002）

22) Miller ER Ⅲ, *et al, Ann Intern Med.*, **142**, 37-46

23) 二木鋭雄，ビタミン，**78**（1），27-29（2005）

24) グッドマン・ギルマン，薬理書—薬物治療の基礎と臨床—（第9版），廣川書店，東京（1992）

25) 平池秀和，鈴鹿医療科学技術大学紀要，**1**，115-117（1994）

26) 浦部晶夫，島田和幸，川合眞一（編集），今日の治療薬2011，南江堂，東京（2011）

27) 日本ビタミン学会編，ビタミンの辞典，朝倉書店，東京（1996）

28) Stephen JM, *et al, Am J Emerg Med.*, **10**, 61-63（1992）

29) Royer-Morrot *et al, Eur J Clin Pharmacol.*, **42**, 219-222（1992）

30) Galvin R, *et al, Eur J Neurol.*, **17**, 1408-1418（2010）

31) Wrenn KD, *et al, Ann Emerg Med.*, **18**, 867-870（1989）

32) 厚生労働省，日本人の食事摂取基準（2010年版），第一出版，東京（2009）

33) 細谷憲政　日本語版監修，ヒューマンニュートリション—基礎・食事・臨床—（第10版），医歯薬出版，東京（2004）

34) Hathcock JN, Vitamin and Mineral Safety 2nd Edition, Council for responsible nutrition（CRN），Washington（2004）

35) Perry GJ, *et al, Neurology*, **35**, 1466-1468（1985）

36) 末木一夫，ビタミン，**83**（2），65-68（2009）

37) Morris MS, *et al, Am J Clin Nutr.*, **85**, 193-200（2007）

38) Selhub J, *et al, Proc Natl Acad Sci USA*, **104**, 19995-20000（2007）

39) 三嶋智之ほか，ビタミン，**84**（7），325-327（2010）

40) Tamura T, *et al, Am J Clin Nutr.*, **56**（2），365-370（1992）

41) Kauwell GP, *et al, J Nutr.*, **125**, 66-72（1995）

42) 永井良子ほか，ビタミン，**82**（11），589-594（2008）

43) Paul PK, *et al, Curr Sci.*, **42**, 206-208（1973）

44) Paul PK, *et al, J Nutr Sci Vitaminol.*, **21**（2），89-101（1975）

45) Paul PK, *et al, J Nutr Sci Vitaminol.*, **22**（3），181-186（1976）

46) Sawamura H, *et al, Biosci Biotechnol Biochem.*, **71**, 2977-2984（2007）

47) 永井良子ほか，Trace Nutrients Research，**25**，85-90（2008）

48) 渡邉敏明，ビタミン，**84**（7），301-312（2010）

49) Food and Nutrition Board, Dietary reference intakes for vitamin C, vitamin E, selenium, and carotenoids, National Academy Press, Washington, DC（2000）

50) Hathcock JN, ed, Nutritional toxicology, vol. 1, Academic Press, New York（1982）

3　癌とビタミン

西野輔翼*

3.1　はじめに

　制癌にビタミンを利用しようという考え方はかなり古くからあり，予防および治療の両分野にわたって多彩な試みが行われてきた。ここでは癌予防への応用を中心に概観し，必要に応じて癌治療への応用に関しても触れることにする。

3.2　ビタミンA，レチノイド，カロテノイド

　古くから，ビタミンAに発癌抑制効果のあることが示唆されてきたが，1971年にBollagらは，ビタミンAを臨床的に投与することを開始した。その結果，皮膚の前癌状態であるactinic keratosisや，基底細胞癌に対しては有効であるが，それ以外の癌には無効であること，また，ビタミンAの副作用は重篤なもので，到底臨床上使用できるものではないことが明らかとなった。その後も，投与方法や対象を限定して臨床応用が試みられ，たとえば子宮頚部の前癌病変を，全トランスレチノイン酸（ATRA）の局所投与により改善させることができることが示された。しかし，より一般的な経口投与では，投与中に前癌病変を改善させることがあっても，副作用が現れるため使用できる期間が限定され，やむなく投与を打ち切ると前癌病変が再発してくる。したがって，局所投与のような使用法以外では，ビタミンAのみで癌予防を行なうことは困難であると考えられるようになった。このような経緯から，ビタミンAによる制癌の研究は，副作用の少ないビタミンA類似体の開発へ，あるいはプロビタミンAとして食物から摂取されるβ-カロテンなどのカロテノイドを活用する方向へと移行していくことになった。

　活性型ビタミンAであるATRAの核内レセプター，RAR，RXRが発見されたことにより，ビタミンAに関する研究は飛躍的な発展をとげた。ここで重要なことは，ATRAの異性体である9-シスレチノイン酸（9-シスRA）がRXRのリガンドであることが後になってわかったことである（なお，9-シスRAは，RARにも高い親和性を示す）。しかも，RXRはRARの共役因子として必須である。すなわち，ATRA（または，9-シスRA）が結合したRARと，9-シスRAが結合したRXRとがヘテロダイマーを形成して転写制御しているというメカニズムが明らかとなったのである。このように，レチノイン酸の作用は，ATRAおよび9-シスRAの両方が共存することによって発現する。さらにRXRは，ビタミンDレセプター（VDR）や，甲状腺ホルモンレセプター（TR）などの共役因子としても働く。このように，ビタミンAは，RXRを介して，他のシステムとのクロストークがあるため，作用の及ぶ範囲は極めて広い。そして，ビタミンA過剰症による障害も起こりやすく，しかも多方面にわたることになる。

　このようなわけで，ビタミンAを単独で用いて予防のために使いこなすことは難しいため，

---

　*　Hoyoku Nishino　立命館大学　立命館グローバルイノベーション研究機構　教授；京都府立医科大学　特任教授

ビタミンの科学と最新応用技術

単独で用いるのではなく，他の有効成分と組み合わせて用いることや，短期間で投与を終了することができる治療に限定されることとなった。その中で，all-*trns*-retinyl acetate（RAc）と tumor necrosis factor-related apoptosis-inducing ligand（TRAIL）とを併用して前癌状態の細胞を死滅させる戦略[1] などの新しい試みが進められていることは興味深い。また，急性前骨髄球性白血病の治療に関しては，極めて優れた成績が得られており注目に値する。

　このような状況にあって，ビタミンＡの代りに，ビタミンＡ類似化合物の開発が進展してきたのは当然の流れと言える。これまでに開発されたビタミンＡ類似化合物は数千種類にのぼるが，それらの中で実用化が特に期待されている代表的なものとしては N-(4-hydroxyphenyl)-retinamide（4-HPR），etretinate，acitretin，13-*cis* retinoic acid（13-シス RA）などをあげることができる。これらは，現在，臨床試験による効力検定が進められている。たとえば 13- シス RA に関して，口腔内前癌病変に対する抑制効果[2]，皮膚癌に対する予防効果[3]，頭頸部癌治癒患者において発生する二次原発癌に対する抑制効果[4] などの臨床試験結果が報告されている。日本においてもビタミンＡ類似体の開発が進められ，その例としては非環式レチノイドである polyprenoic acid などがある。polyprenoic acid は肝癌治療後に高率に発生する二次原発肝癌の予防に有効であることが証明され[5, 6]，今後の展開が期待されている。レチノイドの研究はさらに続けられ，すでに第二世代に移行しており，Am-80 など有望なものが次々と開発されている。これらの新規レチノイドは急性前骨髄球性白血病の治療において切り札となると考えられておりその進展は重要である。また，構造的にはビタミンＡからかけはなれているようにさえ見えるものも開発されており，それらはレチノイダル化合物と呼ばれている。たとえば，KNK-41（レチノイダルブテノライド）などが開発されており，細胞周期の進行を抑制し G0/G1 期への集積をもたらすことが明らかにされ，また，癌抑制遺伝子である RB 遺伝子や Waf 1 遺伝子の発現を促進することも証明された。今後，さらに安全性に優れ，効力が高いビタミンＡ類似体が開発されるものと期待されており，特に RAR や RXR を分子標的とした特異性の高い新規化合物は注目されているところである。たとえば，RARβ および RARγ に親和性のある tazarotene や，RXR に親和性のある LGD1069 などがその例である。いずれにしてもビタミンＡ類似体は，癌の予防および治療の両分野において応用できる可能性があり，今後の更なる進展が望まれる。

　ビタミンＡの副作用を避けるためにとられた戦略として上述のビタミンＡ類似体の開発とならんで進められたのは，プロビタミンＡとして食物から摂取されるカロテノイドを活用する方向であった。カロテノイドを用いた癌予防に関する研究において重点が置かれてきたのは β-カロテンである[7]。その理由は，多くの疫学研究によって緑黄色野菜や果物の摂取は癌のリスクと負の相関を示すことが示され，これらの食品に豊富に含まれる β-カロテンが重要な作用要因であろうと推測されたこと，また β-カロテンがカロテノイドの中で最も高いプロビタミンＡ活性を示すこと，などによる。しかし，β-カロテン以外にも α-カロテン，リコペン，ルテイン，ゼアキサンチン，β-クリプトキサンチンなども緑黄色野菜や果物から摂取しており，事実ヒトの

178

第6章　疾患とビタミン

血中にはこれらのカロテノイドが検出されている。したがって，これらのカロテノイドに関しても研究を進めることは重要である。

たとえばプロビタミンＡの一つであるα-カロテン[8]は代表的なカロテノイド源であるニンジンにβ-カロテンとともに含有されており，その量もβ-カロテンの約半分で，結構豊富である。また，パームフルーツ由来のα-カロテンも安定的に供給可能であり，応用拡大が容易に行える点で優れている。

まず，代表的な発癌モデルであるマウス皮膚2段階発癌系を用いて，発癌プロモーション過程に対するα-カロテンの効果が調べられた。実験に用いられたICR系雌マウスの背中の毛をバリカンで剃り，発癌イニシエーターとしてDMBA（7,12-dimethylbenz［a］anthracene）を100 μg塗布し，その1週間後からプロモーターとしてTPA（12-O-tetradecanoylphorbol-13-acetate）を1 μgずつ週2回塗布した。実験群にはα-カロテン（あるいはその比較のためにβ-カロテン）をTPAと同時に200 nmol塗布した。その結果（表1），α-カロテンは強力な発癌プロモーション抑制効果を持つことが明らかになり，しかも興味深いことにその効果はβ-カロテンよりも勝っていた。

続いて，4NQO（4-nitroquinoline 1-oxide）をイニシエーター，グリセロールをプロモーターとするマウス肺2段階発癌系におけるα-カロテンとβ-カロテンの発癌プロモーション抑制効果が比較された。ddY系雄マウスに体重1 kg当り10 mg4NQOを背中に皮下注射してイニシエー

表1　カロテノイドの発癌抑制効果

実験群	（n）	1匹当たりの腫瘍発生数	阻害％
皮膚発癌			
対照群	（15）	3.7a	
+ α-カロテン	（15）	0.3a	92%
+ β-カロテン	（15）	2.9	22%
肺発癌			
対照群	（10）	4 1h	
+ α-カロテン	（15）	1.3b	67%
+ β-カロテン	（15）	4.9	0%
肝臓発癌			
対照群	（16）	6.3c,d	
+ α-カロテン	（17）	3.0c	53%
+ β-カロテン	（17）	4.7	25%
+パームカロテン	（16）	2.1d	67%

a : $p < 0.05$, b : $p < 0.01$, c : $p < 0.05$, d : $p < 0.05$
皮膚発癌：マウス皮膚2段階発癌系
　α-あるいはβ-カロテン（200 nmol）を発癌プロモーション段階で局所投与
肺発癌：マウス肺2段階発癌系
　発癌プロモーション段階でαあるいはβ-カロテンを0.05％の濃度になるように飲料水中に添加して経口投与
肝臓発癌：マウス自然発症肝癌系
　α-カロテン，β-カロテンあるいはパームカロテンを0.05％の濃度になるように飲料水中に添加して経口投与

ションをかけ，その5週間後よりグリセロールを飲料水中に10%の濃度となるように添加して25週間経口投与しプロモーションを継続すると，肺に特異的に腫瘍が発生することが知られている。この実験系を用いてグリセロールと供に乳化したα-カロテン，又はβ-カロテンをそれぞれ飲料水中に0.05%の濃度で添加しマウスに自由摂取させ，発癌プロモーション過程に対する抑制効果が検討された。コントロール群の動物には乳化基材のみを添加した飲料水が与えられた。その結果（表1），α-カロテンはこの実験でも有意な抑制効果が認められたが，一方β-カロテン投与群ではまったく抑制効果が見られなかった。この結果は，β-カロテンを用いた肺癌予防の臨床試験が上手くいかなかったこと[9~11]とも合致しており興味深い。

　次に，肝癌を自然発症する事が知られているC3H/He雄マウスに対するα-カロテン，β-カロテンの発癌抑制効果が比較された。また，α-カロテンを精製するために原料として用いたパームカロテンについても比較実験群に加えられた。実験群の動物には乳化したα-カロテン，β-カロテン，あるいはパームカロテンを飲料水中に0.05%の濃度で添加し，40週間自由摂取させ，発癌抑制効果を調べた。コントロール群の動物には乳化基材のみを添加した飲料水が与えられた。その結果（表1），α-カロテン投与群はコントロール群と比較して1匹当りの腫瘍数に有意な抑制効果が認められたのに対して，β-カロテン投与群の場合，抑制傾向は見られたものの有意ではなく，この系においてもα-カロテンはβ-カロテンより強い発癌抑制効果をもつことが明らかになった。また大変興味深いことにパームカロテンは，α-カロテンよりも更に強い発癌抑制作用を示す事が明らかになった。

　上記のように自然発症肝癌実験でパームカロテンが最も強力な抑制効果を示したので，その組成が分析され，60%がβ-カロテン，30%がα-カロテンであり，主成分となっていることが明らかとなった。そして，残り10%は他の種々のカロテノイドの混合であり，その中でリコピンが4%含有されていることが見出された。リコピンは以前から前立腺癌を抑制する可能性があると示唆されているカロテノイドであり，混合カロテンによる肝癌抑制効果においても重要な役割を果たしているのではないかと考えることができる。そこでリコピンの肝癌抑制効果に関して追加実験が実施された。上記の自然発症肝癌モデルが用いられたが，リコピンの投与量を前の実験の10分の1にするために飲料水中に0.005%の濃度で添加して投与された。その結果，50%強の抑制が見られ，強力な効果を持つことが確認された。また，リコピンに関して，癌抑制遺伝子の発現を誘導する効力があることも明らかとなり，癌予防に用いるのに適した特性を備えていると判断された。

　以上のような基礎的研究のデータに基づいて，マルチカロテノイドを用いた癌予防の臨床介入試験が立案された。試験対象として選ばれたのは，C型肝炎性肝硬変の患者であった。C型肝炎性肝硬変の患者においては，肝発癌のリスクは年率約7%であり，明らかなハイリスクグループである。この臨床試験で用いられたマルチカロテノイド（カプセル入り）の処方を表2に示した。基礎実験によって強力な肝癌抑制効果を示すことが明らかとなったリコピンを中心に構成していることが特徴である。なお1日当たりの摂取量が20 mgとなっており，高用量である。そ

第6章 疾患とビタミン

表2 マルチカロテノイド（カプセル入り）の処方

化合物	1日当たりの用量
リコピン	10 mg
β-カロテン	6 mg
α-カロテン	3 mg
その他のカロテノイド（フィトエンなど）	1 mg
α-トコフェロール	50 mg

の理由は，肝硬変患者のカロテノイド吸収は大変悪化しており，しかも吸収されたカロテノイドは炎症が持続している肝臓で消費され続けるため，高用量にして初めて有効性を発揮することができる，という背景があるためである。また，α-トコフェロールを 50 mg 配合してカロテノイドの安定化がはかられている。臨床試験の結果（図1）は予想以上に優れたものであった。現在，その効果をさらに増強するための試みが続けられており，たとえばプロビタミンAの一つである β-クリプトキサンチンの含有量を強化したミカンジュースを，マルチカロテノイドカプセルの投与とともに摂取することにより，かなり効果が強化されることが見出されている[12]。

β-クリプトキサンチンは吸収された後，皮膚に蓄積されることが明らかになっており，皮膚発癌の予防に活用できる可能性がある。実際に経口投与した β-クリプトキサンチンが紫外線（UVB）による皮膚発癌イニシエーションを抑制することが動物実験によって確認されており（図2），臨床試験を実施することが望まれる。

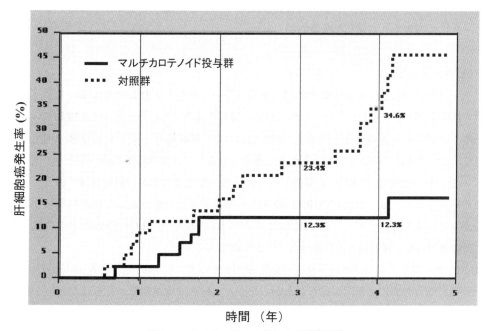

図1 マルチカロテノイドによる肝癌予防

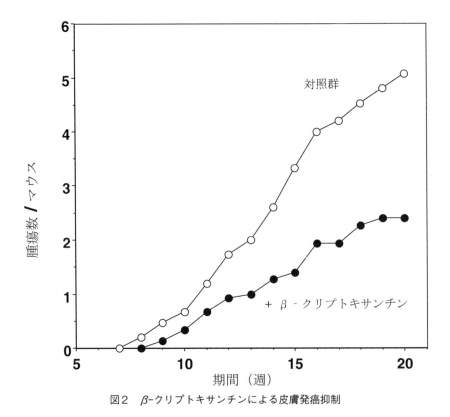

図2 β-クリプトキサンチンによる皮膚発癌抑制

なお，β-クリプトキサンチンに関しては肺癌のリスクを低減させることを示唆する疫学的研究データ[13]も報告されており興味深い。

3.3 ビタミンD

ビタミンDと癌に関する研究はそれほど多くはない。ビタミンDは大量に用いると，高カルシウム血漿などの過剰症が引き起こされるため，研究を進めにくいということも遅れている一因であろう。ビタミンAの場合と同様に，副作用の少ない抗腫瘍ビタミンD誘導体の開発が始められており，将来的には状況が改善されると考えられるが，かなり時間がかかりそうである。ビタミンDの核内受容体（VDR）を標的とした誘導体の開発は興味深い研究分野であり，今後の進展が期待されている。また，VDRはRXRとヘテロダイマーを形成して作用を発現することが分かっているので，ビタミンD誘導体と9-シスRA（あるいはLGD1069などの合成リガンド）との併用など，種々の工夫を試みることが可能である。

16,818名を対象としたコホート研究（追跡期間6〜12年）において，血清25（OH）D濃度と全癌死亡率との間には相関が見られなかったが，大腸癌では逆相関が見られたという報告[14]や，血清1.25-ジヒドロキシビタミンD_3の濃度と大腸癌や前立腺癌のリスクが逆相関するという報告[15, 16]がある。しかし関連性が無いという報告も多く，最終的な結論は出ていない。大

第6章　疾患とビタミン

腸癌に関して，ビタミンDの摂取量のみではなく，カルシウムの摂取量，日光を浴びる時間，VDR genotype なども加味して総合的にリスク評価をする試み[17~19]は重要である。Genotype に関しては，VDR 遺伝子に加えて，VDR と関連する androgen receptor 遺伝子や，ビタミンD 代謝関連酵素である vitamin D activating enzyme 1-alpha hydroxylase（CYP27B1）や vitamin D deactivating enzyme 24-alpha hydroxylase（CYP24A1）の遺伝子群の多型による影響についても解析が始まっており[20, 21]，今後の展開が注目される。

3.4　ビタミンE

　ビタミンEと癌に関する研究は広範囲に行なわれてきた。たとえば，前立腺癌に関して，5～8年間のビタミンEサプリメント（50 mg/日）によってリスクが低減することが報告されている[22]。また，ビタミンE摂取量と前立腺癌発症との間に有意な逆相関が認められるという報告がある。しかし，そのような関連性は認められないという報告もあり[23]，結論は出ていない。子宮頸癌や卵巣癌に関しては，ビタミンEの高摂取によってリスクが低減すると報告されている[24~28]。乳癌に関しては，ビタミンE摂取量と癌発症リスクとの間に有意な逆相関が認められるという報告がある一方で，そのような関連性は認められないという報告もある[29, 30]。食道癌に関しては，ビタミンE摂取量と癌発症リスクとの間に有意な逆相関が認められると報告されている[31, 32]。胃癌に関しては，ビタミンE摂取量と癌発症リスクとの間に有意な逆相関が認められるという報告がある一方で，そのような関連性は認められないという報告もある[33, 34]。大腸癌に関しても，ビタミンE摂取量と癌発症リスクとの間に有意な逆相関が認められるという報告と，そのような関連性は認められないという報告の両方がある[35, 36]。

　ビタミンEにはトコフェロール（側鎖構造に二重結合が無い）とトコトリエノール（側鎖構造に二重結合が有る）とがあり，それぞれに α, β, γ, δ の4タイプがある。したがってそれらを個別に評価していくことが必要であるが，実際には α-トコフェロールに関する研究が主となってきた。ようやく最近になってトコトリエノールに関する研究も増え始めており，発癌抑制効果を確認した基礎的研究結果（表3）や制癌作用[37]などが報告されている。そして，予測されていたようにトコフェロールとは異なった特性を示すことも明らかとなってきた。特に γ および δ タイプのトコトリエノールは癌対策において高い有用性を持っていると考えられており，今後の研究の発展に期待が寄せられている。

　トコトリエノールはコレステロール生合成の律速酵素である HMG-CoA reductase を阻害するとともに，癌細胞の増殖に関与する Ras や RhoA の活性化に必要なコレステロール生合成の中間体，farnesyl pyrophosphate（FPP）および geranylgeranyl pyrophosphate（GGPP）の生成を阻害することを介して抗癌作用を示す。さらにトコトリエノールは細胞死シグナル経路を介してアポトーシスを引き起こすことが報告されている。その作用メカニズムは癌細胞種によって異なっており，現在その詳細な解析が進められているところである。たとえば，γ-トコトリエノールは肝癌細胞において caspase 3，8，9の活性化を引き起こし，BAX や Bid のような因

ビタミンの科学と最新応用技術

表3 トコトリエノールの発癌抑制効果

実験群	(n)	1匹当たりの腫瘍発生数	阻害%
肺発癌			
対照群	(12)	4.9a	
＋トコトリエノール	(13)	1.1a	78%
肝臓発癌			
対照群	(17)	7.6b	
＋トコトリエノール	(14)	1.4b	82%

a：$p < 0.05$，b：$p < 0.01$
肺発癌：マウス肺2段階発癌系
　発癌プロモーション段階でトコトリエノール混合物を0.05％の濃度になるように飲料水
　中に添加して経口投与
肝臓発癌：マウス自然発症肝癌系
　トコトリエノール混合物を0.05％の濃度になるように飲料水中に添加して経口投与

子が関与していることが報告されている[38]。また，γ-トコトリエノールが乳癌細胞において小胞体ストレスシグナルを介してアポトーシスを惹起するという報告[39]もあり，作用メカニズムの多様性が注目されている。

　また，ビタミンE誘導体を用いた制癌研究も期待されており[40, 41]，今後の発展に注目するべきであろう。

3.5　ビタミンK

　ビタミンKと癌に関する基礎的研究は抗癌作用機構の解析も含めて長期にわたって進められてきており，現在もなお多くの報告が続いている[42~63]。臨床的研究も肝癌対策への応用を中心に積極的に展開されてきた[64~69]。しかし，ビタミンK単独での効果は限定的であるらしいということがしだいにはっきり認識されるようになり，他の有効成分との併用による効果増強という戦略に重点が移りつつある。たとえば，ビタミンCとのコンビネーションについては，かなり以前から研究が進められてきた[70~78]。それ以外にも，angiotensin-converting enzyme inhibitorとの併用[79~82]，非環式レチノイドとの併用[83]，1,25-ジヒドロキシビタミンD_3との併用[84]など多彩な試みが行われている。最終的にどの組み合わせがベストなのかが明らかとなるまでにはまだ相当時間がかかると予測されるが，意義深い研究であり重点的に取り組む態勢を早急に整えることが望まれる。

　ビタミンKと癌に関する疫学的研究も少しずつではあるが報告され，有用性を示唆する結果が得られ始めている[85, 86]。

　一方で，ビタミンKアンタゴニストが癌予防に有用である可能性を示唆する報告もあり[87~89]，興味深い。

　いずれにしてもビタミンKと癌に関する研究の今後の発展に注目したい。

第6章　疾患とビタミン

3.6　ビタミンC

ビタミンC摂取量と発癌リスクが逆相関することを示した疫学的研究結果の報告は多い[90~97]。また，ビタミンCの抗腫瘍作用に関する基礎的研究も多い[98~103]。

ビタミンCと他のビタミンをコンビネーションで用いて制癌効果を増強するという試みは，前述したビタミンKとの組み合わせばかりではなく，ビタミンEとの併用に関する研究[104~106]もあり，また古くからビタミンA，C，およびEを組み合わせることで高い効果が得られるであろうと予測されたため語呂合わせでエース戦略（ACE strategy）と名付けて大きな期待が寄せられていたという歴史的なストーリーもある。その成果として，たとえばビタミンA，C，Eの併用で大腸腺腫の再発防止が可能であることを示唆する論文[107]などが報告されている。また，この流れに沿って論文名が付けられた報告は現在でも続いており[108, 109]興味深い。いずれにしてもコンビネーション戦略は今後も重要な研究分野の一つであろう。

また，ビタミンC誘導体による制癌という戦略[110~113]も興味深い研究分野であり，今後の発展が期待される。

3.7　ビタミンB$_2$

ビタミンB$_2$が皮膚発癌を抑制することを示した基礎的研究結果[114]がかなり以前に報告されている。しかし，その後ビタミンB$_2$と癌に関する基礎的研究はあまり進んでいない。それに対して，疫学的な研究データは豊富に蓄積してきており，最近でも報告が続いている[93, 115~117]。また，ビタミンB$_2$，ビタミンB$_{12}$，葉酸およびビタミンB$_6$が必要な one-carbon metabolism に関与する酵素群の遺伝子の多型と発癌リスクに関する研究は広範囲に行われてきたが，まだ結論を出せるところまでは進んでいないので[117]，この課題はさらに詳細な検討を続ける必要がある。

なお，ビタミンB$_2$誘導体と癌に関する基礎的研究結果が，それほど多くはないが報告されている。たとえば，ビタミンB$_2$テトラブチレートが発癌抑制効果を持つ（未発表データ）ことなどが明らかとなっており，今後の発展が望める研究分野であろう。

3.8　ビタミンB$_6$

ビタミンB$_6$と癌に関する研究は多く，癌対策に有用であることを示すデータ[93, 116~132]が集積してきている。特に大腸癌予防において有望である可能性は高く，注目に値する。しかし，ビタミンB$_6$摂取量と，直腸癌発生リスクとが正の相関を示すことを報告している例[115]もあるので注意が必要である。

3.9　ビタミンB$_{12}$

ビタミンB$_{12}$と癌に関するこれまでの疫学的研究[116, 117, 133, 134]の結果を見ると，一部を除いて有用性を示したものは乏しく，今後もあまり期待はできないと考えられる。なお，one-carbon metabolism に関与する酵素群の遺伝子の多型と発癌リスクに関する研究は前述したとお

185

ビタミンの科学と最新応用技術

りである。

3.10 葉酸

葉酸と癌に関するこれまでの疫学的研究で有用性を示したもの[93, 134, 135] は少なく，むしろ危険性があることを注意喚起した報告[136~143] が多い。特に，前立腺癌の発生を増加させる危険性に関する報告が続いており，注意を払うべきであろう。大腸癌に関しては，投与するタイミングによって発癌リスクが抑制されたり，高められたりすることが観察されており複雑である。また，2つの二重盲検無作為化比較試験を合わせて追跡解析した試験において，虚血性心疾患患者に葉酸（0.8 mg/日），ビタミン B_{12}（0.4 mg/日），ビタミン B_6（40 mg/日）を組み合わせて平均39ヶ月間摂取させたところ，葉酸とビタミン B_{12} を摂取させた群でのみ，摂取後31～42ヶ月間のがん発生率，がん死亡率，総死亡率が上昇したという報告もある[144]。したがって，葉酸の摂取は慎重に行うべきであり，神経管異常の発生を予防するために妊娠中に投与する場合を除いて，積極的に勧めることは控えたほうが良いと考えられる。また，one-carbon metabolism に関与する酵素群の遺伝子の多型と発癌リスクに関する研究は前述したとおりである。

3.11 ナイアシン

ナイアシンの摂取量が少ないと種々の臓器における発癌リスクが高まることが疫学的研究によって示唆されている[93, 145~148]。ナイアシンの抗腫瘍作用機構としてポリ ADP リボシル化の関与などが示唆されている[149]。

3.12 ビタミン様物質

ビタミンには分類できないが性質としてはビタミン様である化合物群があるが，その中でイノシトールに関しては癌の分野で興味深いデータが得られており注目に値する。

イノシトールに関する制癌作用の研究は，元々はリン酸化された形態のフィチンについての大腸癌抑制効果に関する研究から始まったものであるが，リン酸がはずれたイノシトールにも

表4 イノシトールによる肝癌予防効果の増強

グループ	(n)	累積肝癌発生率 （阻害%）
対照群	(45)	22.2a
マルチカロテノイド投与群	(46)	13.0 （41%）
マルチカロテノイドおよび β-クリプトキサンチン＆イノシトール強加ミカンジュース投与群	(24)	4.2a （81%）

投与期間：2.5年
イノシトール投与量：1日当たり1 g
a：p = 0.05

第6章　疾患とビタミン

効果があることが明らかとなり[150]，さらなる展開が見られたものである。大腸のみではなく，肺[151〜153]や肝臓[153]においても発癌抑制効果を示すことが明らかとなり応用範囲は広い。最近になって，マルチカロテンとの併用によって肝癌予防効果が増強されることが明らかにされた（表4）ことは極めて重要であろう。

3.13　おわりに

ビタミンと癌に関する研究は古くから行われてきたのにもかかわらず，結論が得られたケースはほとんどない。しかし可能性があるものは多く，さらなる検討を加速させる必要がある。特に，単独で用いて十分な効果が得られない場合でも，他の化合物と組み合わせて投与することによって有意な効果を発揮できるようになるケースがあり，現実的な戦略として注目すべきであろう。今後の展開に期待したい。

文　　　献

1)　L. Gravitz, *Nature*, **471**, S5（2011）
2)　W. K. Hong *et al.*, *N. Engl. J. Med.*, **315**, 1501（1986）
3)　K. H. Kraemer *et al.*, *N. Engl. J. Med.*, **319**, 1663（1988）
4)　W. K. Hong *et al.*, *N. Engl. J. Med.*, **323**, 795（1990）
5)　Y. Muto *et al.*, *N. Engl. J. Med.*, **334**, 1561（1996）
6)　M. Shimizu *et al.*, *Front. Biosci.*, **16**, 759（2011）
7)　R. Peto *et al.*, *Nature*, **290**, 201（1981）
8)　M. Murakoshi *et al.*, *Cancer Res.*, **52**, 6583（1992）
9)　Alpha-Tocopherol Beta-Carotene Cancer Prevention Study Group, *N. Engl. J. Med.*, **330**, 1029（1994）
10)　G. S. Omenn *et al.*, *N. Engl. J. Med.*, **334**, 1150（1996）
11)　C. H. Hennekens *et al.*, *N. Engl. J. Med.*, **334**, 1455（1996）
12)　H. Nishino *et al.*, *Arch. Biochem. Biophys.*, **483**, 165（2009）
13)　S. Mannisto *et al.*, *Cancer Epidemiol. Biomarkers Rev.*, **13**, 40（2004）
14)　D. M. Freedman *et al.*, *J. Natl. Cancer Inst.*, **99**, 1594（2007）
15)　W. B. Grant *et al.*, *Nutr. Cancer*, **48**, 115（2004）
16)　D. Feskanich *et al.*, *Cancer Epidemiol. Biomarkers Rev.*, **13**, 1502（2004）
17)　D. M. Harris *et al.*, *J. Nutr.*, **134**, 3463S（2004）
18)　M. L. Slatterry *et al.*, *Int. J. Cancer*, **111**, 750（2004）
19)　M. A. Mutaugh *et al.*, *Nutr. Cancer*, **55**, 35（2006）
20)　M. L. Slatterry *et al.*, *Int. J. Cancer*, **118**, 3140（2006）
21)　L. M. Dong *et al.*, *Cancer Epidemiol. Biomarkers Rev.*, **18**, 2540（2009）
22)　O. P. Heinonen *et al.*, *J. Natl. Cancer Inst.*, **90**, 440（1998）

ビタミンの科学と最新応用技術

23) A. Tzonou *et al.*, *Int. J. Cancer*, **89**, 704 (1999)

24) R. Verreault *et al.*, *Int. J. Cancer*, **43**, 1050 (1989)

25) P. R. Palan *et al.*, *Nutr. Cancer*, **15**, 13 (1991)

26) E. Bidoli *et al.*, *Ann. Oncol.*, **12**, 1589 (2001)

27) A. T. Fleischauer *et al.*, *Nutr. Cancer*, **40**,92 (2001)

28) K. J. Helzlsouer *et al.*, *J. Natl. Cancer Inst.*, **88**, 32 (1996)

29) P. G. Mooram *et al.*, *Public Health Nutr.*, **4**, 821 (2001)

30) A. Ronco *et al.*, *Nutr. Cancer*, **35**, 111 (1999)

31) G. Launoy *et al.*, *Int. J. Cancer*, **76**, 7 (1998)

32) E. Bollschweiler *et al.*, *J. Cancer Res. Clin. Oncol.*, **128**, 575 (2002)

33) L. E. Hansson *et al.*, *Int. J. Cancer*, **57**, 638 (1994)

34) D. Palli *et al.*, *Cancer Causes Control*, **12**, 163 (2001)

35) M. Tseng *et al.*, *Am. J. Epidemiol.*, **144**, 1005 (1996)

36) E. White *et al.*, *Cancer Epidemiol. Biomarkers Rev.*, **6**, 769 (1997)

37) S. Wada *et al.*, *Cancer Lett.*, **229**, 181 (2005)

38) M. Skai *et al.*, *J. Nutr. Biochem.*, **17**, 672 (2006)

39) V. B. Wali *et al.*, *Apoptosis*, **14**, 1336 (2009)

40) X. F. Wang *et al.*, *Mol. Nutr. Food Res.*, **50**, 675 (2006)

41) K. Kline *et al.*, *Vitam. Horm.*, **76**, 435 (2007)

42) S. A. Akman *et al.*, *Cancer Res.*, **45**, 5257 (1985)

43) H. Parekh *et al.*, *Anticancer Drugs*, **2**, 159 (1991)

44) L. M. Nutter *et al.*, *Biochem. Pharmacol.*, **41**, 1283 (1991)

45) C. C. Juan *et al.*, *Biochem. Biophys. Res. Commun.*, **190**, 907 (1993)

46) F. Y. Wu *et al.*, *Life Sci.*, **52**, 1797 (1993)

47) H. Okayasu *et al.*, *Anticancer Res.*, **21**, 2387 (2001)

48) K. Miyazawa *et al.*, *Leukemia*, **15**, 1111 (2001)

49) T. Yoshida *et al.*, *Int. J. Oncol.*, **23**, 627 (2003)

50) P. Oztopcu *et al.*, *Acta. Neurol. Belq.*, **104**, 106 (2004)

51) M. Otsuka *et al.*, *Hepatology*, **40**, 243 (2004)

52) H. Hitomi *et al.*, *Int. J. Oncol.*, **26**, 713 (2005)

53) H. Hitomi *et al.*, *Int. J. Oncol.*, **26**, 1337 (2005)

54) S. Kuriyama *et al.*, *Int. J. Oncol.*, **27**, 505 (2005)

55) H. Tokita *et al.*, *Int. J. Mol. Med.*, **17**, 235 (2006)

56) M. Ogawa *et al.*, *Int. J. Oncol.*, **31**, 323 (2007)

57) M. Enomoto *et al.*, *Int. J. Mol. Med.*, **20**, 801 (2007)

58) I. Ozaki *et al.*, *Clin. Cancer Res.*, **13**, 2236 (2007)

59) T. Shibayama-Imazu *et al.*, *Vitam. Horm.*, **78**, 211 (2008)

60) K. Azuma *et al.*, *Endocr. J.*, **56**, 843 (2009)

61) H. Kawakita *et al.*, *Int. J. Mol. Med.*, **23**, 709 (2009)

62) M. Ma *et al.*, *Chemotherapy*, **55**, 28 (2009)

63) L. Li *et al.*, *Mol. Cell Biochem.*, **342**, 125 (2010)

64) D. Habu *et al.*, *JAMA*, **292**, 358 (2004)

65) T. Mizuta *et al.*, *Cancer*, **106**, 867 (2006)

66) S. Kakizaki *et al.*, *J. Gastroenterol. Hepatol.*, **22**, 518 (2007)

67) N. Hotta *et al.*, *Hepatogastroenterology*, **54**, 2073 (2007)

68) T. Mizuta *et al.*, *Vitam. Horm.*, **78**, 435 (2008)

69) K. Kojima *et al.*, *Hepatogastroenterology*, **57**, 1267 (2010)

70) V. Noto *et al.*, *Cancer*, **63**, 901 (1989)

71) M. Venugopal *et al.*, *Life Sci.*, **59**, 1389 (1996)

72) M. Venugopal *et al.*, *Cell Biol. Int.*, **20**, 787 (1996)

73) J. Gilloteaux *et al.*, *Scanning*, **20**, 564 (1998)

74) H. Sakagami *et al.*, *Cell Mol. Biol.*, **46**, 129 (2000)

75) W. Zhang *et al.*, *Anticancer Res.*, **21**, 3439 (2001)

76) V. E. von Gruenigen *et al.*, *Anticancer Res.*, **23**, 3279 (2003)

77) J. Verrax *et al.*, *Eur. J. Med. Chem.*, **38**, 451 (2003)

78) D. W. Lamson *et al.*, *Altern. Med. Rev.*, **15**, 345 (2010)

79) H. Yoshiji *et al.*, *J. Hepatol.*, **42**, 687 (2005)

80) H. Yoshiji *et al.*, *Oncol. Rep.*, **15**, 155 (2006)

81) H. Yoshiji *et al.*, *World J. Gastroenterol.*, **13**, 3259 (2007)

82) H. Yoshiji *et al.*, *J. Hepatol.*, **51**, 315 (2009)

83) T. Kanamori *et al.*, *Cnacer Sci.*, **98**, 431 (2007)

84) A. M. Marchionatti *et al.*, *J. Steroid Biochem. Mol. Biol.*, **113**, 227 (2009)

85) K. Nimptsch *et al.*, *Am. J. Clin. Nutr.*, **87**, 985 (2008)

86) K. Nimptsch *et al.*, *Am. J. Clin. Nutr.*, **91**, 1348 (2010)

87) V. Tagalakis *et al.*, *Cnacer Treat Rev.*, **33**, 358 (2007)

88) V. Pengo *et al.*, *Thromb. Res.*, **125 Suppl. 2**, S103 (2010)

89) V. Pengo *et al.*, *Blood*, **117**, 1707 (2011)

90) A. Shibata *et al.*, *Br. J. Cancer*, **66**, 673 (1992)

91) L. E. Hansson *et al.*, *Int. J. Cancer*, **57**, 638 (1994)

92) M. Tseng *et al.*, *Am. J. Epidemiol.*, **144**, 1005 (1996)

93) E. Negri *et al.*, *Int. J. Cancer*, **86**, 122 (2000)

94) S. Franceschi *et al.*, *Int. J. Cancer*, **86**, 626 (2000)

95) D. Palli *et al.*, *Cancer Causes Control*, **12**, 163 (2001)

96) E. J. Jacobs *et al.*, *Am. J. Epidemiol.*, **156**, 1002 (2002)

97) E. Bollschweiler *et al.*, *J. Cancer Res. Clin. Oncol.*, **128**, 575 (2002)

98) C. Maramaq *et al.*, *Prostate*, **32**, 188 (1997)

99) J. H. Kang *et al.*, *Zhongguo Yao Li Xue Bao*, **20**, 1019 (1999)

100) Q. S. Zheng *et al.*, *Pharmazie*, **57**, 753 (2002)

101) K. W. Lee *et al.*, *Lancet*, **359**, 172 (2002)

102) J. S. Kang *et al.*, *Cancer Immunol. Immunother.*, **52**, 693 (2003)

103) S. Park *et al.*, *Int. J. Biochem. Cell Biol.*, **36**, 2180 (2004)

104) K. Satoh *et al.*, *Anticancer Res.*, **18**, 4371 (1998)

105) J. H. Kang *et al.*, *Acta Pharmacol. Sin.*, **21**, 348 (2000)

106) K. Gunawardena *et al.*, *Prostate*, **59**, 319 (2004)

107) Pharmacist's Letter/Prescriber's letter Natural Medicine Comprehensive Database (2008)

ビタミンの科学と最新応用技術

108) H. Sakagami *et al.*, *Anticancer Res.*, **17**, 4451 (1997)

109) E. Cho *et al.*, *Int. J. Cancer*, **118**, 970 (2006)

110) Y. Park *et al.*, *Cancer Causes Control*, **21**, 1745 (2010)

111) M. Tajima *et al.*, *Anticancer Res.*, **18**, 1697 (1998)

112) H. Fujii *et al.*, *Anticancer Res.*, **23**, 1353 (2003)

113) K. Kishino *et al.*, *Anticancer Res.*, **28**, 2577 (2008)

114) M. Ohkoshi *et al.*, *Gann*, **73**, 105 (1982)

115) S. de Vogel *et al.*, *J. Nutr.*, **138**, 2372 (2008)

116) J. C. Figueiredo *et al.*, *Cancer Epidemiol. Biomarkers Rev.*, **17**, 2136 (2008)

117) J. S. Eussen *et al.*, *Cancer Epidemiol. Biomarkers Rev.*, **19**, 2547 (2010)

118) G. P. Tryfiates *et al.*, *Anticancer Res.*, **1**, 263 (1981)

119) D. M. DiSorbo *et al.*, *Nutr. Cancer*, **3**, 216 (1982)

120) A. Molina *et al.*, *Nutr. Cancer*, **28**, 206 (1997)

121) S. Komatsu *et al.*, *J. Nutr.*, **131**, 2204 (2001)

122) S. Komatsu *et al.*, *J. Nutr. Sci. Vitaminol.*, **48**, 65 (2002)

123) K. Matsubara *et al.*, *J. Nutr. Biochem.*, **14**, 246 (2003)

124) D. Shimada *et al.*, *Nutr. Cancer*, **53**, 202 (2005)

125) D. Shimada *et al.*, *Biosci. Biotechnol. Biochem.*, **70**, 1038 (2006)

126) S. J. Weinstein *et al.*, *Am. J. Clin. Nutr.*, **84**, 929 (2006)

127) S. J. Weinstein *et al.*, *Cancer Epidemiol. Biomarkers Rev.*, **17**, 3233 (2008)

128) J. E. Lee *et al.*, *Cancer Epidemiol. Biomarkers Rev.*, **18**, 1197 (2009)

129) L. Le Marchand *et al.*, *Cancer Epidemiol. Biomarkers Rev.*, **18**, 2195 (2009)

130) S. C. Larson *et al.*, *JAMA*, **303**, 1077 (2010)

131) M. Johansson *et al.*, *JAMA*, **303**, 2377 (2010)

132) L. Le Marchand *et al.*, *Cancer Causes Control* (2011 Mar. 25, Epub ahead of print)

133) K. Wu *et al.*, *Cancer Epidemiol. Biomarkers Rev.*, **8**, 209 (1999)

134) S. M. Zhang *et al.*, *J. Natl. Cancer Inst.*, **95**, 373 (2003)

135) D. H. Kim *et al.*, *Cancer Causes Control*, **21**, 1919 (2010)

136) Y. Kim *et al.*, *Nutr. Rev.*, **64**, 468 (2006)

137) Y. Kim *et al.*, *Mol. Nutr. Food Res.*, **51**, 267 (2007)

138) B. F. Cole *et al.*, *JAMA*, **297**, 2351 (2007)

139) C. Caroll *et al.*, *Aliment. Pharmacol. Ther.*, **31**, 708 (2010)

140) S. M. Collin *et al.*, *Cancer Epidemiol. Biomarkers Rev.*, **19**, 1632 (2010)

141) R. S. Holmes *et al.*, *Cancer Epidemiol. Biomarkers Rev.*, **19**, 2023 (2010)

142) S. M. Collin *et al.*, *Cancer Epidemiol. Biomarkers Rev.*, **19**, 2833 (2010)

143) S. J. Duthie *et al.*, *J. Inherit. Metab. Dis.*, **34**, 101 (2011)

144) M. Ebbing *et al.*, *JAMA*, **302**, 2119 (2009)

145) S. FranAnceschi *et al.*, *J. Natl. Cancer Inst.*, **82**, 138 (1990)

146) M. L. Slattery *et al.*, *Cancer Causes Control*, **8**, 575 (1997)

147) K. A. Rosenblatt *et al.*, *Cancer Causes Control*, **10**, 107 (1999)

148) P. Siassi *et al.*, *Cancer Detect. Prev.*, **24**, 295 (2000)

149) J. B. Kirkland, *Nutr. Cancer*, **46**, 110 (2003)

150) A. M. Shamsuddin *et al.*, *Carcinogenesis*, **10**, 1461 (1989)

第 6 章　疾患とビタミン

151) R. D. Estensen *et al.*, *Carcinogenesis*, **14**, 1975（1993）
152) L. W. Wattenberg, *Anticancer Res.*, **19**, 3657（1999）
153) H. Nishino *et al.*, *Anticancer Res.*, **19**, 3663（1999）

4 循環器疾患とビタミン

瀧谷公隆[*1], 玉井　浩[*2]

4.1 ビタミンＡと循環器疾患

4.1.1 ビタミンＡの機能・代謝

ビタミンＡの主な生理作用は，成長，細胞分化，発生，形態形成，視覚，生殖機能，免疫などである[1]。レチノイン酸はビタミンＡの活性体であり，多様な生理作用は，レチノイン酸およびその受容体であるレチノイン酸受容体（RAR，RXR；retinoic acid receptor, retinoid X receptor）を介して発揮される。またレチナールは，視機能を司るロドプシンの重要な構成物質である。ビタミンＡは，βカロテンあるいはレチニルエステルとして，食餌中から摂取される。食餌中のレチニルエステルは小腸においてレチノールとなり，小腸吸収上皮細胞により吸収される。またβカロテンは，小腸において，BCMO1（βカロテン-15,15' モノオキシゲナーゼ）およびBCMO2（βカロテン-9',10' モノオキシゲナーゼ）により，レチナールに変換される。吸収上皮細胞内において，レチノールは，再びLRAT（レシチン：レチノールアシルトランスフェラーゼ）によりエステル化され，キロミクロンに取り込まれ，リンパ系に放出される。レチニルエステルを含んだキロミクロンは，肝臓実質細胞に運搬され，RBP（レチノール結合タンパク質）と結合する。レチノールとRBPの複合体は，肝臓の星細胞に分泌される。星細胞において，レチノールはLRATにエステル化され，レチニルエステルとして貯蔵される。またレチノール/RBP複合体は，循環血液中に分泌され，末梢組織に運搬される。末梢組織でのレチノールは，CRBP-I（レチノール結合タンパク質-Ⅰ）と結合している。末梢組織において，レチノールは，ADH（アルコールデヒドロゲナーゼ）によりレチナールに酸化される。さらにレチナールは，RALDH（レチナールデヒドロゲナーゼ）により酸化されて，レチノイン酸となる。レチノイン酸（ATRA；all-*trans* retinoic acid, 9-*cis* RA；9-*cis* retinoic acid）は，転写因子である核内受容体RAR（ATRA, 9-*cis* RA）およびRXR（9-*cis* RA）のリガンドである。RARおよびRXRは，標的遺伝子のプロモーター領域に作用し，その転写調節を制御する。レチノイン酸は，Cyp26A1・26B1・26C1（チトクローム）の代謝酵素により，4-ヒドロキシレチノイン酸あるいは4-オクソレチノイン酸などの代謝物に酸化される。これらの代謝物は，グルクロン酸抱合を受けて，胆汁や尿中に排泄される。

4.1.2 ビタミンＡと先天性心疾患

過去の動物実験の報告から，ビタミンＡの活性体であるレチノイン酸は，心臓形成過程において重要な役割を果たすことが知られている[2]。ビタミンＡ欠乏妊娠ラットの胎児およびレチノイン酸受容体（RAR，RXR）遺伝子欠損マウスは，心臓の形態異常を呈する。さらに胎生期の心臓形成期において，レチノイン酸過剰となれば，催奇形性を呈する。すなわちレチノイン酸の

---

*1　Kimitaka Takitani　大阪医科大学　小児科　講師

*2　Hiroshi Tamai　大阪医科大学　小児科　教授

第6章　疾患とビタミン

情報伝達は，心臓形成および心筋細胞の分化に重要である。細胞あるいは組織内においてレチノイン酸が不適切な濃度（過剰あるいは欠乏）であれば，先天性の心疾患を引き起こすのである。

　ビタミンAのサプリメントを摂取している妊婦は，先天性心疾患を含めた先天性異常を伴う新生児を出生する頻度が有意に上昇する[3, 4]。特に妊娠7週齢以前に摂取すると，先天性異常児の出生率が特に高い。10,000 IU/日を摂取した妊婦の場合，57分の1で，先天異常を伴う新生児が出生する[3]。なおレチノールに代謝されるβカロテンの大量摂取については，先天性異常の発症について有意な差を認めなかった。本邦において，数種類のビタミンA製剤およびレチノイン酸誘導体が，薬剤として使用されている[1]。レチノールあるいはパルミチン酸レチノール（適応疾患：ビタミンA欠乏症，角化性皮膚疾患），エトレチネート（乾癬，魚鱗癬など），トレチノイン（ATRA，急性前骨髄性白血病），タミバロテン（再発性急性前骨髄性白血病）などである。いずれの製剤も，妊婦に対する適応は禁忌である。なお，低ビタミンA栄養の妊婦では，低出生体重児などの出生異常との関連は明らかでない。しかし，ビタミンA欠乏の乳幼児においては，感染症（下痢，呼吸器感染症など）による死亡率が上昇することが知られている。本邦の食事摂取基準において，妊婦の摂取量は，成人女性推奨量（18-29歳：650レチノール当量/日，30-49歳：700レチノール当量/日）に，80レチノール当量/日を付加する[5]。

4.2　ビタミンB群および葉酸と循環器疾患
4.2.1　ビタミンB群，葉酸とホモシステイン

　ビタミンB_6は，ピリドキシン・ピリドキサミン・ピリドキサールおよびそれらの5'-リン酸エステル型であるピリドキシン5'-リン酸・ピリドキサミン5'-リン酸，ピリドキサール5'-リン酸の6型である[6]。ビタミンB_6は，アミノ酸代謝あるいは糖新生において補酵素として作用する。ビタミンB_{12}の活性型は，アデノシルコバラミンおよびメチルコバラミンである。アデノシルコバラミンはメチルマロニルCoAムターゼ（メチルマロニルCoAからサクシニルCoAへの代謝）の補酵素として，メチルコバラミンはメチオニン合成酵素（ホモシステインからメチオニン合成）の補酵素として作用する[7]。葉酸は一般的にプテロイルモノグルタミン酸を示すが，自然界に多いのは，その還元型である[8]。さらに還元型葉酸の一炭素単位置換型およびポリグルタミン酸型も含まれる。葉酸は，アミノ酸代謝におけるメチル基供与およびプリン生合成の補酵素として作用する。

　水溶性ビタミンであるビタミンB_6，ビタミンB_{12}および葉酸は，ホモシステイン代謝に関与する[9, 10]。ホモシステインはチオール基を持つアミノ酸であり，メチオニン代謝の中間代謝物である（図1）。ホモシステインは，メチオニンはATPにより活性化されて，S-アデノシルメチオニン（SAM）となる。SAMは他の物質のメチル基供与体として働き，S-アデノシルホモシステイン（SAH）となる。SAHは加水分解されて，ホモシステインとなる。ホモシステインは2種類の経路（再メチル化経路，イオウ転移経路）により代謝される。再メチル化経路では，ビタミンB_{12}を補酵素とするメチオニンシンターゼ（MS）は，メチルテトラヒドロ葉酸（MTHF）か

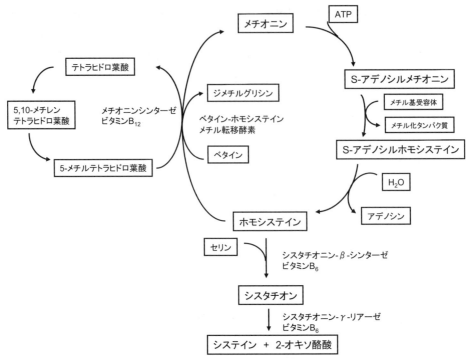

図1 ホモシステイン代謝とビタミン

らメチル基をホモシステインに供与して，メチオニンを生成する。MTHFは，メチレンテトラヒドロ葉酸リダクターゼ（MTHFR）により，5,10-メチレンテトラヒドロ葉酸から生成される。またベタイン-ホモシステインメチル転移酵素（BHMT）もベタインのメチル基をホモシステインに供与し，メチオニンを生成する。イオウ転移経路では，ビタミン B_6 を補酵素とするシスタチオニン-β-シンターゼ（CBS）およびシスタチオニン-γ-リアーゼにより次々と加水分解されて，システインおよび2-オキソ酪酸となる。以上の経路により代謝されないホモシステインが，循環することになる。健常者の血漿中総ホモシステイン濃度は，3-15 nmol/ml 未満である[9]。

4.2.2 ホモシステインと循環器疾患

先天代謝異常であるホモシステイン尿症患者（シスタチオニン-β-シンターゼ異常など）では，若年期から動脈硬化症，冠動脈疾患などの心血管障害を発症することが知られていた[9,10]。血中ホモシステイン濃度の上昇は，冠動脈疾患の危険因子となる[11]。ホモシステイン濃度が5 μmol/L 上昇すると，冠動脈疾患の発症率は20%増加する。ホモシステインと心血管障害の関連は，実験的および疫学的に報告されている。そのメカニズムとして，酸化ストレス，凝固能の亢進，血管内皮細胞障害あるいは炎症メディエーターの産生などが関与している[10]。

葉酸はビタミン B_6 およびビタミン B_{12} とともに，ホモシステインからメチオニン代謝に重要なビタミンである。葉酸の低摂取量および血中濃度低値は，冠動脈疾患および脳卒中発症の危

第6章 疾患とビタミン

険因子となる。さらには，葉酸はホモシステイン濃度を決定する重要なビタミンであるが，直接的な冠動脈疾患への関与は不明である。複数の臨床研究では，葉酸を投与すると血中ホモシステイン濃度は低下する[12]。しかし，ホモシステイン濃度の低下を期待した水溶性ビタミン（葉酸，ビタミン B_6 およびビタミン B_{12}）投与の臨床研究では，心血管障害の発症率については，異なる結果がみられた[13]。コクライン（2009年）のメタアナリシスにおいて，水溶性ビタミン（葉酸，ビタミン B_6 およびビタミン B_{12}）投与により血中ホモシステイン値は低下するにもかかわらず，心血管障害（心筋梗塞，脳卒中など）の発症率の有意な低下は認めなかった[10, 14]。今後，心血管障害に対するビタミンB群および葉酸投与の臨床研究を行う場合，対象群を考慮するのが良いかもしれない。ビタミン投与の対象群が，基礎疾患の有無，ビタミン栄養状態などが多岐に渡るため，均一な結果が得られない可能性がある。すなわち，冠動脈疾患が未発症のグループあるいは葉酸摂取が低いグループなどに対してビタミン投与を行うと，有意な心血管障害の発症率抑制の効果が得られるかもしれない[13]。対象群を考慮した臨床研究は，今後の検討課題である。

4.3 ビタミンEと循環器疾患

4.3.1 ビタミンEの機能・代謝

　ビタミンEは，クロマン環に側鎖が結合した構造を有しており，側鎖に不飽和結合がないトコフェロールと3つの不飽和結合を有するトコトリエノールに分類される[15]。さらにそれぞれのグループには，クロマン環に結合するメチル基の数，位置の違いにより α, β, γ, δ の4種の同族体が存在する。ビタミンEの主な作用は，生体膜や血中リポタンパク質に多く含まれる多価不飽和脂肪酸の酸化を抑制することである。計8種類の同族体の中で，α-トコフェロールが最も抗酸化能が高い。

　小腸で吸収されたビタミンEは，キロミクロンに取り込まれて，リンパ循環に放出される[15]。その後，血液循環に入ったキロミクロンは，キロミクロンレムナントとして，肝臓に取り込まれる。肝臓では，α-トコフェロールが選択的に α-TTP（α-トコフェロール輸送タンパク質）と結合し，VLDL（超低比重リポタンパク質）に組み込まれて，血液中に放出される。その他のビタミンE同族体はすみやかに代謝される。末梢組織では，α-トコフェロールを含んだVLDLはリポプロテインリパーゼにより加水分解されて，細胞内に取り込まれる。ビタミンEは主に肝臓で代謝され，側鎖が短くなるCEHC（カルボキエチルハイドロキシクロマン）となり，グルクロン酸抱合を受けて，尿中に排泄される。なお α-TTP は家族性ビタミンE欠乏症の責任遺伝子であり，ビタミンE欠乏の他に運動失調，網膜色素変性症などを認める。

4.3.2 ビタミンEと循環器疾患の発症予防

　ビタミンEの動脈硬化に対する抗酸化作用は，in vitro および動物実験により報告されている。ビタミンEの主な作用点として，①LDLの酸化変性の抑制，②酸化LDLによる血管内皮細胞障害の抑制，③単球や血管内皮細胞の接着因子の発現を抑制，④血管平滑筋細胞の増殖を抑

ビタミンの科学と最新応用技術

制，⑤マクロファージや血管内皮細胞の巣花弁ジャー受容体の発現を抑制などである[16]。そのため，脳血管障害の発症予防に対するいろいろな臨床研究が行われてきた。冠動脈疾患の発症あるいは再発を抑制する報告もみられたが，大規模な臨床研究のメタアナリシスでは，ビタミンE投与による心血管障害の発症予防は認められなかった[17〜19]。

　その後の長期経過観察により新たな結果が判明した臨床研究もある。ATBC研究（Alpha-Tocopherol Beta-Carotene Cancer Prevention Study；50-69歳の喫煙男性を19年間経過観察）では，血中ビタミンE濃度と死亡率の関連が報告された[20]。その結果，血中ビタミンE濃度が高いグループでは，ビタミンE濃度低値グループと比較し，有意な死亡率（癌および心血管障害）の減少を認めたのである。すなわち，血中ビタミンE濃度が 1,300-1,400 μg/dl であれば，慢性疾患による死亡率が有意に低下した。この濃度を維持するのに必要な所要量（アメリカ人）は，ビタミンE 15 mg/日である[21]。本邦の食事摂取基準（2010年，厚生労働省）における成人のビタミンE摂取の目安量は，7 mg/日（成人男性）および 6.5 mg/日（成人女性）である[5]。多数の臨床研究において，ビタミンE摂取が循環器疾患に対して，有意な死亡率の減少を認めなかったのは，いくつかの理由が考えられる[21]。すなわち，①ビタミンE濃度を測定していないので，ビタミンEの効果が不明，②対象群においても，食事により十分なビタミンE摂取が可能であり，投与群との差がでにくいなどである。

　糖尿病の最も高い死亡原因は，心血管障害である[22]。イスラエルのLevyらは，ハプトグロビンの遺伝子多型（Hp2-2）を有する糖尿病患者が，その他の遺伝子多型の患者よりも有意に心血管障害の発症率が高いことを報告した[23〜25]。ハプトグロビンはヘモグロビンと結合するタンパク質であり，溶血のマーカーでもある。血液中の遊離ヘモグロビンは脂質過酸化障害をひきおこし，腎臓糸球体に障害を及ぼす。ハプトグロビンは遊離ヘモグロビンと結合し，酸化ストレスを抑制する[22]。ヒトのハプトグロビンの遺伝子多型は，Hp1-1，Hp1-2，Hp2-2の3種類が存在する。日本人におけるHp遺伝子多型の割合は，Hp1-1；5.7%，Hp1-2；33.3%，Hp2-2；49.3%である。Hp2-2型のハプトグロビンは，その他の型と比較し，ヘモグロビンによる酸化ストレスを受けやすいため，心血管障害の発症率が高いことが考えられる[26]。またLevyらは，Hp2-2型糖尿病患者を対象にしたビタミンE投与試験（前方視的二重盲検対照比較試験）を行った[27]。その結果，ビタミンE投与群において，心血管障害の発症率が有意に低下した。酸化ストレスを受けやすい集団では，よりビタミンEの効果が期待できるかもしれない。今後のビタミンE予防投与の検討課題として，対象年齢，合併症，投与量，遺伝子多型などを考慮した臨床研究が必要であろう。

4.4　ビタミンKと循環器疾患
4.4.1　ビタミンKの機能・代謝
　ビタミンKは，フィロキノン（ビタミンK_1：緑黄色野菜，豆類）とメナキノン（ビタミンK_2：動物性食品，発酵食品）に分類される[28]。食物中のビタミンKは，小腸吸収上皮細胞にて

吸収され，キロミクロンに取り込まれて，リンパ系さらには，循環血液中に放出される。ビタミンKを含んだキロミクロンは，キロミクロンレムナントとして，血液中を循環し，肝臓あるいは組織に運搬される。ビタミンKの生理作用は，①血液凝固系タンパク質の活性化，②骨代謝の調節作用，③動脈硬化の抑制（血管中膜の石灰化抑制）である。ビタミンKの重要な機能はγ-グルタミルカルボキシラーゼの補酵素として作用することである（図2）。この酵素は，前駆タンパク質のグルタミン酸残基（Glu）にカルボキシル基を導入して，γ-カルボキシルグルタミン酸（Gla）に変換する。血液凝固因子（II，VII，IX，X），プロテインCおよびプロテインSはビタミンK依存性タンパク質であり，Gla化することで活性化する。

4.4.2 ビタミンKと循環器疾患

先進国においては，心筋梗塞，脳梗塞，静脈血栓症などの血栓性疾患が増加している[28]。心臓弁膜症，心臓弁置換術後，冠動脈バイパス術後，心房細動，脳梗塞，一過性脳虚血発作，末梢動脈疾患などに対しては，抗凝固療法（ワルファリン，ヘパリンなど）あるいは抗血小板療法（アスピリンなど）が行われる[29]。ビタミンKが循環器疾患と最も密接に関係するのは，抗凝固療法においてビタミンKの拮抗剤であるワルファリンである。特に心源性塞栓症の予防（心房細動，人工弁置換術後）静脈血栓塞栓症および肺塞栓症の予防には，ワルファリンが投与される。ワルファリンはビタミンKエポキシド還元酵素の阻害剤である（図2）。この酵素はビタミンKエポキシドをビタミンKキノンに還元する。この過程が阻害されると，ビタミンKの再利用が抑制され，グルタミン酸残基のカルボキシル化（Gla化）も抑制される。するとビタミンK依存性凝固因子のGla化も阻害され，凝固系が抑制される。

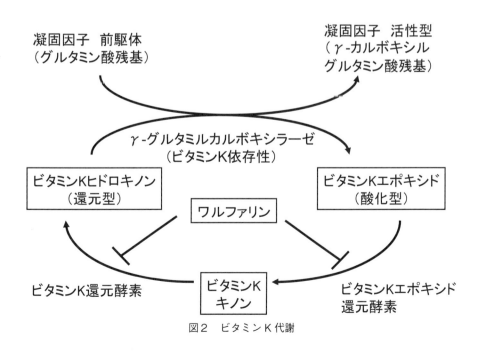

図2　ビタミンK代謝

ビタミンの科学と最新応用技術

　ワルファリンが過剰投与されると，頭蓋内出血などの出血性合併症の危険性が増大する。その
ため，ワルファリンの至適投与量は，止血機能検査であるプロトロンビン時間を目安に決定され
る。ワルファリン濃度は，ワルファリンおよびビタミンK代謝の影響を受ける。すなわち，ワ
ルファリンの代謝酵素Cyp2C9およびビタミンKエポキシド還元酵素の遺伝子多型がワルファ
リン至適投与量と関連するとされている[30]。ワルファリン長期投与患者については，ビタミンK
の大量摂取により，抗凝固能が低下する。そのため，ビタミンK含有食（納豆，海草など）の
食事指導が重要である。

文　　献

1) 日本ビタミン学会，"ビタミン総合辞典"，pp10，朝倉書店（2010）
2) Pan J *et al.*, *Vitam Horm.*, **75**, 257（2007）
3) Rothman KJ *et al.*, *N. Engl. J. Med.*, **333**, 1369（1995）
4) Azaïs-Braesco V *et al.*, *Am. J. Clin. Nutr.*, 71, 1325S（2000）
5) 厚生労働省，「日本人の食事摂取基準」（2010年版）http://www.mhlw.go.jp/bunya/kenkou/sessyu-kijun.html
6) 早川享志，モダン フィジシャン，**27**, 1205（2007）
7) 渡辺文雄，モダン フィジシャン，**27**, 1213（2007）
8) 日本ビタミン学会，"ビタミン総合辞典"，pp289，朝倉書店（2010）
9) 橋本隆男ほか，薬学雑誌，**127**, 1579（2007）
10) Ciaccio M *et al.*, *Curr. Clin. Pharmacol.*, **5**, 30（2010）
11) Humphrey LL *et al.*, *Mayo Clin. Proc.*, **83**, 1203（2008）
12) Fairfield KM *et al.*, *JAMA*, **287**, 3116（2002）
13) Moats C *et al.*, *Curr. Atheroscler. Rep.*, **9**, 508（2007）
14) Martí-Carvajal AJ *et al.*, *Cochrane Database Syst. Rev.*, **7**, CD006612（2009）
15) 日本ビタミン学会，"ビタミン総合辞典"，pp82，朝倉書店（2010）
16) 福澤健治，ビタミン，**79**, 431（2005）
17) Asplund K. *J. Intern. Med.*, **251**, 372（2002）
18) Bjelakovic G *et al.*, *JAMA.*, **297**, 842（2007）
19) Sesso HD *et al.*, *JAMA.*, **300**, 2123（2008）
20) Wright ME *et al.*, *Am. J. Clin. Nutr.*, **84**, 1200（2006）
21) Traber MG *et al.*, *Curr. Opin. Lipidol.*, **19**, 30（2008）
22) 笠井俊二，ビタミン，**84**,（2010）
23) Levy AP *et al.*, *J. Am. Coll. Cardiol.*, **40**, 1984（2002）
24) Roguin A *et al.*, *Diabetes Care.*, **26**, 2628（2003）
25) Suleiman M *et al.*, *Diabetes.*, **54**, 2802（2005）
26) Asleh R *et al.*, *Diabetes.*, **57**, 2794（2008）
27) Milman U *et al.*, *Arterioscler Thromb. Vasc. Biol.*, **28**, 341（2008）

第 6 章　疾患とビタミン

28)　日本ビタミン学会，"ビタミン総合辞典"，pp115，朝倉書店（2010）
29)　日本循環器学会，循環器疾患における抗凝固・抗血小板療法に関するガイドライン（2009 年改訂版）http://www.j-circ.or.jp/guideline/
30)　Schwarz UI *et al*., *N. Engl. J. Med*., **358**, 999（2008）

5　ビタミンＡと糖尿病―インスリン抵抗性と脂肪細胞分化抑制―

池田涼子*

5.1　背景

　糖尿病とは，インスリンの作用低下や分泌の絶対的，あるいは相対的欠乏によりエネルギー代謝障害をきたす疾患であり，慢性的な高血糖を主徴とする。糖尿病は，その発症機序により幾つかのタイプに分類され，我が国におけるⅠ型糖尿病患者（インスリン依存型糖尿病：IDDM）は症例全体の1～2％，Ⅱ型糖尿病（インスリン非依存型糖尿病：NIDDM）患者は90～95％を占めている[1]。IDDM は，おもに自己免疫の異常などにより膵ランゲルハンス島 B 細胞の機能が低下し，絶対的なインスリンの不足による耐糖能異常を呈するもので，小児期の発症例が多い。一方で，NIDDM は，インスリン分泌低下と感受性低下の双方が原因となる。その発症には複数の遺伝的素因に加え，エネルギーの過剰摂取や運動不足などの生活因子が関与すると考えられており，インスリン抵抗性の亢進にともなう高インスリン血症を特徴とする。すなわち，NIDDM は生活習慣病としての側面を持ち，しばしば肥満や高血圧症，脂質異常症の併発がみられる。糖尿病では，細胞への糖の取り込みが阻害されることで，その利用が低下するが，IDDM，NIDDMでは，エネルギー代謝不全の要因となる背景が全く異なる。近年の研究により，両者ともにビタミン A 代謝との関連性が指摘されているが，それぞれの発症や病態の進行とビタミン A の関係性を理解するうえでは，この点が考慮される。

　ビタミン A は，重要かつ多彩な生理作用を有することで知られ，近年では細胞間の情報伝達への関与や核内受容体を介した転写調節を行う核ホルモン作用が注目されている。ビタミン A は，β-イオノン環にイソプレン側鎖が結合した脂溶性化合物の総称であり，末端の官能基が水酸基のものをレチノール，アルデヒド基のものをレチナール，カルボキシル基のものをレチノイン酸とよぶ。ビタミン A の生理作用はおもにレチナールとレチノイン酸により発揮されており，レチノールは生体内における輸送・貯蔵の際の主要な形態である。国民栄養調査によると，我が国では一日あたりのビタミン A 摂取量の約70％が緑黄色野菜と果物に由来している[2]。一般に，ビタミン A は動物の組織に分布しており，植物性食品由来のビタミン A とは，β-カロテンに代表されるプロビタミン A カロテノイドが体内に吸収されたのちに，小腸粘膜や肝臓などのβ-カロテン開裂酵素により転換されたものを指す。動物性食品中のビタミン A の大半は飽和脂肪酸とのエステルであり，他の脂溶性成分と同様に腸管管腔内で胆汁酸と会合したのち，膵エステラーゼや刷子縁膜のホスホリパーゼ B による加水分解を受けてレチノールとなり，小腸上部から吸収される。吸収後のビタミン A は，細胞性レチノール結合タンパク質2（CRBPⅡ）と結合し，アシル基転移酵素により再びエステル化してカイロミクロンに組み込まれ，リンパ管に放出される[3]。カイロミクロンは，胸腺を経由して血中に移行し，リポ蛋白リパーゼにより分解されて残渣（レムナント）となる。カイロミクロンレムナント中のビタミン A は，主要な貯蔵臓

---

*　Ryouko Ikeda　仁愛大学　人間生活学部　健康栄養学科　講師

第6章 疾患とビタミン

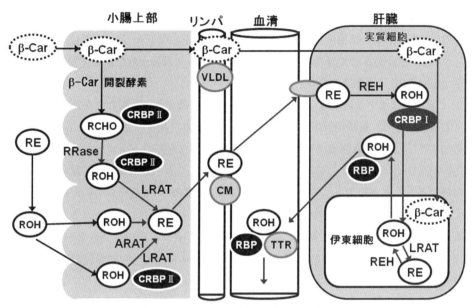

図1 ビタミンAの吸収・貯蔵機構の概要
RE：レチニルエステル（レチノールと飽和脂肪酸のエステル），ROH：レチノール，RCHO：レチナール，β-Car：β-カロテン，RRAse：レチナール還元酵素，ARAT：アセチルCoA-レチノール-アシル基転移酵素，LRAT：レシチン-レチノール-アシル基転移酵素，REH：レチニルエステル加水分解酵素，CRBP I：細胞性レチノール結合タンパク質 type I，CRBP II：細胞性レチノール結合タンパク質 type II，RBP：レチノール結合タンパク質，VLDL：超低比重リポタンパク質，CM：カイロミクロン，TTR：トランスサイレチン。生体内のレチニルエステルの大部分は，パルミチン酸とのエステル化合物であるレチニルパルミテートとして存在している。

器である肝臓に取り込まれ，加水分解をうける。さらに，ビタミンAの貯蔵・放出機構の調節に重要な役割を果たす[4]細胞性レチノール結合タンパク質1（CRBP I）と結合して類洞周囲腔の肝臓星細胞（伊東細胞）に輸送され，脂肪酸エステルとして貯蔵される[5]。生体内のビタミンAの約90％は肝臓に分布し，そのうちの約50％程度が伊東細胞中に存在する。肝臓中のビタミンAは，末梢器官の必要に応じてレチニルエステル加水分解酵素によりレチノールとなり，レチノール結合タンパク質（RBP）と結合する。RBPは，さらにトランスサイレチン（TTR）と1：1の複合体を形成して血中に放出され，各組織の細胞表面に分布するRBP受容体を介して細胞内に取り込まれて利用される（図1）。近年，RBPがビタミンA輸送担体としてだけでなく，インスリン抵抗性を惹起する因子として注目されている。

5.2 RBPのインスリン抵抗性促進作用

RBPは，レチノールと特異的に結合する分子量21 kDaの輸送タンパク質で，β-バレル構造の内側の疎水性中心に一分子のレチノールを取り込み，血中を移動する。生体内のRBPの大部分は肝臓で合成され，血中半減期が短いことから，TTRやトランスフェリンとともに急速代謝回転タンパク質（RTP）として肝疾患の病態把握のほか，動的栄養状態のアセスメントに用い

られる。RBPはタンパク質としては比較的低分子であり，TTRと複合体を形成することで糸球体からの漏出を免れる。標的臓器にビタミンAを輸送しapo型となったRBPは，トランスサイレチンとの親和性が低下して腎糸球体を通過するものの，大部分が近位尿細管で再吸収されることから，尿中RBPは尿細管機能の指標ともされている。

RBPと糖尿病に関する検討は，糖尿性腎症における腎機能評価と関わりが深く，IDDMおよびNIDDM患者では，腎機能低下の初期症状であるミクロアルブミン尿症とともに尿中RBP排泄が増加する[6~8]。IDDM患者の尿中RBP排泄と長期的な血糖コントロールの指標となる血中の糖化ヘモグロビン（HbA_{1C}）には正の相関があり[9,10]，これらは腎糸球体の酸化的ストレスとは無関係であることが報告されている[11]。この知見は，RBPの動態そのものが血糖値の上昇と関連することを示唆しており，RBPが糖尿病の発症に関わる因子として注目されるようになった（表1）。また，多くの疫学的研究におけるNIDDM患者で，血中のapo-RBPの増加が示唆されている[12,13]。一般に，IDDM患者の血中RBP濃度はレチノールと相関がある[14,15]。レチノールの動態に非依存的な血中RBPの増加は，NIDDMの特徴であり，当初はビタミンAと結合しないまま血中に放出されたRBPが，NIDDMの病態に何らかの影響を及ぼすものと推察された。さらに，NIDDM患者の脂肪細胞では，インスリン感受性グルコース輸送担体GLUT4の発現が減少することが知られている[16]。

2005年にYangらは，GLUT4が，脂肪組織由来のレチノール結合タンパク質RBP4の発現を抑制することを報告した[17]。この研究では，RBP4遺伝子の欠損によるインスリン感受性の上昇，血中RBP4の増加による肝臓中ホスホエノールピルビン酸カルボキシキナーゼ（PEPCK）の発現促進と骨格筋のインスリン感受性低下も示され，RBP4によるインスリン抵抗性促進の生化学的根拠が明らかになった[17]。PEPCKは，糖新生の律速酵素であり，インスリンによる転写抑制を受ける[18]。RBP4によりPEPCKの発現が促進されるとインスリン受容体基質（IRS）やホスファチジルイノシトール-3キナーゼ（PI-3キナーゼ）の活性が低下し，細胞表面へのGLUT4の移動が阻害されることでインスリン感受性の低下が引き起こされる[17]。PI-3キナーゼはインスリンの分泌促進に関与することから[19]，RBP4がインスリンといわば拮抗するように，生体内の糖利用の制御に作用することが示唆されている。また，血中のRBP4がグリコーゲン合成と逆相関を示すという報告がある[20]。さらに，RBP4が内臓脂肪に多く発現すること

表1　糖尿病とビタミンA栄養

	IDDM	NIDDM
肝臓中レチノール*	減少	変わらない
血中レチノール	減少	増加もしくは変わらない
血中RBP	低下	増加
尿中RBP	増加	増加
インスリン抵抗性	なし	あり
慢性的な高血糖	あり	あり

*動物実験のデータ　他の項目はすべてヒトおよび動物実験の研究による。

が判明し[21]，レジスチンやTNF-αと同様にインスリン抵抗性を誘導するアディポサイトカインと考えられるようになった。脂肪組織におけるRBP4の発現は，グルカゴンによる促進[22]とGLUT4による抑制[17]を受けており，RBP4の発現亢進には，レジスチンの刺激などによるGLUT4の発現低下が必要となる。NIDDMにおけるRBP4はインスリン抵抗性を惹起する因子ではなく，既にインスリン抵抗性を有する症例に，より強く影響するインスリン抵抗性促進因子であると推察される（図2）。

RBP4とインスリン抵抗性は，肝臓に比し末梢器官でより強い相関を示す[23]。NIDDMをはじめとする生活習慣病患者や肥満の人に関する数多くの調査で，RBP4によるインスリン抵抗性の促進が確認されている[20, 24]。一方で体格指数に差のない非糖尿病集団の血糖低下率が高い群と低い群を比較した研究では，血中RBPがインスリン感受性に関連しないという報告もあるが[25]，このときの血中レチノール濃度はRBPと正の相関を示している。すなわち，インスリン抵抗性の促進には，レチノールと結合せず血中に放出されるapo-RBP4が関与すると考えられる。NIDDM患者や肥満の集団における血中RBP4/レチノール比の上昇はこの仮説を裏付けている[26〜28]。近年の研究では，インスリン受容体の遺伝子発現を抑制するタンパク質HMGA1（high mobility group-1）が脂肪細胞におけるRBP4mRNAの発現およびタンパク合成に不可欠であると報告されている。HMGA1はcAMPによる活性調節を受けることから，cAMPによるシグナル伝達経路の一員として糖利用の抑制の面から，エネルギー代謝の恒常性維持に関与することが，RBP4の生化学的意義のひとつと考えられる[22]（表2）。

以上より，RBP4はインスリン感受性を低下させるとともに糖新生を促進して血糖の保存に作

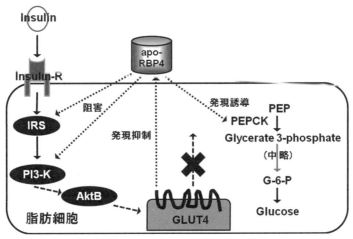

図2　RBPとインスリン抵抗性
IRS：インスリン受容体基，PI3-K：ホスファチジルイノシトール-3キナーゼ，AktB：活性化プロテインキナーゼB，PEP：ホスホエノールピルビン酸，PEPCK：ホスホエノールピルビン酸カルボキシキナーゼ，G-6-P：グルコース-6-リン酸。

ビタミンの科学と最新応用技術

表2　近年の RBP とインスリン抵抗性に関するおもな報告

概要	対象	文献
肝組織内脂肪および中性脂肪と相関	NAFLD の小児患者	Romanowska A. *et al.* 2011
肥満妊婦の遅発型妊娠高血圧腎症におけるインスリン抵抗性と正相関	肥満・妊婦	Masuyama H. *et al.* 2010
末梢器官のインスリン抵抗性と正相関，肝臓のインスリン抵抗性とは相関せず	健常者・NIDDM 患者	Ribel-Madsen R. *et al.* 2009
肥満群でグリコーゲン合成およびインスリン感受性と逆相関	肥満・非肥満の健康な女性	Kowalska I. *et al.* 2008
β-カロテンからレチナールへの転換が促進され，血清中 RBP が増加	NIDDM モデルラット	Takitani K. *et al.* 2008
血中 apo-RBP が顕著に増加，インスリンおよびインスリン抵抗性と正相関	肥満成人	Mills JP. *et al.* 2008
NIDDM 患者で血中 RBP，レチノール濃度が低下，RBP/レチノール比が上昇	健常者・NIDDM 患者	Erikstrup C. *et al.* 2008
血中 RBP，ビタミン A ともにインスリン感受性との相関なし	健常者	Prominitzer M. *et al.* 2007
糖尿病性増殖網膜症患者で RBP4 が増加	NIDDM 患者	Takebayashi K. *et al.* 2007
末梢器官のインスリン感受性に関与，異所性脂肪の蓄積と正相関	NIDDM 素因あり	Perseghin G. *et al.* 2007
腎機能の指標および収縮期血圧と関連	慢性の透析患者	Ziegelmeier M. *et al.* 2007
血中 RBP4，ビタミン A（レチノール）がともに低値	若年期 NIDDM	Basu TK. *et al.* 2007
白人女性に比し血中 RBP4 値が低く，インスリン抵抗性との相関なし	カナダ先住民女性	Silha JV. *et al.* 2007
インスリン抵抗性と正相関，脂肪細胞の GLUT4 と逆相関	肥満・メタボリック症候群	Graham TE. *et al.* 2006

NIDDM：non-insulin-dependent diabetes mellitus（インスリン非依存性糖尿病，II 型糖尿病）
NAFLD：non-alcoholic fatty liver disease（非アルコール性脂肪肝）

用し，血中への apo-RBP4 の放出亢進が NIDDM におけるインスリン抵抗性を促進する。脂肪組織に特異的な RBP が糖利用の調節に関与することは，エネルギー代謝とビタミン A の関連性を考察するうえで非常に重要である。

5.3　ビタミン A によるエネルギー代謝調節

　糖尿病とビタミン A 代謝に関する知見は，1944 年に Mosenthal らにより報告されている[29]。当初は，IDDM における血清中レチノール濃度の低下や[14, 30]，プロビタミン A カロテノイドからの転換阻害を示唆する血清中カロテノイド濃度の上昇など[31]，糖尿病によるビタミン A 利用効率の低下が指摘されていた。膵ランゲルハンス島を選択的に破壊するストレプトゾトシンを投与した IDDM モデルの幼若ラットでは，肝臓の RBPmRNA 発現の低下に加え，血中のレチノールと RBP の減少が観察され，ビタミン A と亜鉛の補給により RBPmRNA の発現が増加

第6章 疾患とビタミン

する[32]。この報告から，IDDMにおけるビタミンA利用の低下が肝臓から血中へのレチノール放出機構の障害に起因する可能性が示され，同様の事象が小児のIDDM患者でも確認されている[15]。また，母体のビタミンA欠乏が胎仔期の仔ラットの膵B細胞の発達を阻害し，将来的にインスリンの分泌量低下を招くことが動物実験により証明されている[33]。レチノイン酸とインスリンは，肝臓における解糖系の最初の酵素であるグルコキナーゼ（GK）の遺伝子発現に対して相乗的な誘導作用をもち，エネルギー利用を促進することから[34]，インスリンの絶対的な不足を発症要因とするIDDMでは，GKの遺伝子発現に対するビタミンAの影響が相対的に増すことが示唆される。また，物質代謝が盛んな妊娠後期の胎児や若年期ではビタミンAの要求が高く，ビタミンAの栄養状態の低下と，これにともなう糖利用の破綻に対する感受性が高まると推察される。以上の観点から，IDDM患者の栄養管理においては，妊娠期および若年期のビタミンA栄養の充足が特に重要であると考えられる。

一方，遺伝的にインスリン抵抗性を呈するNIDDMモデルラット（GKラット）を用いた研究では，β-カロテン開裂酵素活性の上昇，血中レチノールおよびRBP濃度の増加が観察され，ビタミンA代謝の亢進が示されている[35]。また，食餌性ビタミンA欠乏のGK系幼若ラットでは，高インスリン血症とレプチン濃度の低下がみられ，後天的なビタミンAによるインスリン抵抗性の亢進とエネルギー利用の低下が示唆されている[36]（図3，表3）。

レチノイン酸の核内受容体RXRは，PPARγとヘテロ二量体を形成し，脂肪組織の分化誘導に関与する[37]。レチナールは，PPARγのアンタゴニストとしてRXRとの結合を阻害し，脂肪組織の分化誘導を抑制する[38]。レチナール増加モデルであるレチナール脱水素酵素（Raldh）欠損マウスを用いた試験では，食餌誘導性の肥満に対する体重増加の抑制と，インスリン感受性の改善が観察される一方で[38]ビタミンA欠乏のRaldh欠損マウスでは，肥満がみられる[39]。ま

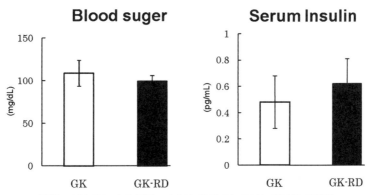

図3　ビタミンA欠乏ラットにおけるインスリン抵抗性の惹起
3週齢のⅡ型糖尿病モデル（GK系）幼若ラット12匹を正常食群（GK）とビタミンA欠乏食群（GK-RD）に分け，6週間の飼育観察後，血糖値および血清中インスリン濃度を測定した。血糖値は両群で有意差はみられなかったが，血清中インスリン濃度はGK群に比しGK-RD群で高値傾向を示し，インスリン抵抗性の特徴である高インスリン血症の傾向が観察された。カラムの数値は各群の平均値±標準偏差（n = 6）を表した（2010 池田）。

ビタミンの科学と最新応用技術

表3　ビタミンA欠乏とアディポサイトカイン

	GK	GK-RD		
RBP4	54.27 ± 6.57	25.53 ± 7.52	(μg/mL)	＊＊
レジスチン	6.12 ± 0.80	8.14 ± 2.30	(mg/mL)	
TNF-α	1.37 ± 0.56	4.54 ± 2.9	(pg/mL)	
レプチン	1.66 ± 0.30	1.27 ± 0.06	(μg/mL)	＊＊
ビスファチン	23.8 ± 3.07	20.2 ± 2.08	(mg/mL)	
アディポネクチン	6.29 ± 0.61	6.06 ± 1.10	(μg/mL)	

3週齢のⅡ型糖尿病モデル（GK系）幼若ラット12匹を正常食群（GK）とビタミンA欠乏食群（GK-RD）に分け，6週間の飼育観察後に血清を採取し，インスリン感受性に関与するアディポサイトカインを測定した。
＊＊p＜0.01（2010 池田）

た，β-カロテンからレチナールへの転換の際の末端開裂の代謝産物であるapo14-カロテナールによるPPARγとPPARαの応答性の低下が報告され[40]，カロテノイドの生理活性に関する検討は，新たな展開を迎えている。

　エネルギー代謝におけるレチノイン酸は，核内受容体を介して糖利用を促進する因子である。レチノイン酸にはall-transレチノイン酸（ATRA）と9-cisレチノイン酸（9-cisRA）の二つの異性体があり，ATRAはRXR，9-cisRAはRARのリガンドとなる[41]。先述のレチノイン酸によるGKの遺伝子発現誘導は，RARとRXRを介したものであり，ビタミンA欠乏食投与によりラットの肝臓中GK発現が低下することが示されている[34]。ATRAは，RARおよびPPARβ/δの標的遺伝子の発現を促進し，肥満抑制とインスリン感受性の改善に作用することが明らかにされており[42]，ATRA投与によるNIDDMモデルマウスの脂肪組織におけるRBP4産生の抑制と[43]，血中RBP4/レチノール比および血糖値の低下が報告されている[44]。また，RBP4以外のビタミンA輸送タンパクにも新たな機能が発見されている。CRBP ⅠはPPARγに作用し，白色脂肪細胞における前駆脂肪細胞の分化を抑制する[45]。CRBP Ⅲは脂肪酸産生を促進するPPARγの標的遺伝子であり，CRBPⅢノックアウトマウスでは，肝脂肪の減少と褐色脂肪細胞での脂肪酸β-酸化が亢進する[46]。CRBP ⅠおよびCRBPⅢとGLUT4がエネルギーの消費や貯蔵に関わりの深い骨格筋，心筋，脂肪細胞に重複して発現することは，これらの器官を標的としたエネルギー代謝の調節において大きな意味があると考えられる（表4）。

表4　ビタミンAのエネルギー代謝調節

ビタミンA	作用
レチナール	脂肪組織の分化誘導を抑制
	アディポネクチン産生
レチノイン酸	グルコキナーゼの遺伝子発現を促進
	脂肪酸のβ-酸化促進
	肥満およびインスリン抵抗性の抑制
フェンレチニド	血中RBP4濃度を正常化
（レチノイン酸誘導体）	インスリン抵抗性改善

第6章 疾患とビタミン

　以上より，ビタミンＡとその代謝関連物質は，糖や脂肪の利用に対し促進と抑制の両面から総合的に作用し，エネルギー代謝の恒常性維持に関与すると考えられる。これらの知見が，今後の糖尿病の治療に大きく貢献することが期待されている。

文　　献

1) 門脇孝 他　編，糖尿病学 基礎と臨床，p242-245，西村書店（2007）
2) 健康・栄養情報会 編，国民健康・栄養の現状—平成19年厚生労働省国民健康・栄養調査報告より—，第一出版（2010）
3) Harrison EH., *Annu. Rev. Nutr.*, **25**, 87-103（2005）
4) Molotkov A. *et al.*, *Biochem. J.*, **383**（Pt 2），295-302（2004）
5) Napoli JL., *Nutr. Rev.*, **58**, 230-235（2000）
6) Holm J. *et al.*, *Clin. Chim. Acta.*, **170**, 345-349（1989）
7) Dubrey SW. *et al.*, *Diabetes Care.*, **20**, 84-89（1997）
8) Catalano C. *et al.*, *Diabetes.*, **46**, 868-875（1997）
9) Pontuch P. *et al.*, *Acta. Diabetol.*, **28**, 206-210（1992）
10) O'Brien SF. *et al.*, *Diabetes Res. Clin. Pract.*, **32**, 81-90（1996）
11) Salem MA. *et al.*, *Pediatr. Diabetes.*, **3**, 37-41（2002）
12) Basualdo CG. *et al.*, *J. Am. Coll. Nutr.*, **16**, 39-45（1997）
13) Takebayashi K. *et al.*, *J. Clin. Endocrinol. Metab.*, **92**, 2712-2719（2007）
14) Baena RM. *et al.*, *Eur. J. Clin. Nutr.*, **56**, 44-50（2002）
15) Basu TK. *et al.*, *Am. J. Clin. Nutr.*, 329-331（1989）
16) Shepherd PR. *et al.*, *N. Engl. J. Med.* **341**, 248-257（1999）
17) Yang Q. *et al.*, *Nature*, 436, 356-362（2005）
18) Hanson RW., *Reshef L., Annu. Rev. Biochem.*, **66**, 581-611（1997）
19) Kaneko K. *et al.*, *Cell Metabolism*, 12, 619-632，（2010）
20) Kowalska I. *et al.*, *J. Clin. Endocrinol. Metab.*, **93**, 2786-2789（2008）
21) Klöting N. *et al.*, *Cell Metab.*, **6**, 79-87（2007）
22) Chiefari E. *et al.*, *BMC BIol.*, **7**, 24（2009）
23) Ribel-Madsen R. *et al.*, *Diabetes*, **58**, 54-60（2009）
24) Graham TE. *et al.*, *N. Engl. J. Med.*, **354**, 2552-2563（2006）
25) Promintzer M. *et al.*, *J. Clin. Endocrinol. Metab.*, **92**, 4306-4312（2007）
26) Erikstrup C. *et al.*, *Diabetes Obes. Metab.*, **11**, 204-212（2009）
27) Aeberli I. *et al.*, *J. Clin. Endocnol. Metab.*, **92**, 4359-4365（2007）
28) Jordan PM. *et al.*, *Exp. Biol. Med.*, **233**, 1255-1261（2008）
29) Mosenthal HO., Loughlin WC., *Arc. Intern. Med.*, **73**, 391-396（1944）
30) Wako Y. *et al.*, *Tohoku J. Exp. Med.*, **149**, 133-143（1986）
31) Stawiski MA., *Voorhees JJ. Cutis.*, **18**, 415-421（1976）
32) Lu J. *et al.*, *J. Nutr.*, **130**, 1958-1962（2000）

33) Matthews KA. *et al.*, *J Nutr.*, **134**, 1958-1963（2004）

34) Chen G. *et al.*, *Biochem. J.*, **419**, 645-653（2009）

35) Takitani K. *et al.*, *Biofactors.*, **33**, 77-83（2008）

36) 池田涼子 他，仁愛大学紀要 人間生活学部篇，第2号，1-9（2011）

37) Rosen ED. *et al.*, *Mol. Cell.*, **3**, 611-617（1999）

38) Ziouzenkova O. *et al.*, *Nat. Med.*, **13**, 695-702（2007）

39) Zhang M. *et al.*, *FEASB J.*, **21**, 2886-2896（2007）

40) Ziouzenkova O. *et al.*, *Mol. Endocnol.*, **21**, 77-88（2007）

41) Napoli JL., *Biochim. Biophys. Acta.*, **1440**, 139-162（1999）

42) Berry DC., Noy N., *Mol. Cell. Biol.*, **29**, 3286-3296（2009）

43) Mercader J. *et al.*, *Cell. Physiol. Biochem.*, **22**, 363-372（2008）

44) Manolescu DC. *et al.*, *J. Nutr.*, **140**, 311-316（2010）

45) Zizola CF. *et al.*, *Mol. Cell. Biol.*, **30**, 3412-20（2010）

46) Zizola CF. *et al.*, *Am. J. Physiol. Endocrinol. Metab.*, **295**, E1358-68（2008）

6 老化とビタミン

浦野四郎[*1], 高津博勝[*2]

6.1 はじめに

日本の人口は減少傾向にあって2055年には8,900万人になり，そのうち65歳以上の老齢者の割合が40％を超えることが推定されている。今日の老齢者の増加は，医療技術の発展，住環境の改善，食生活の向上が大きな要因であろう。しかしながら長寿をもたらしたとしても寝たきりではなく，健康で社会生活に自ら参加のできるサクセスフルな人生でなくてはならない。

老化は，身体の生理機能や運動機能の低下をもたらす進行的で不可逆的な経時的変化である。したがって老化とは，時と共に死のリスクが増えるような変化の蓄積とも考えられる。ここ数十年にわたり，それを回避するための研究努力が数多く行われてきた。その大半は「アンチエイジング」と称する考え方で，心理的にも肉体的にも改善する道の模索である。本稿では医食同源にもとづいた，機能改善の道を探るべく行われている食品成分のうちビタミンについて，特にアルツハイマー病など脳神経系の退行性変化の予防，治療を中心にして述べる。

6.2 老化の要因を説明する学説

本題に入る前に，このような老化，つまり退行性変化がなぜ起きるかを述べる必要があろう。世間一般では，健康になるからアンチエイジングだと考える傾向があるが，それは早計であるといわざるを得ない。

経時変化をもたらす過程を加齢現象というが，この現象は老化を二つのカテゴリーに分けて考えられている。その一つは生理学的老化といい，一般に現れる自然老化であり，他方は，心疾患，糖尿病，ガン，免疫系疾患，あるいは認知症といった多くの生活習慣病が原因で，急速に現れる病理的老化である。このような病理的老化，いわゆる老化に関連する退行性疾患の予防，治療のための医学的な試みが行われてきているが，この場合，このような退行性疾患の病因を明らかにすることが特に重要である。

ここ数十年，多くの老化原因説が提唱されてきた（表1）。これらは3種のカテゴリーに分類できる。すなわち①プログラム説，②機能不全説，および③酸化ストレス説である。①の既にプログラムされた老化は別にして，生体の機能不全は，生体にとって重要な生理活性物質の変性が原因とされ，生活習慣病の結果と考えられる。機能不全を引き起こす生理活性物質の変性の原因が，酸化ストレスにより発生する活性酸素であり老化を誘発するとの説が，1956年にD. Harmanによって提唱された[1]。ヒトを含む地球上の生物のほとんどは，酸素の摂取によってエネルギーを得ているが，同時に酸素の毒性と対峙している。酸素の一電子還元によって生成するスーパーオキシドから派生する多くの活性酸素・フリーラジカルが，生体中に酸化傷害を与えて

[*1] Shiro Urano 芝浦工業大学 生命科学科 生化学研究室 教授

[*2] Hirokatsu Takatsu Industrial University of Selangor Japanese Associate Degree

ビタミンの科学と最新応用技術

表1　老化の原因説

プログラム説	生物時計　　　代謝率
機能減退説	内分泌機能　　免疫　　神経伝達　ストレス　など
生体物質変性説	老廃物　クロスリンキング　体細胞変異　すりきれ
酸化ストレス説	活性酸素　フリーラジカル

機能不全を引き起こし老化が開始されるというものである。したがって哺乳類の酸素消費の割合
と，最高寿命が反比例するという[2]。例えば，ラットの最高寿命は3.5年でゾウは70年である。
ところがゾウの酸素消費量は，体重gあたりに換算すると0.1 mlであるのに対してラットの場
合は1.6 mlであるという。酸素消費が多いほど寿命が短いということになる。老化の要因がこ
れだけであるという確証がないものの，妥当な説として受け取られ，今日までこれを支持する多
くの研究結果が報告されてきた。

6.3　老化をもたらす生体の酸化損傷とビタミンEによる防御

　生体はこのような酸素毒性から身を守るメカニズムを備えている。一つにはスーパーオキシド
ジスムターゼ（SOD）やカタラーゼをはじめとする抗酸化酵素群，他方はビタミンC，Eやポ
リフェノールなどの抗酸化物質群である。生体で発生する有害な活性酸素と，これを消去する抗
酸化防御群がバランスを保っている間は生命現象の恒常性を維持できる。疾病や老化によって防
御群の割合が低下すれば生体に酸化損傷を誘発することになる。この状態を「酸化ストレス」と
いうが，このような環境では，活性酸素によって生体の重要成分である不飽和脂質を過酸化し，
タンパク質を酸化変性するし，DNAやRNAなどの核酸を損傷し老化現象が発現するものとさ
れている。しかしながら，活性酸素の老化過程での関与に関する報告が多いものの，このような
酸化損傷と老化過程で観察される現象の関連性に関しては相反する結果が多く，今後，その関連
性についてはっきりとした証拠の報告が待たれる。

　脳神経系においても多くの酸化傷害が発生し，老化に関連する認識機能障害をもたらすことが
分かっている。後に述べるように，酸化ストレスによりビタミン類のような抗酸化物質群が低下
し，これを投与すると機能の低下を改善する事実は，脳神経系の老化に酸化ストレスが関与して
いることを示唆する。脳老化に関連する神経退行性疾患として，アルツハイマー病（AD）は激
しい記憶能・認識機能不全が特徴であるが，この疾病に強い酸化ストレスが負荷されていること
が明らかになっている[3]。しかしADの脳で酸化ストレスがなぜ負荷されているかについては明
らかになっていない。

　脳中に酸化ストレスが負荷されるとさまざまな傷害が発現する。若いラットに高濃度酸素を吸
わせて酸化ストレスを誘導した実験では，神経細胞核の変形，ミトコンドリアの膨潤，アセチル
コリンなどの神経伝達物質を包んでいるシナプス小胞が神経末端に異常に蓄積して神経伝達が低
下する（図1）。この場合，神経伝達部位で過酸化脂質，酸化変性タンパク質レベルが亢進し，
アセチルコリンの遊離が低下しビタミンEの投与で防御される[4]。この現象はヒトの高齢者でも

210

第6章　疾患とビタミン

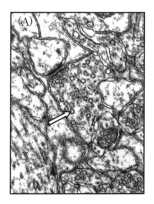 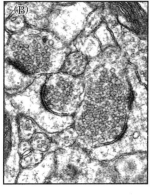 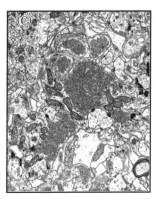

　　　若齢ラットコントロール　　　　　老齢正常ラット　　　　　若齢酸化ストレス負荷ラット

図1　老化（B）と酸化ストレス（C）により脳神経末端に異常蓄積するシナプス小胞（矢印）
倍率：AとB，×14,000；C，×7,200

　観察されるというし，AD脳においても同様な現象が認められている[5]。また，神経末端における神経伝達過程で，シナプス小胞とシナプス膜の融合が必須であるが，発生した過酸化脂質やSNAREタンパク質の酸化変性による融合不全が認められ，ADでも同様なことから，神経死とともに神経伝達過程の不全が認知症を誘発するものと推察される[6, 7]。

　こうした事実は，老化にもとづく酸化ストレスにより発生した活性酸素が神経系にダメージを与え，結果として神経伝達不全になることを示唆する。

　ADでは脳中にアミロイドβ（Aβ）色素と糸くずのような神経原繊維が蓄積することが知られている。どちらも神経細胞死により生成され，その後代謝されない物質である。なぜこのような物質が脳に蓄積するかについては，多くの議論があるがはっきりした結論が得られていない。その要因の一つは，アルツハイマー病に負荷される活性酸素であろうという考え方がなされてきたものの，その疑問に答える結果が得られてこなかった。前述の若齢ラットに酸化ストレスを負荷した場合，神経細胞死と共にAβ様物質がラットの認識機能をつかさどる海馬領で観察され，正常ラットや酸化ストレスが既に負荷されているビタミンE欠乏の若齢ラットでも観察されていることから，Aβ生成と酸化ストレスの関連性が現実味を帯びてきた。この場合ラットの記憶能が低下するし，ビタミンE投与でAβ生成が阻害されて記憶能を維持することが明らかになっている（図2，3）[8]。また，細胞培養系ではAβが新たに活性酸素を発生しビタミンEが抑制することも報告されており[9]，さらに神経にダメージを与える可能性が示唆されている。

　一方，ADで特徴的なのは血糖値が高く，血中の過酸化脂質と副腎皮質ホルモンであるグルココルチコイドレベルが異常に高いことが知られている。しかしながら，酸化ストレスが負荷されているADがなぜこのような現象を示すのかは明らかにされてこなかったが，近年H. Satoらはラットを用いた研究でこの点を明らかにした[10]。一般に副腎皮質ホルモンは，視床下部―下垂体―副腎（H-P-A）の軸系統で分泌され，抗炎症とともに糖新生を活性化して血糖値を上げるこ

ビタミンの科学と最新応用技術

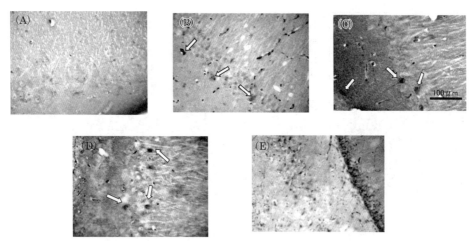

図2　老化と酸化ストレスにより海馬領に蓄積する Aβ 様物質（矢印）
A，若齢ラットコントロール；B，老齢ラット；C，酸化ストレス負荷若齢ラット；D，ビタミンE欠乏若齢ラット；E，ビタミンE投与後酸化ストレス負荷若齢ラット。倍率はCに示してある。

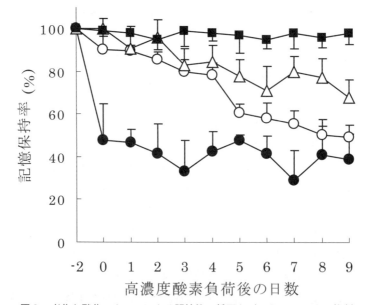

図3　老化と酸化ストレスによる記憶能の低下とビタミンEによる抑制
■；若齢ラットコントロール；○，酸化ストレス負荷若齢ラット；△，ビタミンE投与後酸化ストレス負荷若齢ラット；●，正常老齢ラット。-2〜0日は高濃度酸素負荷期間、老齢ラットはこの期間は普通飼育している。

とが知られている。多量に分泌されると、H-P-A軸の上流にある海馬領のグルココルチコイド受容体（GR）と結合し、フィードバックによる抑制で分泌を止める。ADではこの軸活性が低下せず、GRが減少することが知られている。H. Satoらは若齢ラットに酸化ストレスを負荷す

212

第6章 疾患とビタミン

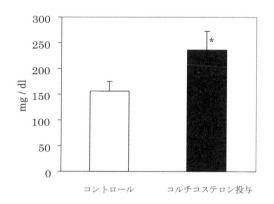

図4 コルチコステロン皮下投与により血中で増加するグルコース量

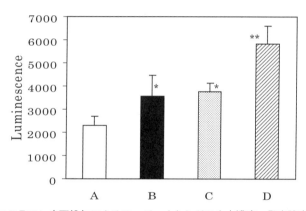

図5 コルチコステロン皮下投与によるスーパーオキシドの血中濃度，発光強度で示してある
A，若齢コントロールラット；B，コルチコステロン投与若齢ラット；D，Aの血清に$Fe(NO_3)_3$を添加；E，Bの血清に$Fe(NO_3)_3$を添加。グルコースのアマドリ反応によりFe^{3+}の存在下で，活性酸素のスーパーオキシドが発生することが知られているために$Fe(NO_3)_3$を添加している。Bに対して*$P < 0.05$ vs. A，**$P < 0.01$。

ると，海馬領の神経細胞死とともにGRが減少し，グルココルチコイドの血中レベルが高いことを見出し，その要因を調べるために，正常の若齢ラットにグルココルチコイドを注入したところ，血糖値が上昇し血中に活性酸素が発生した（図4, 5）。ADと同様に海馬領の神経細胞死とGRの減少を観察した。これらの異常はビタミンE投与によって阻害された。高濃度の血糖は糖尿病のように血中のタンパク質とグリケーション反応によって活性酸素を発生し，神経細胞死を誘発することが知られており，H. SatoらはADで認められる諸現象を実験的に説明した。したがって認識機能不全は酸化ストレスが原因であろうと推定できる。

6.4 老化と酸化ストレスによる認識機能障害とビタミンEによる防御

今までADと対比して述べてきた老化と酸化ストレスによる数多くの脳の異常現象は，当然の

ことながら神経伝達不全による認識機能障害の発生を推測できる。酸化ストレスを与えた若齢ラットは記憶能の極度の低下を示し，それが正常な老齢ラットの低い記憶能とほぼ一致する。既に酸化ストレスが負荷されているビタミン E 欠乏の若齢ラットでも同様の不全が観察されている。また老齢ラットとビタミン E 欠乏ラットの学習能は顕著に低下する。一方，若齢ラットにビタミン E を与えた後，酸化ストレスを負荷しても記憶能は低下しないし，ビタミン E 欠乏ラットにビタミン E を投与すると学習能も記憶能も改善される（図3）[8, 11]。したがって，脳老化による認識機能障害は，酸化ストレスによる脳神経の酸化損傷にもとづくものと思われる。

若齢ラットに比べて老齢ラットは長期で慢性的な酸化ストレスを受けており，結果として脳中に種々の酸化傷害が生じているものと考えられ，前述のように認識機能が低下する。興味あることに，老齢ラットにビタミン E，ピロロキノリンキノン（PQQ）を投与すると学習能が劇的に改善されるし，記憶能の低下を抑制する（図6，7）[12]。この事実は，脳神経系の老化に伴う退行性の変化が改善されることを示唆するが，これをビタミン E や PQQ による抗酸化活性と結論付けられない。従来からビタミン E と PQQ は抗酸化作用のほかに神経保護活性を有することが知られている。特に PQQ は神経成長因子（NGF）の生成を促進し，N-メチル-D-アスパルテート（NMDA）受容体を保護する因子として知られており，抗酸化作用以外の活性で老齢ラットの認識機能を改善していることを示唆する。しかしながら，この要因については明らかにされていない。

一方 C. K. Sen ら[13] によれば，ビタミン E の同属体であるトコトリエノールは，グルタメートによる神経細胞のアポトーシス（神経細胞死）に関与する cSrc リン酸化酵素の活性を阻害し，ERK タンパク質のリン酸化を抑制して神経保護を行うことを培養細胞を用いた実験で明ら

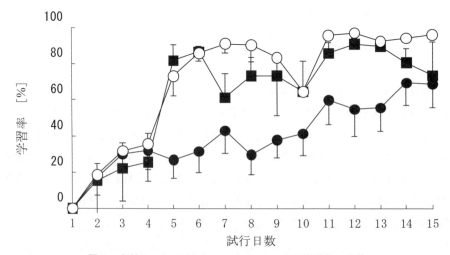

図6　老齢ラットのビタミン E と PQQ による学習能の改善
●，老齢コントロールラット；○，ビタミン E 投与老齢ラット；■，PQQ 投与老齢ラット。検定は Morris の水迷路装置を用いてある。

第 6 章　疾患とビタミン

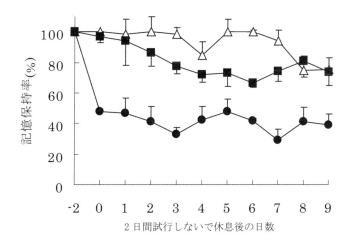

図7　老齢ラットのビタミン E と PQQ による記憶能の改善
●，老齢コントロールラット；△，ビタミン E 投与老齢ラット；■，PQQ 投与老齢ラット。検定は Morris の水迷路装置を用いてある。

かにしている。したがって，老化のフリーラジカル説にもとづいた現象に対し，ビタミン E が抗酸化作用のみで認識機能低下を阻害するものとは考えられない。

6.5　老化にともなう認識機能低下をビタミンで改善させる研究状況

老化に関連する神経退行性変化によって誘発される認識機能障害は認知症の主要な病態である。2000 年以降ビタミンのみならず食品などの他の物質でも，これを予防し治療的に改善しようとする多くの試みが行われるようになった。そのほとんどがビタミン E や C を中心とした抗酸化物質の予防，治療効果が期待されて行われている。しかし抗酸化以外の効果による可能性もあって，現実は結果が統一されていない複雑な状況にある。しかもその効果が相反する場合が多いが，それらを対比して考える時，認識機能不全の改善を目的とする観点から考えると興味ある情報の集積であるといえよう。ここではビタミン類あるいは，それらが含まれるであろう食品を用いた研究結果を述べる。

6.5.1　食物摂取による認識機能改善

食品には細胞機能の恒常性を保つためにビタミン類のような重要な微量栄養素が含まれている。ヒトがブドウジュース，ブルーベリー，ホウレン草などの果実や野菜を多量に摂取すると認識機能や運動機能が改善されるという[14]。マウスでは，ビタミン E や葉酸の欠乏食に鉄を加えた餌を与えると若齢マウスは脳中に過酸化の影響はあまり受けないが，老齢マウスでは過酸化傷害が顕著で認識機能不全が認められる。また，このような野菜と果実をマウスに与えると，老化による大脳プルキンエ神経での β アドレナリン受容体機能低下を改善して運動機能と記憶能の低下を抑制する[15]。これらの結果は葉酸欠乏食を食べた老人や ApoE 欠乏のような遺伝リスク因

215

子を持つ老人の認識機能障害と関連させて興味深い。この場合，予めリンゴの濃縮ジュースを与えると過酸化傷害を予防して認識機能の低下を予防する。ヒトでもリンゴジュースが中枢神経系の酸化傷害を防ぎ，神経伝達の低下を予防してADの特徴的な病態を抑制するという[16]。

　一方，銀杏（*Ginngko biloba*）エキスは抗酸化活性が強く，脳中での活性酸素発生源であるモノアミンオキシダーゼの活性を阻害する。ラットにドーパミンを投与してパーキンソン病モデルを作ると，過酸化脂質の顕著な増加と抗酸化酵素活性の低下を認め，銀杏エキスの投与で運動性，筋肉運動性の不全を改善する[17]。また，結果が相反しているが，ヒトの臨床研究ではADに銀杏エキスを長期間投与すると，生活の活性度が上がり認識機能が改善することが報告されている[18]。

　以上述べてきた食品摂取による認識機能改善が，そこに含まれるビタミン類による効果なのか，あるいは他の抗酸化物質であるのかは明らかにされていない。しかしながらこれらのほとんどがビタミンEやCなどを含有することから，今後の詳細な検討が待たれる。

6.5.2　脂溶性ビタミンによる認識機能改善

（1）　ビタミンA

　最近になってビタミンAと認識機能との関連性を検討した報告が出始めた。AそのものよりもむしろAの代謝同属体であるレチノイン酸が，転写調節因子として機能することが分かってきた。マイクロアレイを用いた研究では，組織中の非常に多くの遺伝子に影響を与えるレチノイドシグナルが見出され，ヒトのタンパク質合成のための暗号を持つ遺伝子のほぼ15％に影響することが知られている。したがってAは神経調節因子となりうるものと考えられているが本質的には明らかにされていない[19]。鳥類やげっ歯類ではレチノイン酸が多すぎても，少なすぎても学習能の低下を招くという。脳海馬領におけるレチノイン酸レベルが，神経末端の可塑性と認識機能に関連するものと考えるのが妥当であろう。マウスのA欠乏が認識機能不全を誘発することは間違いないが，これにレチノイン酸を投与しても回復はしない[20]。いずれにせよこの分野の発展が望まれる。

（2）　ビタミンD

　古くからビタミンDはミネラル代謝に関係する重要な因子として知られていたが，最近では認識機能を維持するものと考えられるようになった。活性型ビタミンである$1.25(OH)_2D_3$がヒトの成長期や成人の脳機能に有益で，神経を保護するとの観点から検討が行われている。動物実験では神経発生時以降，小脳，視床，側頭葉などの神経幹細胞の保持に関する部位で，ビタミンD受容体（VDR）が発現し，脳中にDが存在することが明らかになった[21, 22]。また，老化に関連する退行性変化に対して特に感受性の高い神経細胞，グリア細胞，大脳皮質などで，$1.25(OH)_2D_3$の生合成と分解経路が発見された[23]。特に認識機能に関連する部位のグリア細胞と神経細胞中で行われる$1.25(OH)_2D_3$代謝の触媒酵素をエンコードする遺伝子とVDRの存在が確認され，しかもその両者が共存することが判明した事実は[24, 25]，Dが脳中で機能的役割をしていることを示唆する。事実，アルツハイマー病では記憶脳をつかさどる海馬領のCA1とCA2領

第6章　疾患とビタミン

域で VDRmRNA レベルが減少するし，血中の $1.25(OH)_2D_3$ 濃度が比較的高い患者は，低い患者よりも認識機能が良いという[26]。更に，ウコンの成分であるクルクミンは認識機能改善をすることが知られているが，その誘導体が $1.25(OH)_2D_3$ と反応してアルツハイマー病患者のマクロファージを刺激し，脳中の $A\beta$ の排除に機能するという[27]。また，老齢ラットを $1.25(OH)_2D_3$ 処理すると海馬領の萎縮を抑制し神経密度（神経健常性の指標）を保護する[28]。

　以上，D の神経保護作用による認識機能保持に関する役割が明らかになりつつあるものの，得られた実験結果のほとんどはそのメカニズムが明確に統一されていない。$1.25(OH)_2D_3$ が抗酸化的に機能するという説では，$1.25(OH)_2D_3$ は γ-グルタミルトランスペプチダーゼをアップレギュレートしてグルタチオンを増加させ，抗酸化的にオリゴデンドロサイトを保護し，知識過程に特定される神経誘導経路の安定性を保つという[29]。また老化過程で神経生存に必要なタンパク質であるニューロトロフィンの生合成が低下すると，空間認知が障害を受けるが[30]，$1.25(OH)_2D_3$ はニューロトロフィン-3（NT-3）のようなニューロトロフィン因子や，グリア細胞が誘導するニューロトロフィン因子（GDNF）をアップレギュレートする[31]。NT-3 は海馬領と大脳新皮質で発見されたタンパク質であり，神経伝達を保護して高レベルの VDRmRNA がある海馬領細胞のシグナル伝達を増強する[25, 30]。他の保護因子，GDNF はドーパミン作動性細胞の生存と分化に影響を与える。動物モデル実験では，$1.25(OH)_2D_3$ はパーキンソン病で GDNF 濃度を増加させ，酸化ストレスを減少させるという[32]。

　以上のように活性型ビタミン D である $1.25(OH)_2D_3$ は，ホルモンとして生体の恒常性を保つ重要な役割をしており，認識機能改善のための因子としての研究が今後大きく発展することが期待されている。

(3)　ビタミン E

　老化にもとづく認識機能との関連性がもっとも多く報告されているのはビタミン E であろう。E による認識機能改善の試みはほとんどが，脳老化の「フリーラジカル原因説」にもとづく抗酸化作用に期待するものである。E の作用に関しては既に詳しく述べたので，ここでは現在までに行われたヒトによるケーススタディーについて述べる。古く 1988 年には，フィンランドの施設の高齢者に E とセレン（抗酸化作用を持つ）を 1 年間与えたところ，刺激に対する応答，精神的な敏捷性，鬱，食欲，自己の世話などを改善した[33]。その後多くの報告があるが，アメリカの老婦人 15,000 人を対象にした 20 年間にわたる調査では，E とビタミン C を長期に摂取している群では，ほとんど摂らなかった群に比べて良好な認識機能増強作用を示したが，この場合，C ではなく E の摂取が有効と結論付けている[34]。AD に関しても，E の大量投与によって，初期患者の病状の進行を 7 ヶ月も遅らせたという[35]。E の抗酸化作用以外の効果が期待されているトコトリエノールに関しては，実験動物で認識機能の改善が認められるものの，ヒトでの効果に関しては，ほとんど研究が行われていないようである。

(4)　ビタミン K

　近年ビタミン K も脳で重要な機能を有していることが示され始めた。AD の初期患者は，認

217

識機能が正常な対照群に比べて K の摂取が顕著に低いことが明らかになり（対照群 139 g/day；AD 63 g/day），K 欠乏が AD の病因に何らかの役割を持つであろうことが推定されている[36]。神経のミエリン鞘や神経の細胞膜の重要な主成分であるスフィンゴ脂質の生合成に K が関与し，脳の生理に大きく関与しているとの報告がある[37]。しかしながら AD は脳におけるスフィンゴ脂質代謝が変化することと関係があると報告されたが，K がこれを阻害する証明はなされていない[38]。ただし AD 患者は K の摂取量がコントロール群に比べて 2 倍も低く，K が何らかの関与をしていることは間違いないようである[39]。

　また，あまり多くの精査がなされていないものの，細胞増殖，アポトーシスからの保護に関与する Gas6（増殖停止特異的遺伝子 6）タンパク質は，K により活性化されることが知られている。細胞培養実験では，Gas6 は AD に特徴的な Aβ 毒性による神経アポトーシスから大脳皮質神経を保護するし[40]，K はオリゴデンドロサイトや神経の酸化損傷を防御するとの報告もある[37]。K の認識機能との関連性に関しては比較的歴史が浅く，更に詳細な分析が必要であろう。

6.5.3　水溶性ビタミンによる認識機能改善

（1）　ビタミン B 群と葉酸

　認識機能との関連性が推定された根拠は，補酵素として機能する B_6，B_{12}，葉酸の摂取が低いか，または欠乏している老人に認識機能不全が認められたことである[41]。特に血管性認知症患者では，血中濃度が顕著に低くホモシステイン濃度が異常に亢進するという。事実，AD 患者はホモシステインレベルが高く，これを低下させて病状を改善する試みが行われてきた[42]。一般にタンパク質構成アミノ酸であるメチオニン代謝過程でホモシステインが生成する。B_6，B_{12}，葉酸が欠乏すると，ホモシステインからシステインへの変換が低下して，血中濃度が高くなり，高ホモシステイン血症を発症することが知られている。ホモシステインは酸化されてさらに毒性の強いホモシステイン酸に変換されるが[43]，この過程で活性酸素が発生するという。活性酸素は血管内皮障害，血管壁の平滑筋細胞の増殖や，コラーゲン線維の過剰な合成を引き起こし血管の肥厚，硬化を起こす。結果として脳血管の動脈硬化により，認識機能不全を誘発して血管性認知症となるものと考えられている[44]。またホモシステインの直接的な毒性として，神経細胞の N-methyl-D-aspartate（NMDA）受容体を強く刺激し，神経細胞内への Ca 流入を亢進させて神経細胞死を誘発する[45]。以上のように B_6，B_{12}，葉酸とホモシステインとの関連性，認識機能不全発生のメカニズムがある程度はっきりしてきたものの，これらのビタミンの投与によって，認識機能障害の進展を予防できるかについては全く明らかにされていない。

　他の B 群では B_1，B_2 が中枢神経系に関与して，認識機能を維持するものと考えられている。これらの作用が神経伝達物質の合成に関連し，B_1 は GABA，B_2 はドーパミンやセロトニンなどである。これらのビタミンが欠乏すれば，認識機能障害をもたらすであろうことは推定されているものの，精査した検討は行われていないようである。動物実験では B_1 欠乏により脳中の GABA レベルが低下し，アセチルコリンの保存量とターンオーバーが低下するという[46]。ビタミン B_1，B_2 を投与して認識機能が改善するという報告はない。

第 6 章　疾患とビタミン

(2)　ビタミン C

ビタミン C は抗酸化物質として知られている。C の抗酸化防御機構にもとづいて，認識機能改善の多くの研究が行われてきた。この場合，同じ抗酸化物質である E との併用実験を行った例が多いが結果が相反する場合がある。認知症患者の C の血中濃度は健常者に比べて顕著に低いが E レベルに差がない報告や，スイスにおける 65〜69 歳の老人を対象にした検討では，自由な記憶，認識能力，用語の範囲力は C と β カロチンの血中濃度と相関し E に相関はないという[47]。また，既に E の項で述べたように，両ビタミンを長期に摂取した老人は認識機能が良いが，C ではなく E の摂取が有効との説もある[34]。動物実験では老齢ラットやマウスに C と E を摂取させると認識機能が改善される[12, 48]。

一方，成人の II 型糖尿病患者では記憶能不全が認められるが，この患者が高脂肪食を摂取した後に，急性の食事誘発の記憶能低下がある。この場合予め C を摂取すると記憶能の低下が認められないという[49]。また脳卒中モデルであるピロカルピン処理ラットを用いた神経保護効果の検討がある。卒中は神経損傷と認識機能不全を引き起こすが，C を投与するとラット海馬領の卒中に特有な神経損傷を防ぎ，認識機能低下を抑制する[50]。

6.6　おわりに

以上述べてきたように，老化による認識機能低下をビタミン類で予防，治療する試みは，ほとんど全てが脳老化の「酸化ストレス原因説」にもとづく抗酸化作用を期待したものばかりである。老齢者や AD では酸化ストレスが負荷されていることを考慮すれば，あながち間違った道を歩んでいるとは思わない。しかしながら，認識機能低下の発生をもたらす要因が神経細胞損傷であるのであれば，すでにトコトリエノールや PQQ の作用で述べたように，抗酸化作用以外の神経保護効果を考慮した研究が発展することが望まれよう。

ビタミン類は生命体にとって必須の微量活性成分である。生命現象の恒常性を保つために重要な機能を有しているのであるから，それが欠乏あるいは不足状態になれば疾病もしくは退行性変化が生じることは当然である。欠乏症が病気で，老化は病気ではないという研究者がいるが，病理的老化が考慮されていない証拠であろう。こうした状況下で必要なことは，退行性変化がどのようなメカニズムで起きるかをはっきりと解明し，それに沿った予防，治療の道を探ることこそ真の「アンチエイジング」であろう。

文　　献

1)　D. Harman, *J. Gerontol.*, **11**, 298（1956）
2)　R. G. Cutler, "Free Radicals in Biology", p.371, Academic Press（1984）

ビタミンの科学と最新応用技術

3) J. N. Keller *et al.*, *Neurology*, **64**, 1152 (2005)

4) S. Urano *et al.*, *Eur. J. Biochem.*, **245**, 64 (1997)

5) X. Zhu *et al.*, *J. Neurol. Sci.*, **257**, 240 (2007)

6) M. Arai *et al.*, *J. Alzheimer's Disease*, in press, (2011)

7) C. I. Sze *et al.*, *J. Neurophathol. Exp. Neurol*, **56**, 933 (1997)

8) K. Fukui *et al.*, *J. Alzheimer's Disease*, **8**, 299 (2005)

9) H. Kadowaki *et al.*, *Cell Death and Differenciation*, **12**, 19 (2995)

10) H. Sato *et al.*, *J. Clin. Biochem. Nutr.*, **47**, 224 (2010)

11) K. Fukui *et al.*, *Anals N.Y. Acad. Sci.*, **928**, 168 (2001)

12) H. Takatsu *et al.*, *J. Nutr. Sci. Vitaminol.*, **55**, 389 (2009)

13) C. K. Sen *et al.*, *J. Biol. Chem.*, **275**, 13049 (2000)

14) J. A. Joseph *et al.*, *J. Nutr.*, **139**, 1813S (2009)

15) P. C. Bickford *et al.*, *Brain Res.*, **866**, 211 (2000)

16) R. Remington *et al.*, *Am. J. Alzheimers Dis. Other Demen.*, **25**, 367 (2010)

17) M. Ahmad *et al.*, *J. Neurochem.*, **93**, 94 (2005)

18) I. M. Janβen *et al.*, *Wien Med. Wochenschr.*, **160**, 539 (2010)

19) S. Cauley *et al.*, *Cell*, **116**, 414 (2005)

20) N. Etchamendy *et al.*, *Behav. Brain Res.*, **145**, 37 (2003)

21) J. J. McGrath *et al.*, *J. Steroid Biochem. Mol. Biol*, **89-90**, 557 (2004)

22) D. Eyles *et al.*, *Neurosci.*, **118**, 641 (2003)

23) T. L. Clemens *et al.*, *Endocrinol.*, **122**, 1224 (1988)

24) T. Burne *et al.*, *Behav. Brain Res.*, **157**, 299 (2005)

25) D. W. Eyles *et al.*, *J. Chem. Neuroanat.*, **29**, 21 (2005)

26) M. K. Sutherland *et al.*, *Brain Res. Mol. Brain Res.*, **13**, 239 (1992)

27) A. Masoumi *et al.*, *J. Alzheimers Dis.*, **17**, 703 (2009)

28) P. W. Landfield *et al.*, *Neurobiol. Aging.*, **19**, 469 (1998)

29) D. Baas *et al.*, *Glia.*, **31**, 59 (2000)

30) G. Siegel *et al.*, *Brain Res. Rev.*, **33**, 199 (2000)

31) L. Neveu *et al.*, *Neuroreport.*, **6**, 124 (1994)

32) J. Y. Wang *et al.*, *Brain Res.*, **904**, 67 (2001)

33) M. Tolonen *et al.*, *Biol. Trace Elem. Res.*, **17**, 221 (1988)

34) F. Goldstein *et al.*, *Am. J. Cli. Nutr.*, **77**, 975 (2003)

35) M. Sano *et al.*, *New Engl. J. Med.*, **336**, 1216 (1997)

36) N. Presse *et al.*, *J. Am. Diet Assoc.*, **108**, 2095 (2008)

37) N. A. Denisova *et al.*, *Nutr. Rev.*, **63**, 111 (2005)

38) X. Han *et al.*, *Curr. Alzheimer1 Res.*, **2**, 65 (2005)

39) B. Shatenstein *et al.*, *J. Am. Diet Assoc.*, **107**, 2091 (2007)

40) T. Yagami *et al.*, *Neuropharmacol.*, **43**, 1289 (2002)

41) R. Clarke *et al.*, *Am. J. Clin. Nutr.*, **77**, 1241 (2003)

42) I.I. Kruman *et al.*, *J. Neurosci.*, **20**, 6920 (2000)

43) P. Gortz *et al.*, *J. Neurol. Sci.*, **218**, 109 (2004)

44) K. L. Tucker *et al.*, *Am. J. Clin. Nutr.*, **82**, 627 (2005)

45) A. McCaddon *et al.*, *Med. Hypotheses*, **37**, 161 (1992)

第 6 章　疾患とビタミン

46)　E. Huskinsson *et al.*, *J. Int. Med. Res.*, **35**, 1（2007）

47)　W. G. Prrig *et al.*, *J. Am. Geriatr. Soc.*, **45**, 718（2003）

48)　A. Arzi *et al.*, *Pharmacol. Res.*, **49**, 249（2004）

49)　M. H. Chui *et al.*, *Nutr. Res.*, **28**, 423（2008）

50)　A. R. Tome *et al.*, *Arq. Neuropsiquiatr.*, **68**, 579（2010）

ビタミンの科学と最新応用技術《普及版》 (B1228)

2011 年 8 月 31 日　初　版　第 1 刷発行
2018 年 1 月 15 日　普及版　第 1 刷発行

監　修　　糸川嘉則　　　　　　　　　　　　Printed in Japan
発行者　　辻　賢司
発行所　　株式会社シーエムシー出版
　　　　　東京都千代田区神田錦町 1-17-1
　　　　　電話 03(3293)7066
　　　　　大阪市中央区内平野町 1-3-12
　　　　　電話 06(4794)8234
　　　　　http://www.cmcbooks.co.jp/

〔印刷　あさひ高速印刷株式会社〕　　　　　© Y. Itokawa, 2018

落丁・乱丁本はお取替えいたします。

本書の内容の一部あるいは全部を無断で複写（コピー）することは，法律
で認められた場合を除き，著作権および出版社の権利の侵害になります。

ISBN 978-4-7813-1221-7 C3047 ¥4400E